CAMINAR
PARA LA SALUD

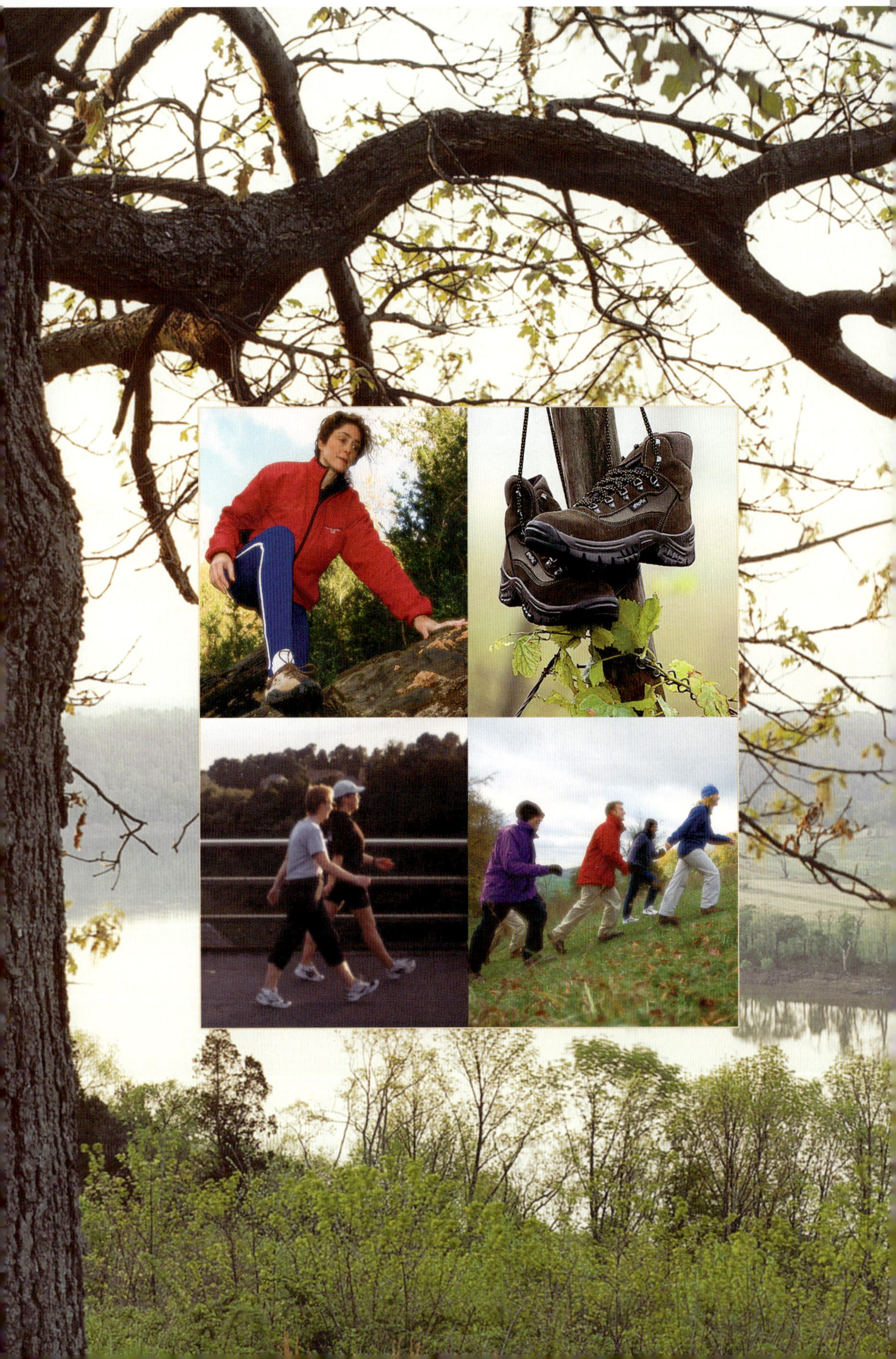

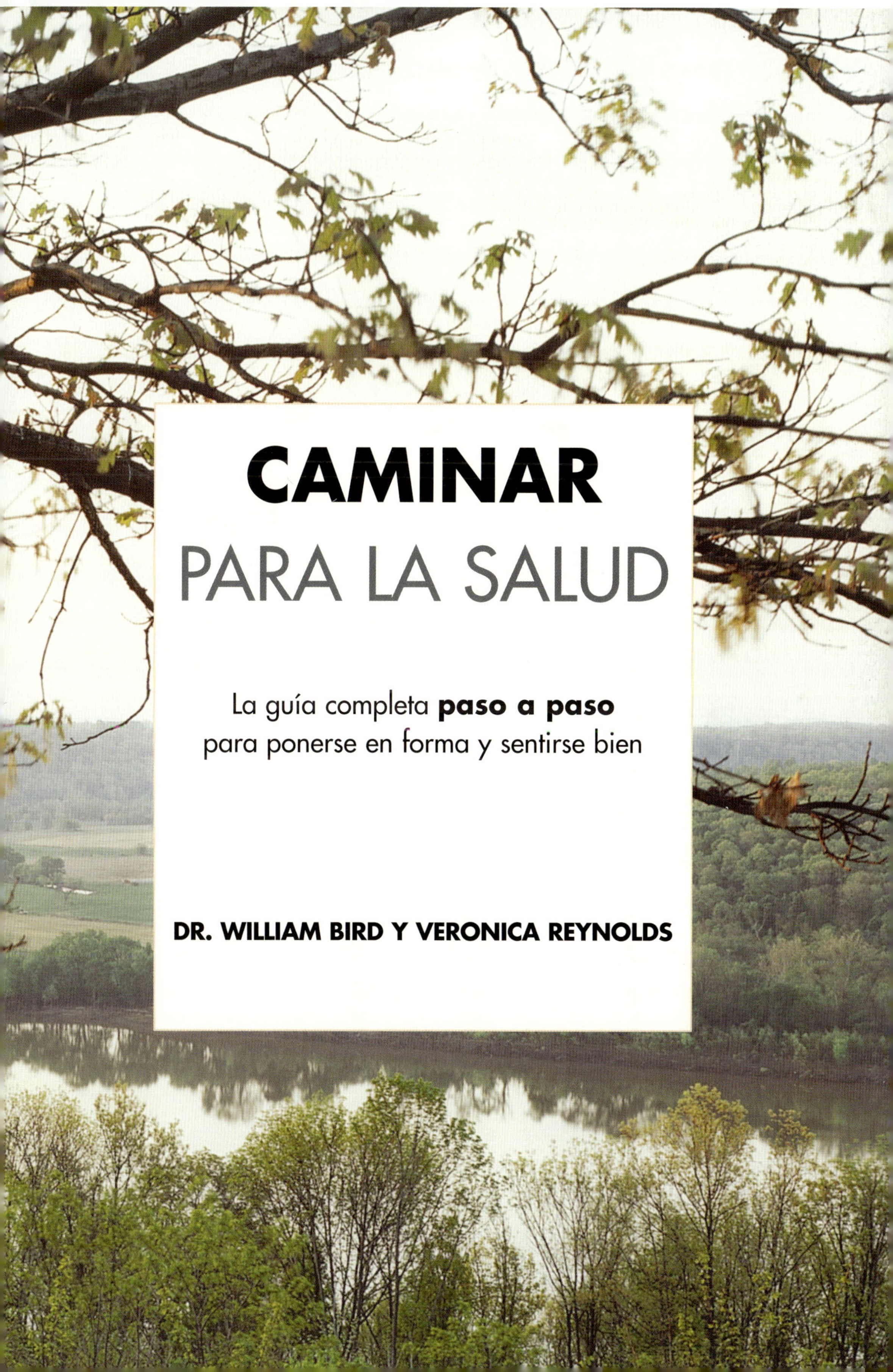

CAMINAR PARA LA SALUD

La guía completa **paso a paso** para ponerse en forma y sentirse bien

DR. WILLIAM BIRD Y VERONICA REYNOLDS

Título original: *Walking for health. The complete step-by-step guide to getting fit and feeling your best.*

Primera edición, 2006

Pl. Sant Pere, n.º 4 bis, baixos 2.ª
08003 Barcelona - España
Tel. 93 3199799 - Fax 93 3190954
E-mail: editorial@inde.com
http://www.inde.com

Traducción: Isabel Palau Casellas

Diseño de portada: Susanna Hernández Sala

ISBN-10: 84-9729-094-1
ISBN-13: 978-84-9729-094-1

Depósito Legal: Z-2012-2006

Impreso en España

Imprime: INO Reproducciones, S.A.
Políg. Miguel Servet, nave 13 - 50013 Zaragoza

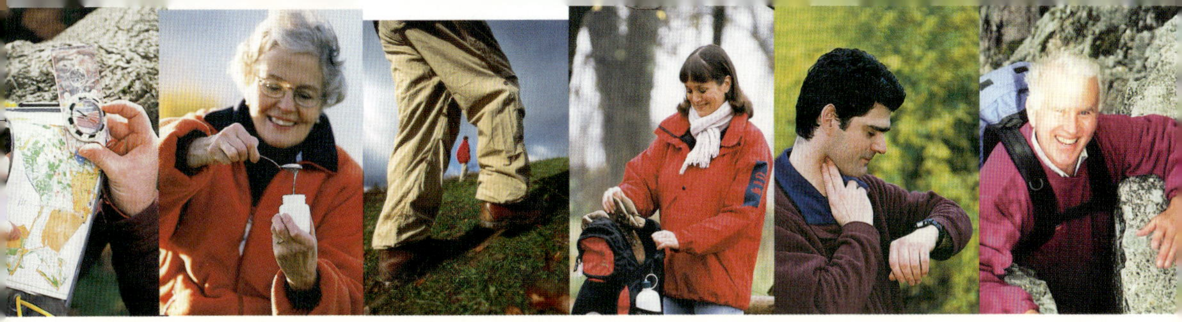

CONTENIDOS

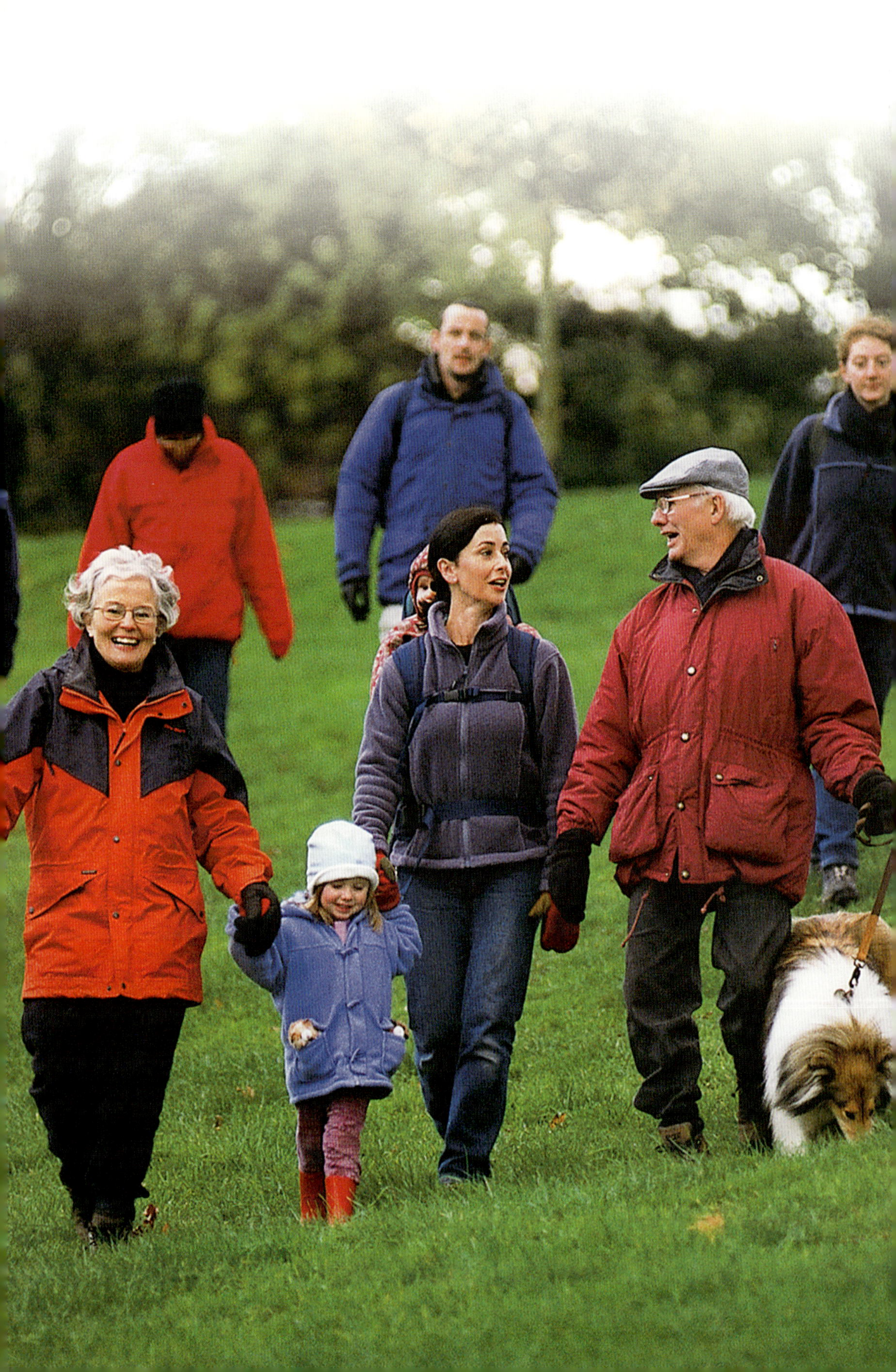

PRÓLOGO

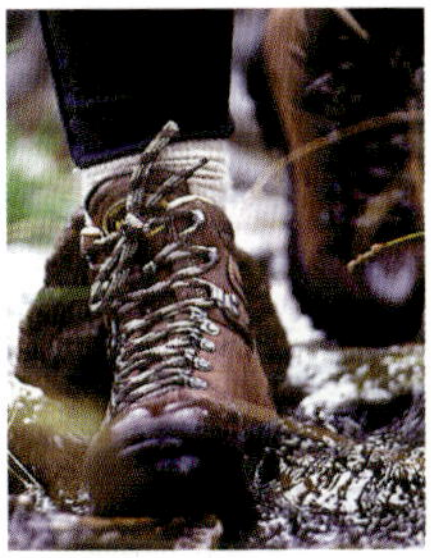

El siglo XX vio como la esperanza de vida de la población del mundo occidental se alargaba casi treinta años. Este importante logro vino acompañado de un aumento de los problemas relacionados con la edad. Afortunadamente, existen modos de evitar o retrasar las cardiopatías coronarias, el derrame cerebral, la diabetes, la artritis degenerativa, la osteoporosis y otras enfermedades.

El ejercicio regular puede contribuir en gran medida a la buena salud. La reducción de peso se asocia a mejoras de los niveles de colesterol y de la sensibilidad a la insulina. Conjuntamente, estos efectos, unidos a una reducción de la presión arterial, pueden reducir el riesgo de infarto. Otras mejoras que el ejercicio aporta para la salud son el alivio del estrés, la ansiedad y la depresión. Finalmente, existe cierta evidencia de beneficios obtenidos por reducir la incidencia del cáncer de colon entre otros.

En el Reino Unido, la idea de "Caminar hacia la salud" (*Walking the way to Health*) fue introducida por el Dr. William Bird. Este concepto cobró impulso y la British Heart Foundation formó una alianza con The Countryside Agency, que condujo a la importante financiación de la New Opportunities Fund y Kia Cars. Durante el primer año de este plan participaron más de 300.000 personas. Las ideas del Dr. Bird cristalizaron y aportan importantes beneficios para la salud a gente de todas las edades. Por ello, celebro la publicación de este libro, *Caminar para la salud*, que ayudará a muchos lectores a alcanzar una vida más larga y saludable.

Profesor Sir Charles George, Ldo. en Ciencias, Dr.
y miembro del Royal College of Physicians
Director médico de la British Heart Foundation

Las buenas librerías tienen estanterías repletas de libros que hablan sobre caminar, pero ninguno como éste. La mayoría de libros sólo describen rutas, con mapas, croquis y direcciones –algunos detallados, otros ambiguos. *Caminar para la salud* es distinto, refrescante. Ofrece un buen motivo para caminar –nuestra salud– y ayuda a los lectores a incrementar su interés y aptitudes en el arte del caminar. Uno tiene la tentación de preguntarse por qué necesitamos un libro tan completo que nos hable sobre algo que aprendimos de pequeños. La respuesta está ahí, a la vuelta de cada página, con explicaciones, asesoramiento y consejos prácticos.

Los autores de este libro "estuvieron ahí y lo hicieron", y se nota, pues escriben con experiencia y contagioso entusiasmo. En su otra vida, son miembros de la iniciativa *Walking the way to Health* (Caminar hacia la salud), que pone en práctica mucho de lo que trata este libro.

Peter Ashcroft
Director de la Iniciativa 'Walking the way to Health'

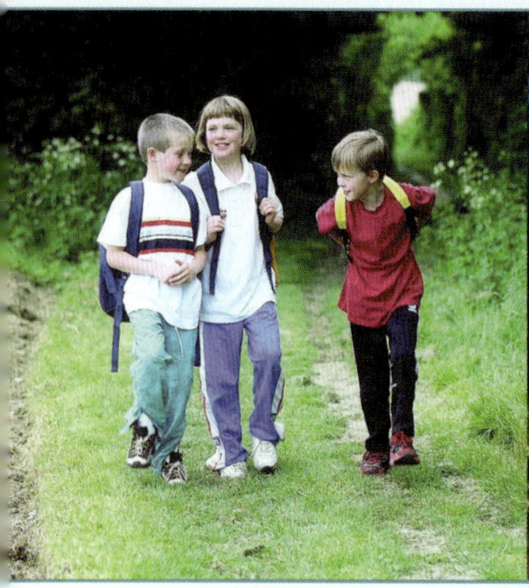
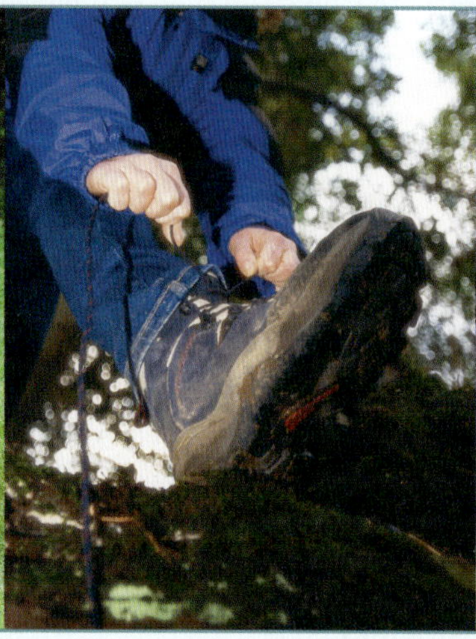
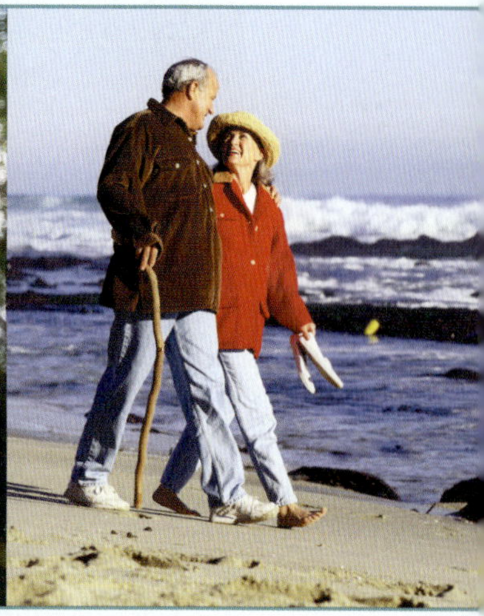

1

¿POR QUÉ CAMINAR?

Los beneficios de caminar y las razones por las cuales caminar constituye el ejercicio perfecto para lograr un cuerpo y una mente saludables en cualquier etapa de su vida.

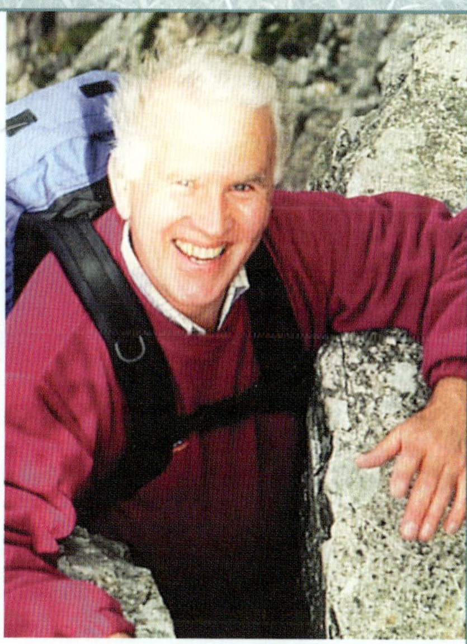

TODOS PODEMOS CAMINAR

Caminar es el ejercicio perfecto. Seguro, fácil y, lo mejor de todo, gratuito, beneficia al cuerpo entero. Esta sección examina los modos en que caminar mejora su salud y su forma física, sea cual sea su nivel de actividad actual.

Tras cuatro millones de años de desarrollo y superación, nuestros cuerpos se han puesto a punto para caminar. La evolución ha hecho de la capacidad de caminar una prioridad. No sólo hemos tenido que caminar para sobrevivir –para recoger fruta o alcanzar el río para conseguir agua- sino que nuestros cuerpos también han necesitado caminar para seguir funcionando normalmente. De hecho, si dejamos de caminar durante un tiempo, nuestros cuerpos empiezan a decaer.

Actualmente, ya no necesitamos caminar para conseguir agua y alimento, pero nuestros cuerpos siguen necesitando caminar regularmente para desarrollarse adecuadamente. En sólo 50 años hemos dejado atrás la tendencia evolutiva iniciada por nuestros ancestros. Con la proliferación de los automóviles y aparatos que ahorran trabajo, actualmente la persona media realiza menos actividad física en su vida que en cualquier época anterior. La solución es simple: necesitamos caminar más para mantenernos en forma, sanos y felices.

Un ejercicio más vigoroso, como el footing o las clases de aeróbic, pueden mejorar la forma física más rápidamente, pero el riesgo de lastimarse puede ser elevado, y estas actividades no son recomendables para aquél que no esté acostumbrado a cierto nivel de ejercicio. Caminar, por otro lado, es seguro, puede disfrutarse en cualquier etapa de la vida y aportará los mismos beneficios de salud que otras formas de ejercicio más agotadoras.

Toda una vida caminando

Caminar no se limita a ciertas etapas de la vida. Todos los grupos de edad distintos, desde niños pequeños hasta personas mayores, gozarán de diferentes tipos de ritmo y entorno.

Niños de corta edad

El mundo exterior ofrece mucho para explorar, lo que hace del ejercicio una diversión.

Niños de mediana edad

La variedad y un terreno interesante serán importantes.

Caminar con amigos ofrece momentos para compartir confidencias.

Adolescentes

La exploración, el excursionismo y simplemente caminar con amigos puede resultar una actividad más saludable y social que mirar la televisión o jugar con el ordenador.

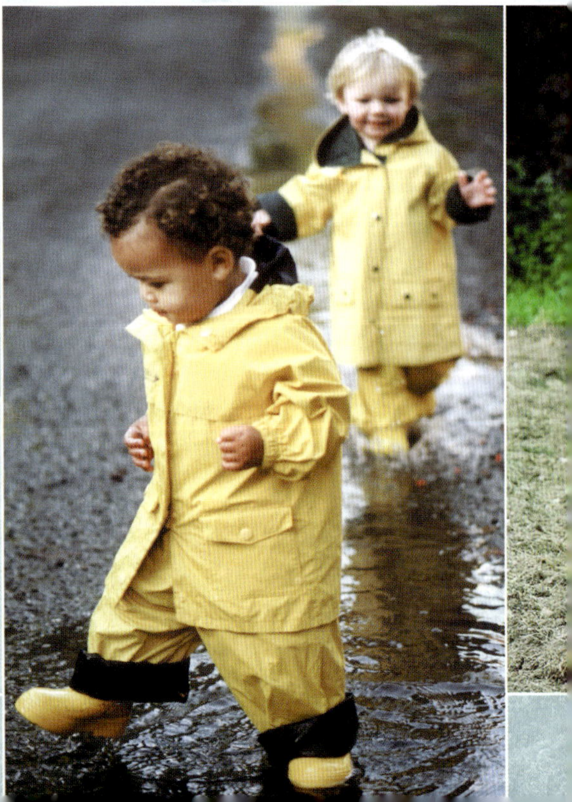

¿Es demasiado tarde para empezar?

Nunca se es demasiado mayor para introducir la caminata en la vida o incrementarla. Desde el momento en que Vd. aprende a caminar hasta bien avanzada su vida, es un signo de independencia y energía. Si quiere estar en forma y lleno de vida a los 80, tiene que incluir ejercicios en su jornada. Mantenerse activo en la tercera edad mantendrá su calidad y goce de la vida. Tenga en cuenta, sin embargo, que si bien caminar aporta beneficios a largo plazo, tiene Vd. que hacer ejercicio regularmente para seguir cosechándolos.

¿Estoy demasiado bajo de forma para empezar?

Muchos de los beneficios para la salud que aporta el caminar explicados en este capítulo –incluyendo los beneficios para el corazón- no requieren un gran incremento de su nivel de forma física. Lo que realmente cuenta es su aumento del nivel de actividad. Incluso si durante años no ha realizado Vd. ejercicio y tiene problemas para subir pequeños tramos de escaleras, los profesionales recomiendan caminar como la primera actividad para que regrese Vd. al camino de la buena forma física. Puesto que nuestros cuerpos están diseñados para caminar, el índice de lesiones por caminar es más bajo que en cualquier otro tipo de actividad física. Si Vd. sabe que está muy bajo de forma, iníciese con caminatas regulares con el programa para principiantes de la página 150.

Su decisión de empezar a caminar probablemente no ha sido tomada de forma aislada, sino que forma parta de un objetivo más amplio de introducir la actividad física en su vida diaria. Si quiere maximizar el beneficio que obtendrá de caminar, considere la posibilidad de tomar otras decisiones saludables al mismo tiempo, como dejar de fumar, adoptar una dieta más sana y reducir el colesterol, y reducir el consumo de alcohol. Comunique a su médico que ha decidido empezar un programa de caminatas regulares y comente con él su plan general de salud.

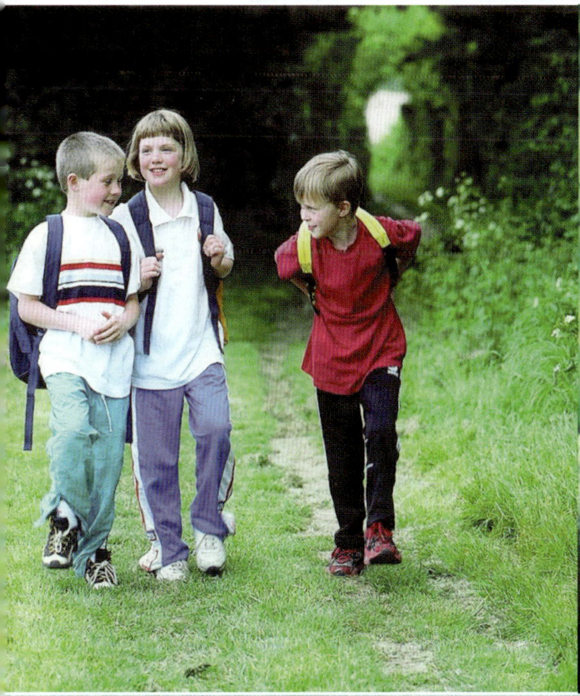

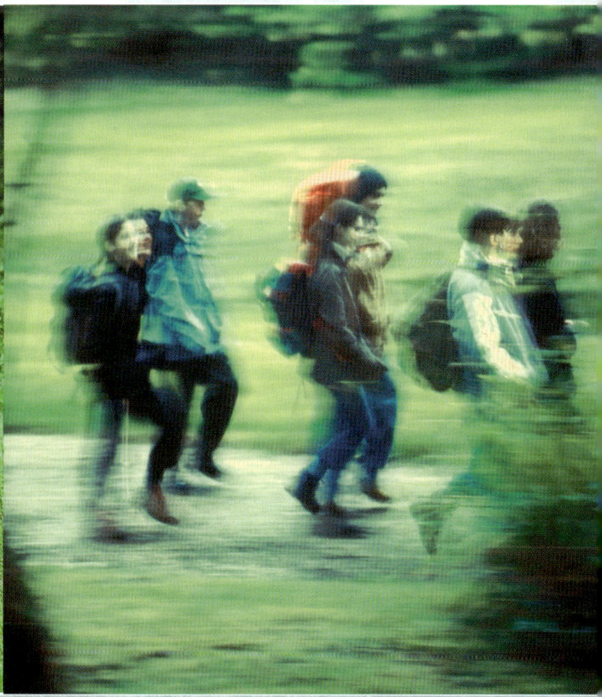

¿Cuánto tengo que caminar?

La cantidad de tiempo ideal que tiene que dedicar a caminar, según muchas organizaciones para la salud y la British Heart Foundation, es un total de 30 minutos diarios la mayoría de días de la semana, si no todos. Al principio, esto puede parecer mucho, pero este libro le enseñará cómo introducir la caminata en su vida de formas tanto factibles como placenteras.

Su objetivo debería ser aprovechar cada oportunidad que tenga de caminar, y caminar regularmente. Si no dispone de tiempo para un paseo completo de 30 minutos un día en concreto, porque tiene que ir de tiendas, visitar a un vecino o recoger a los niños en la escuela, no se preocupe. Esto no significa que tenga que abandonar todo su paseo. Dividir los 30 minutos en tres sesiones de 10 minutos le aportará los mismos beneficios saludables. Cuando se levante por la mañana, o antes de acostarse la noche anterior, piense en las actividades que tiene por delante ese día. Luego vuelva a pensar en ellas como "oportunidades potenciales de caminar". Escriba una carta que podría haber enviado por correo electrónico o fax simplemente porque esto le forzará a caminar hasta la oficina de correos y luego de vuelta a casa. En lugar de telefonear para pedir una pizza para los niños, vaya hasta la pizzería y luego dé la vuelta a la manzana mientras se está haciendo.

Mucha gente cree que hace suficiente ejercicio para mantenerse sano, pero de hecho sólo el 30 por ciento de nosotros lo hace realmente. Anote la cantidad de ejercicio que realizó la semana pasada. ¿Cuántas veces hizo ejercicio, dio un paseo, utilizó las escaleras, etc.? Puede resultar sorprendente descubrir qué poco ejercicio realizamos durante una semana normal. Siga tomando notas al tiempo que introduce el paseo en su vida. Ello le ayudará a seguir motivado.

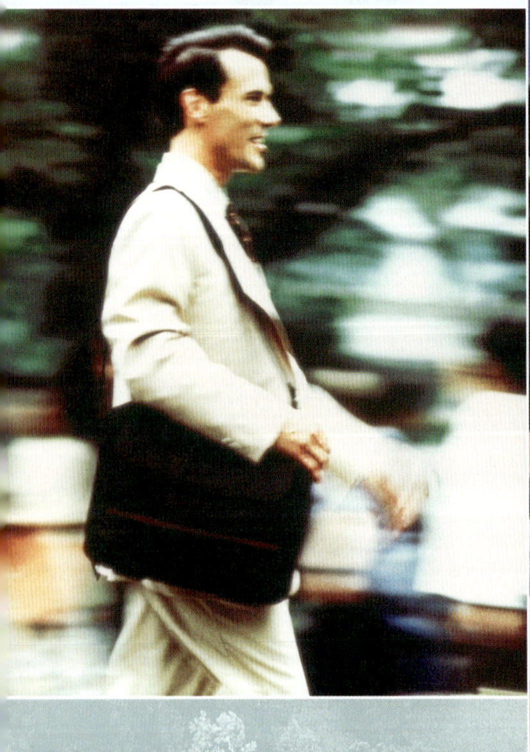

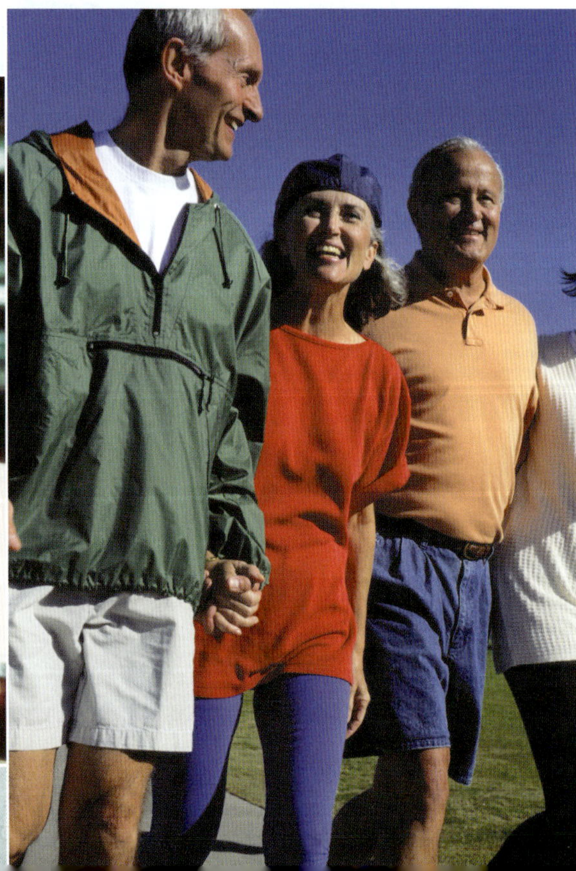

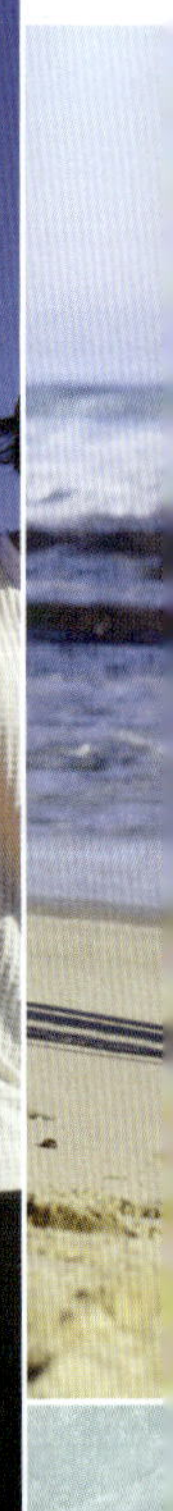

CAMINAR: *beneficios para la salud*

➤ Caminar regularmente puede producir un corazón más eficiente, ayudarle a reducir peso y a adquirir fuerza, resistencia y flexibilidad – todo lo cual le ayuda a vivir más tiempo y mejorar su calidad de vida.

➤ El ejercicio mejora la circulación, dando a la piel un aspecto más fresco y saludable.

➤ Si padece Vd. estrés o ansiedad, un paseo a paso ligero le ayudará a ver los problemas con objetividad.

➤ Caminar es un momento ideal para encontrarse con amigos, familia o un grupo, para charlar y socializarse.

➤ Caminar puede ser de ayuda en muchas enfermedades, como diabetes, problemas cardiacos, osteoporosis, dolores de espalda, asma y bronquitis.

➤ Aumentar los niveles de actividad puede ayudar a dormir mejor por la noche, lo que beneficia a la salud y al bienestar en general.

"Haga una caminata de 2 millas cada mañana antes del desayuno."

HARRY TRUMAN
Consejo dado el día de su 80 cumpleaños sobre cómo vivir para llegar a los 80.

¿Todos los modos de caminar son iguales?

Una de las grandes cosas que tiene caminar es la variedad que ofrece. Caminar al aire libre, desde un paseo por el parque hasta una excursión desafiante, le permite explorar diferentes tipos de terreno y aporta beneficios para la salud al estar al aire libre; caminar por interiores, en centros comerciales, en cintas para andar o incluso subiendo y bajando escaleras o por el pasillo proporciona una alternativa para todo tipo de condiciones atmosféricas.

Todos los tipos de caminata son beneficiosos para su salud. Pruebe tantos tipos distintos como pueda, descubra los que más le gustan y recuerde siempre que la variedad es la clave para gozar de la caminata.

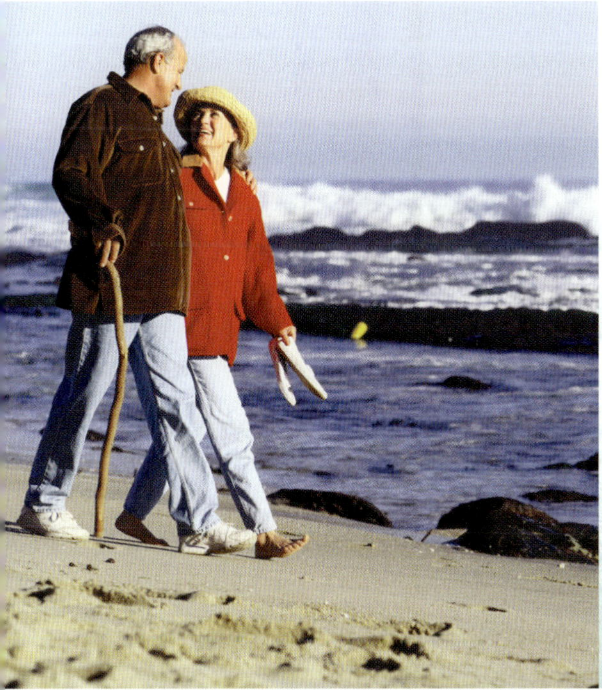

Adultos

Encontrar tiempo para caminar puede ser un reto. Intente ir andando al trabajo o dar un paseo a la hora de comer. No coja el coche para desplazamientos cortos como ir a las tiendas de su barrio o recoger a los niños en la escuela.

A partir de los 50

Cuando los hijos han abandonado el hogar, caminar puede ayudarle a explorar su libertad reencontrada. Únase a un grupo organizado para ampliar su círculo social y haga nuevos amigos.

Jubilación

Aproveche su tiempo libre extra yendo de vacaciones a lugares donde pueda pasear por parajes pintorescos, o cree una rutina diaria que incluya un paseo agradable.

LOS BENEFICIOS FÍSICOS

Caminar puede mejorar considerablemente todo su cuerpo –le ayuda a perder peso, fortalece el corazón, los músculos y los huesos, le hace más flexible y estimula el sistema inmunológico para combatir la enfermedad.

Los profesionales de la salud destacan tres tipos principales de forma física –salud cardiovascular, fuerza musculoesquelética y flexibilidad- y a todo ello puede contribuir el caminar (véase página opuesta). Caminar también afecta a muchos otros aspectos de la salud: mantener el peso corporal, estimular la inmunidad, mejorar la respiración, contribuye a un sueño más profundo y relajante y ayuda a la salud metabólica –lo que significa una química corporal más equilibrada, como pueden ser unos niveles adecuados de colesterol e insulina.

Mejorar la salud cardiaca

Caminar regularmente tiene muchos efectos positivos en el corazón y la circulación. Por ejemplo, fortalece y mejora la eficacia del corazón y hace que el flujo sanguíneo circule más rápida y libremente por el cuerpo. Pero el hecho más relevante es que caminar regularmente reduce a la mitad el riesgo de sufrir un infarto. La inactividad es una ocupación de alto riesgo. Tiene el mismo efecto sobre el corazón que fumar 20 cigarrillos diarios, tener la presión arterial alta o niveles elevados de colesterol. Según una reciente investigación del National Heart Forum de Londres, si todos camináramos un mínimo de 30 minutos, cinco días a la semana, podría prevenirse el 37 por ciento de los infartos. Además, caminar ayuda porque:

- Reduce la presión sanguínea y los niveles de colesterol, incluso si éstos ya son elevados
- Reduce la adherencia de la sangre, ayudando a prevenir los coágulos y mejorando la circulación
- Potencia la pérdida de peso, lo que reduce el volumen de trabajo del corazón

Caminar es un ejercicio de bajo impacto que evita el aumento de peso y resulta mejor que otras actividades para la salud cardiovascular. Si su médico le ha aconsejado que haga más ejercicio por motivos de salud cardiaca o se está Vd. recuperando de problemas cardiacos, caminar es el ejercicio perfecto para Vd. (vea páginas 98 y 156).

Mejorar la flexibilidad

A cada paso que da, Vd. estira los músculos del cuerpo y aumenta la flexibilidad y el ámbito de movimiento. Caminar hace trabajar sobre todo los músculos de pies y piernas, pero si balancea los brazos al caminar, mejorará también la flexibilidad de la parte superior del cuerpo. Existen distintos modos de caminar que benefician más a determinados músculos –por ejemplo, caminar cuesta arriba es muy bueno para las pantorrillas.

Los ejercicios de estiramiento son una parte esencial de su programa de caminata –recuerde que debe realizarlos regularmente para aumentar la flexibilidad.

PREVENCIÓN DEL INFARTO

Las mujeres que realizan un ejercicio moderado, incluido el caminar, pueden reducir el riesgo de infarto, según un estudio reciente de la Universidad de Harvard. El estudio observó a 72.488 mujeres enfermeras de edades entre los 40 y los 65 años durante un período de 15 años. Los resultados mostraron que por cada hora dedicada a una actividad física semanal de moderada a vigorosa, lo que incluye caminar a paso ligero, el riesgo de infarto se reducía aproximadamente en un 10 por ciento –incluso en aquellas mujeres que previamente habían permanecido inactivas.

Salud cardiovascular

Se refiere a la eficacia del corazón y el sistema circulatorio para captar oxígeno y transportarlo por el cuerpo hasta los músculos. Dado que afecta a estos sistemas tan importantes para la vida, puede que sea el tipo de estado físico más importante de trabajar. Las actividades moderadas realizadas durante un período de 20 minutos o más y repetidas regularmente se recomiendan para mejorar la salud cardiovascular. Caminar es una de estas actividades. Para obtener mejores resultados, hay que caminar rápidamente, aunque sin excederse.

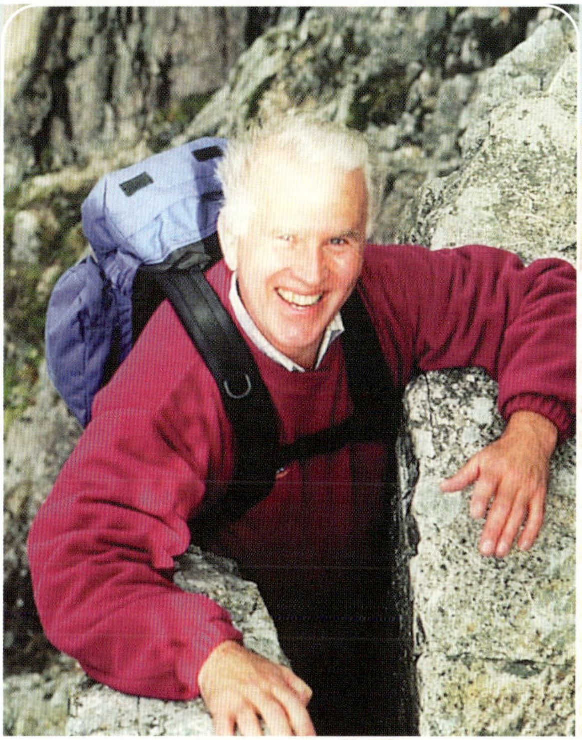

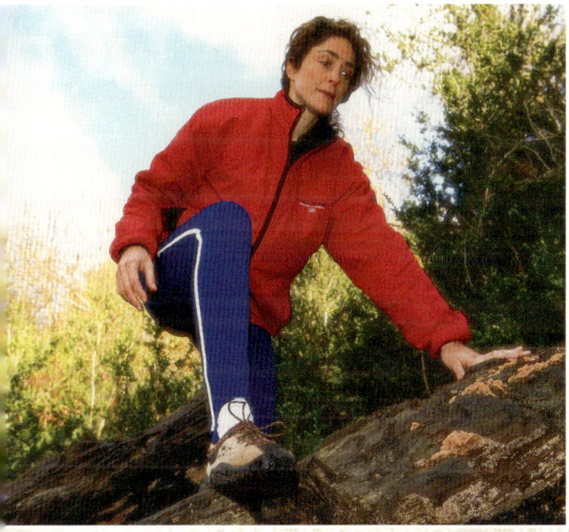

Fuerza musculoesquelética

Se refiere a la potencia y resistencia de los músculos, y la fuerza y estabilidad de los huesos y articulaciones. Estos factores son importantes para la calidad de vida y la capacidad de realizar las tareas diarias con energía, facilidad y un bajo riesgo de sufrir accidentes. Aumentar la potencia muscular también puede ayudar a perder peso (véase página 16). Para trabajar los músculos, incluya algunas cuestas en sus caminatas. Los huesos y las articulaciones se beneficiarán de la acción rítmica regular de cualquier tipo de caminata.

Flexibilidad

Flexibilidad significa tener un amplio alcance de movimiento de articulaciones y músculos. Cuanto más flexible sea Vd., mejor podrá estirarse para alcanzar un libro de una estantería alta, doblarse para atarse los cordones de los zapatos o girarse para mirar por encima del hombro. La flexibilidad se logra ejercitando las articulaciones en toda su amplitud de movimiento –tal como hacemos a cada paso al caminar- y el estiramiento regular –como cuando realiza los ejercicios de calentamiento de las páginas 40 a 43.

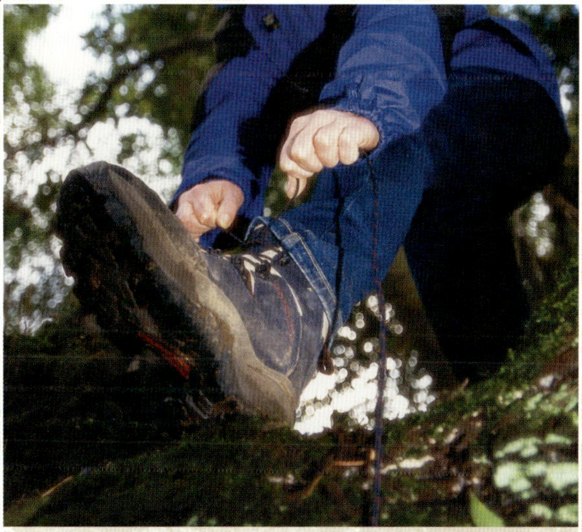

Mejorar músculos y huesos

Si queremos mantener nuestra independencia hasta una edad avanzada, deberíamos esforzarnos por aumentar nuestra fuerza musculoesquelética. Sin embargo, la gente que ya padece dolores y enfermedades en estos aspectos no debe abandonar el ejercicio; en realidad, puede aliviarle el dolor y mejorar la salud. Caminar es particularmente beneficioso porque es suave y de bajo riesgo, aunque efectivo.

COMBATIR EL CÁNCER DE MAMA

En un estudio de 2001, publicado en la revista Epidemiology, se preguntó a casi 2500 mujeres, la mitad de las cuales habían desarrollado cáncer de mama y la mitad de las cuales no, sobre su nivel de actividad. Las que empezaron a hacer ejercicio tras la menopausia presentaban una reducción del 30 por ciento de riesgo de padecer cáncer de mama, mientras que las que habían realizado ejercicio regularmente a lo largo de su vida presentaban una reducción del 42 por ciento de riesgo.

Caminar para mejorar la artritis

Caminar es la actividad ideal para reducir el dolor y el agarrotamiento de la artritis. La osteoartritis aparece cuando el cartílago que envuelve una articulación se desgasta. Esto significa que la articulación baila más y puede causar mucho dolor. La artritis reumatoide es una afección más seria; si padece Vd. este tipo de artritis, consulte con su médico antes de seguir caminando. Al caminar regularmente, los músculos que envuelven la articulación se fortalecen y la estabilizan, reduciendo así el movimiento de la articulación y atajan la progresión de la osteoartritis.

Si padece Vd. artritis en las caderas o las rodillas puede notar que se hace difícil caminar, lo que puede llevar a un aumento de peso y problemas adicionales con la artritis. Pero no debe desfallecer. Empiece lentamente y se sorprenderá de cómo habrá ido aumentando las distancias a medida que sus articulaciones se volvían más flexibles.

Caminar para mejorar la fortaleza ósea

Una de cada tres mujeres y uno de cada doce hombres desarrollará osteoporosis o "la enfermedad de los huesos de cristal" –una dolencia que puede acarrear dolorosas fracturas de muñecas, columna y caderas. Caminar regularmente, particularmente si incluye algunas cuestas, puede mejorar la flexibilidad, el equilibrio y la fuerza muscular, todo lo cual ayuda a reducir las fracturas de un 30 a un 40 por ciento. Una mayor flexibilidad y fuerza muscular de la espalda reduce las posibilidades de fracturas de vértebras, mejora la postura y reduce el riesgo de desviación de la columna (cifosis).

Caminar para mejorar el dolor de espalda

Las personas que sufren de dolor de espalda a veces son reacias a empezar a andar, pensando que ello agravará el problema. De hecho, lo cierto es justo lo contrario. Caminar ayuda a mejorar la postura y reducir el dolor de espalda. Aumenta la fuerza de los músculos de la espalda sin someterlos a esfuerzos indebidos. Tal como muestra el capítulo 2, es mejor caminar con el cuerpo erguido y estirado, manteniendo esta posición durante todo el camino. Caminar erguido también fortalece los músculos de la barriga, que ayudan a sostener la espalda.

Caminar para perder algunos kilos

Tener sobrepeso puede afectar a su salud y su confianza, pero caminar puede ayudarle a perder peso –y mantenerlo a raya. Caminar unos minutos cada semana ayuda a controlar el peso, pero para un beneficio máximo, intente caminar 30 minutos diarios como mínimo cinco días a la semana. Puede parecer mucho, pero lo puede dividir en pequeñas caminatas a lo largo del día y seguir gozando de sus beneficios. Si mantiene este nivel e incluye algunas cuestas, puede llegar a perder hasta 2 kg (4lb) al mes, y esto sin realizar ninguna dieta. Evidentemente, el sobrepeso tiene problemas de salud asociados, como un mayor riesgo de enfermedad cardiaca, diabetes y problemas de articulaciones, por lo que perder peso caminando mejorará su salud también en estos aspectos. La actividad física le ayuda a perder peso quemando calorías. También mejora su tasa de metabolismo basal (véase página 158) y la capacidad de su cuerpo de extraer energía de células grasas. Si tiene Vd. un ritmo de vida sedentario y su cuerpo tiene que hacer frente a un repentino arrebato de actividad, tomará la energía de sus reservas de energía de emergencia, que se encuentran en la concentración de azúcar en la sangre. Esta energía debe ser restituida rápidamente; ésta puede ser la razón por la cual tras un ejercicio físico Vd. se muera de ganas de tomar alimentos ricos en grasas como chocolate, patatas fritas y galletas; en lugar de ello, tome fruta para recuperar energías. Caminando regularmente, las enzimas corporales que pueden extraer energía de las células grasas se vuelven más activas y sus provisiones de emergencia permanecen intactas, reduciendo la urgencia de comer. Esta reducción de las células grasas, junto con una dieta mejorada, conduce a una pérdida de peso.

El estilo de vida sano ideal es combinar una ligera dieta con una actividad física regular. Si Vd. sigue teniendo sobrepeso pero está físicamente activo, sigue estando Vd. más sano que alguien con un peso normal pero que permanezca inactivo. Por ello, caminar ayuda a controlar el peso porque:

- Reduce los problemas de salud que conlleva el sobrepeso
- Disminuye el peso gradualmente, de modo que se puede mantener
- Favorece los efectos de una buena dieta
- Ayuda a parar la urgencia de comer
- Tonifica los músculos de modo que el cuerpo tiene un aspecto más delgado

Caminar para combatir la enfermedad

Cuanto más regularmente camine, menos oportunidades tendrá de coger un resfriado o padecer una infección. Esto ocurre porque parece que unos niveles de ejercicio moderados mejoran el sistema inmunológico, ayudando a combatir la enfermedad y reduciendo la incidencia de ciertos tipos de cáncer. Muchos médicos también defienden que el ejercicio ayuda a recuperarse de una enfermedad o una operación. Esto es así porque cualquier actividad aumenta el flujo sanguíneo e incrementa los niveles de oxígeno en las zonas que se están recuperando. El oxígeno estimula el sistema inmunológico para ayudar a reparar el tejido dañado. Desafortunadamente, sin embargo, los beneficios son fugaces. Es necesario caminar cada día para seguir estimulando el sistema inmunológico.

Uno de los beneficios más destacables que tiene caminar regularmente es la protección que le ofrece frente al cáncer. En parte, esto es debido a que los niveles elevados de insulina han demostrado provocar el crecimiento de algunas células cancerígenas. Caminar regularmente, al hacer descender la cantidad de grasa alrededor de la barriga, puede ayudar a reducir considerablemente los niveles de insulina, reduciendo con ello el riesgo de cáncer.

Según un estudio de 1996 de la Dirección General de Salud Pública de los Estados Unidos, caminar regularmente puede reducir a la mitad el riesgo de desarrollar cáncer de colon. Caminar regularmente también puede reducir el riesgo de padecer cáncer de mama, que afecta aproximadamente a 38.000 mujeres y 200 hombres cada año en el Reino Unido. Un estudio reciente de la Harvard Medical School mostró que 7 horas de caminata semanales a ritmo rápido de 5 a 6 km/h (de 3 a 4 mph) se asociaba a un 20 por ciento de reducción de la incidencia de cáncer de mama. Para información sobre insulina y diabetes, véase página 106.

ESTIMULAR LA INMUNIDAD | **la explicación**

En nuestros altamente complejos sistemas inmunológicos tenemos varias líneas de defensa. La piel, las membranas mucosas y varias proteínas, sustancias químicas y células, todas ellas hacen posible que nuestros cuerpos repelan, reconozcan y destruyan cuerpos extraños y células anómalas. La célula asesina natural (NK) no es más que una de estas defensas y tiene una relación particular con el ejercicio. Las células NK controlan constantemente las zonas por donde pueden entrar los gérmenes, como el tracto digestivo, la nariz y los pulmones. A diferencia de otros glóbulos blancos, las células NK destruyen inmediatamente cualquier célula que no reconozcan, considerando que es un enemigo. De este modo protegen frente a gran número de organismos infecciosos. También son conocidas por su capacidad de destruir células cancerígenas. El ejercicio ha demostrado estimular la inmunidad al provocar que el cuerpo aumente su producción de células NK.

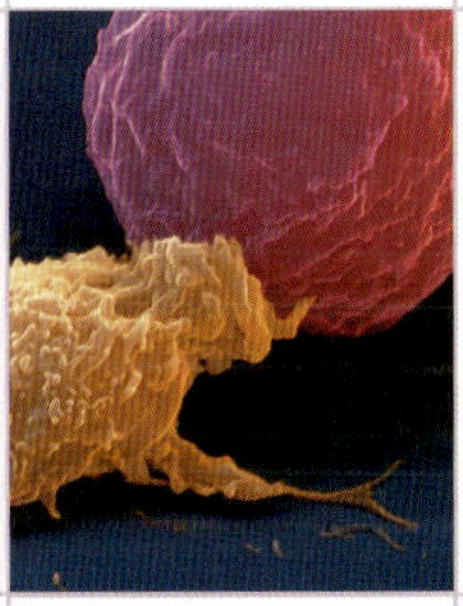

LOS **BENEFICIOS EMOCIONALES**

Los beneficios de caminar regularmente van mucho más allá de los simples beneficios de buena forma física. Encontrar tiempo para salir al exterior y dar un paseo puede elevar su autoestima y, por lo general, hacerle sentir que controla más su vida.

Caminar nos distrae de las preocupaciones de la vida cotidiana, proporcionando a nuestras mentes un muy necesario descanso. Cuanto más caminemos, mejor, pero incluso con un paseo de 5 minutos el cuerpo liberará endorfinas, sus antidepresivos naturales. Caminar también es un modo de alcanzar un objetivo personal, lo que puede ayudar a generar confianza. También puede ayudar a aliviar los síntomas físicos del estrés y la depresión, como la tensión de hombros y los dolores de cabeza. Los beneficios sociales y el placer de estar al aire libre realmente levantan el ánimo, haciéndole sentirse mejor.

Alejarse de la depresión

Con cerca de uno de cada veinte jóvenes y uno de cada siete mayores padeciendo depresión, todos deberíamos intentar protegernos frente a esta afección debilitante. Puede dañar nuestras relaciones, carreras y salud física. La ansiedad, otra afección común, se define como una preocupación y tensión excesivas. Se dice que como mínimo una de cada veinte personas sufre ansiedad.

Una investigación reciente ha demostrado que el ejercicio puede resultar un tratamiento sumamente efectivo para los síntomas de la depresión, particularmente cuando se combina con tratamientos convencionales. Este hallazgo se ha asociado con la liberación de endorfinas. Se trata de proteínas liberadas por el cerebro y la médula espinal que actúan sobre el sistema nervioso para reducir el dolor y levantar el ánimo. Caminar es una actividad que libera grandes cantidades de endorfinas, proporcionándole un factor de bienestar natural instantáneo. Caminar a paso ligero durante 30 minutos cinco días a la semana ha demostrado constituir la cantidad ideal de ejercicio para aquellas personas con riesgo de depresión o ansiedad. Los beneficios se hacen evidentes al cabo de cuatro semanas, y mantener este nivel de actividad ayuda a prevenir la recurrencia de los síntomas. El programa de caminatas de la página 168 se ha diseñado específicamente para ayudar en ambas afecciones.

Alejarse del estrés

Todos estamos familiarizados con los síntomas del estrés: tensión, ansiedad, irritabilidad e insomnio. Cuando las inquietudes y preocupaciones empiezan a interferir en su vida diaria, se siente Vd. "estresado". Los músculos de las sienes o de la nuca se tensan. Puede aparecer el dolor de cabeza. Caminar puede suponer un excelente alivio del estrés; si acude Vd. a espacios verdes, abiertos o zonas boscosas, lejos del tráfico y el ruido, sentirá cómo disminuyen sus niveles de estrés en pocos minutos. A largo plazo, caminar regularmente también puede ayudarle a sobrellevar situaciones difíciles en casa o en el trabajo.

"El verdadero encanto de andar no reside en la caminata,
ni en el entorno,
sino en la conversación."

MARK TWAIN

Beneficios sociales

Los estilos de vida modernos han reducido nuestros niveles de interacción social, y actualmente muchas organizaciones de salud consideran que el aislamiento constituye un factor de riesgo de padecer enfermedades y dolencias. Caminar es un modo excelente de salir y mejorar sus oportunidades sociales. Caminar con un grupo es divertido y seguro, y hacer ejercicio en compañía de otros le animará a seguir caminando. Incluso caminar solo le permite sintonizar con la vida de la comunidad y aumenta las oportunidades de conocer a un nuevo vecino.

Caminar para levantar el ánimo

Cada paseo es una nueva experiencia que puede influir positivamente en su bienestar. Haga el mismo recorrido cada día y siempre habrá algo nuevo para ver –ya sea alguien con quien se encuentre, la flora cambiante o el movimiento de las nubes. Puede levantar el ánimo tanto andar en una ciudad bulliciosa y enérgica como dar un paseo por el campo.

Los seres humanos tenemos un deseo instintivo de sentirnos parte del mundo natural; los expertos médicos han dado en llamar esto "biofilia" y han empezado a reconocer que hallarse al aire libre tiene un efecto positivo en la calidad de vida de la gente. En un estudio, el profesor Roger Ulrich, psicólogo ambiental de la Universidad de Texas A&M, descubrió que los pacientes hospitalarios que veían árboles desde sus camas se recuperaban más rápidamente que los que sólo veían una pared.

Muchas personas también encuentran que su rato de paseo es una oportunidad de encontrarse con su lado espiritual. El paseo en solitario, idealmente en un entorno bonito y tranquilo, puede ser un momento de meditación y plegaria, lejos de las presiones de la vida cotidiana. Y ¿qué mejor lugar para hacer esto que el extraordinario aire libre?

Los humanos son criaturas sociales
Sentirse parte de su comunidad puede hacerle vivir más tiempo y ayudarle a recuperarse de una enfermedad. Caminar en grupo es un modo ideal de mantener el contacto.

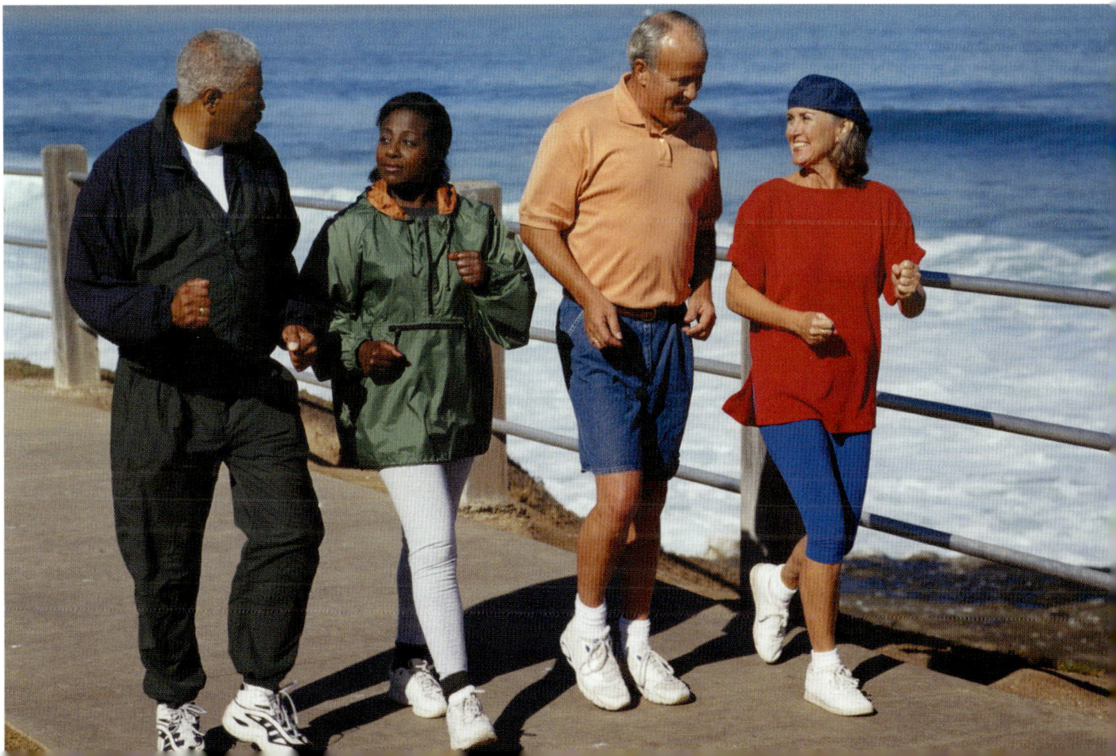

RESOLUCIÓN DE PROBLEMAS DE **MOTIVACIÓN**

Si ha adquirido Vd. este libro, ya ha dado Vd. el primer paso para caminar más. Pero ¿hay algo que le impida empezar? Si alguna de estas excusas le suena familiar, he aquí algunas soluciones.

Con tantas otras cosas que hacer en mi vida, ¿de dónde saco 30 minutos diarios para ir a caminar?

Es cierto, puede que necesite un pequeño ajuste, pero una vez empiece a experimentar los beneficios se dará cuenta de que es un sacrificio muy pequeño. Tiene que haber un corto paseo que pueda dar a la hora del almuerzo, o una caminata regular de fin de semana, o intente dividir el paseo en dos o tres períodos cortos. El tiempo pasa, y por cada día que está Vd. inactivo su cuerpo sufre. La cuestión, en realidad, es "¿puedo permitirme no pasar 30 minutos diarios caminando?"

Tengo hijos pequeños. ¿Cómo puedo salir a caminar?

Llevarse a los hijos a caminar puede ser un reto, pero si les motiva adecuadamente, los beneficios tanto para la salud de ellos como para la suya propia serán considerables. Llevar a niños muy pequeños en la espalda o empujar un carrito aumentará su propia fortaleza y resistencia.

Me quedo sin aliento sólo con dar un corto paseo. ¿Estoy demasiado bajo de forma para empezar un programa?

Si simplemente está bajo de forma, caminar es el modo más fácil de recuperar la forma. Si de un modo anormal, le falta el aliento, se siente mareado o siente dolor en el pecho al andar, acuda a su médico. Puede que simplemente necesite caminar a un ritmo más lento hasta reforzar su forma física.

Al final del día estoy demasiado cansado para hacer ejercicio. ¿De dónde voy a sacar las fuerzas?

Una de las razones por las que Vd. puede sentirse aletargado es que no realiza el suficiente ejercicio. Las personas que han empezado a caminar dicen una y otra vez que han ganado más energía, resistencia y un mayor sentimiento de bienestar como resultado del incremento de actividad.

Tengo problemas de salud. ¿Puede esto impedirme caminar?

Existen muy pocos problemas de salud que le impidan caminar. Se abordan en las páginas 97 y 119. De hecho, la mayoría de enfermedades físicas mejorarán con paseos regulares.

Caminar, ¿no se hace repetitivo?

En cuanto haya caminado unas semanas, puede pensar que podría hacer algo más o diferente. El truco es ponerse retos. Aumente la intensidad de sus caminatas (vea páginas 44 a 53), cambie el tipo de paseo, explore nuevos parajes o únase a un grupo para conocer gente nueva (vea capítulo 3).

No me gusta caminar con frío, bajo la lluvia o cuando hace demasiado calor. ¿Dónde puedo caminar?

No permita que el clima adverso le detenga. Si se pone Vd. el impermeable y sale a caminar bajo la lluvia, en realidad quizás lo encuentre estimulante. Como alternativa, acuda al gimnasio y camine en una cinta para andar (vea página 46), o vaya al centro comercial local para dar un paseo en un lugar climatizado (vea página 70).

Vivo en la ciudad. ¿Dónde puedo encontrar un paseo agradable?

Las ciudades pueden ser fantásticos lugares para explorar. El lugar perfecto puede estar a la vuelta de la esquina, pero no lo descubrirá hasta que eche a andar. Si realmente no hay ningún lugar en su zona, vale la pena realizar un corto trayecto para ir a una zona adecuada de la que realmente gozará una vez esté allí.

Me da miedo caminar solo, especialmente de noche. ¿Qué puedo hacer?

Resérvese un tiempo para caminar a la hora del almuerzo y ande en zonas concurridas, o considere la posibilidad de unirse a un grupo (vea páginas 60 a 63). Si no, empiece a caminar con un amigo. De este modo se animarán el uno al otro para continuar realizando ejercicio.

No soy precisamente un fanático de la buena forma. ¿No se necesitan muchos bártulos para hacer este tipo de cosas?

Ahí reside la belleza de caminar. Seguro que en casa tiene algo adecuado para ponerse, o es capaz de hacerse con un par de zapatillas a precio razonable (vea página 123), y una vez domine las técnicas básicas (vea página 26), nada podrá detenerle.

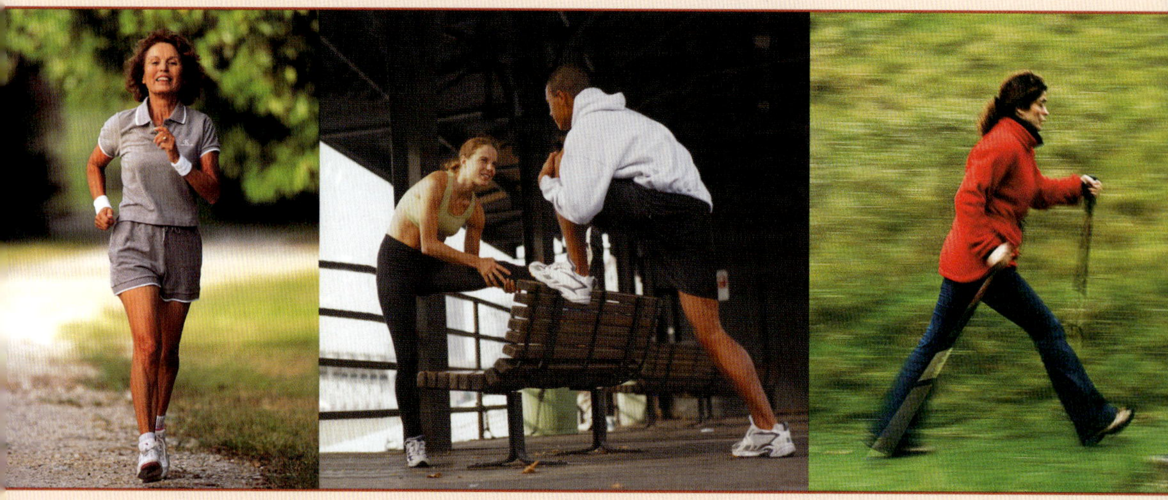

TÉCNICAS DE CAMINAR

La postura, la colocación de los pies, respirar, calentamientos y enfriamientos que le ayudarán a caminar con seguridad y eficacia y sacar el mejor partido del ejercicio.

2

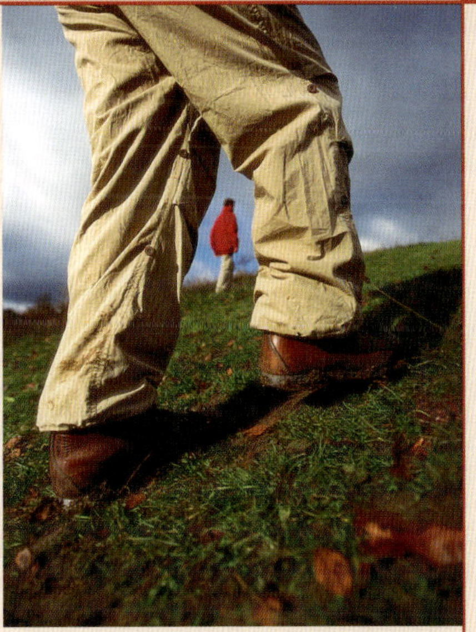

LA TÉCNICA BÁSICA

Caminar es una actividad que debería salir con naturalidad y sin complicaciones. Sin embargo, muchos de nosotros aún lo hacemos mal. Esta sección muestra cómo una buena postura y una respiración correcta le ayudarán a sacar el mejor partido de su caminata

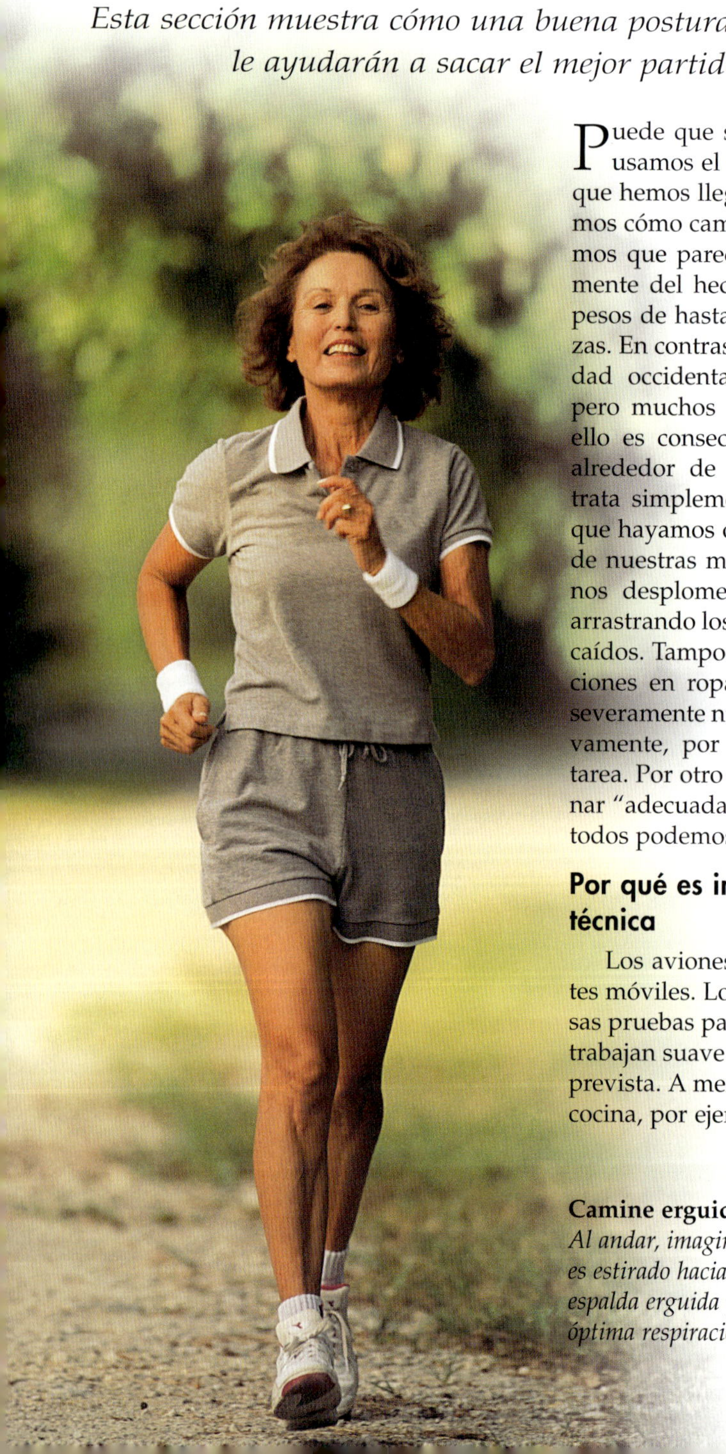

Puede que sea a consecuencia de lo poco que usamos el caminar como modo de transporte que hemos llegado a hacerlo tan mal. Si observamos cómo camina la gente en África o Asia, veremos que parece que se deslicen, independientemente del hecho de que puedan estar llevando pesos de hasta 40 kg (90 lb) encima de sus cabezas. En contraste, observemos a gente de una ciudad occidental: algunos caminarán fácilmente, pero muchos parecerán incómodos. A menudo, ello es consecuencia de llevar demasiado peso alrededor de la cintura, pero normalmente se trata simplemente de una mala postura. Parece que hayamos olvidado completamente los avisos de nuestras madres de "ponte derecho" y ahora nos desplomemos, las manos en los bolsillos, arrastrando los pies, cabizbajos y con los hombros caídos. Tampoco cabe duda de que nuestras elecciones en ropa y calzado a menudo restringen severamente nuestra capacidad de caminar efectivamente, por lo que andar resulta una ardua tarea. Por otro lado, la buena noticia es que caminar "adecuada" y eficientemente es algo que casi todos podemos aprender.

Por qué es importante una buena técnica

Los aviones, trenes y automóviles tienen partes móviles. Los fabricantes los someten a rigurosas pruebas para asegurarse de que dichas partes trabajan suave y eficazmente durante su vida útil prevista. A menor escala, un cajón de armario de cocina, por ejemplo, será abierto y cerrado cente-

Camine erguido, manténgase fuerte
Al andar, imagine un hilo en lo alto de su cabeza que es estirado hacia el cielo. Esto le hará mantener la espalda erguida y ensanchará el pecho, logrando una óptima respiración.

nares de veces durante su producción para probar que su construcción y funcionamiento no tienen defectos. Con el tiempo, un ángulo ligeramente salido puede hacer que se rompa.
El cuerpo humano no es tan distinto. Si lo usamos incorrectamente, se agarrota o lastima, puede que no inmediatamente, pero sí con el uso repetido. Por ello es importante adoptar una técnica de caminar casi perfecta. Una postura y una colocación de los pies correctas previenen los daños y la incomodidad, así que pase las primeras pocas semanas de su programa perfeccionando su técnica. Esto puede significar tener que caminar más lentamente de lo que haría normalmente hasta que le coja el tranquillo. Pero sabrá que cuando recupere su velocidad, lo hará de un modo seguro.

Coger velocidad

Si cree Vd. que caminar es poco más que poner un pie delante del otro, se sorprenderá del grado en que la técnica puede afectar a su modo de andar. Una vez haya perfeccionado Vd. su postura y respiración, su modo de caminar puede mejorar drásticamente, permitiéndole caminar más lejos y más rápido, y sacar mucho más partido del ejercicio.

Si se une Vd. a un grupo de caminantes, al principio le sorprenderá el ritmo que alcanzan algunos de los caminantes regulares. Sin embargo, no es sólo su nivel de forma física lo que les propulsa: es su práctica de una buena técnica al andar. Es fácil subestimar lo que una buena postura y técnica puede hacer por su velocidad al caminar, y con qué rapidez se puede mejorar una vez se domina lo básico.

Progresar cuando se esté preparado

Para desarrollar su forma física caminando, en algún momento necesitará Vd. empezar a caminar más rápidamente, durante períodos más largos o con mayor intensidad (vea página 44). Una vez se haya familiarizado con la técnica básica de caminar, su objetivo debería ser caminar a paso ligero; sólo alcanzará los beneficios que detalla el capítulo 1 si fuerza a su cuerpo por encima de su capacidad usual. Aunque deambular pueda resultar muy agradable, pronto descubrirá que caminar a paso ligero es tonificante y gratificante. Este capítulo le iniciará en modos simples de sacar mayor provecho de sus caminatas. Para medir su nivel de forma física actual y aprender cómo concebir su propio programa de caminatas, consulte la página 148.

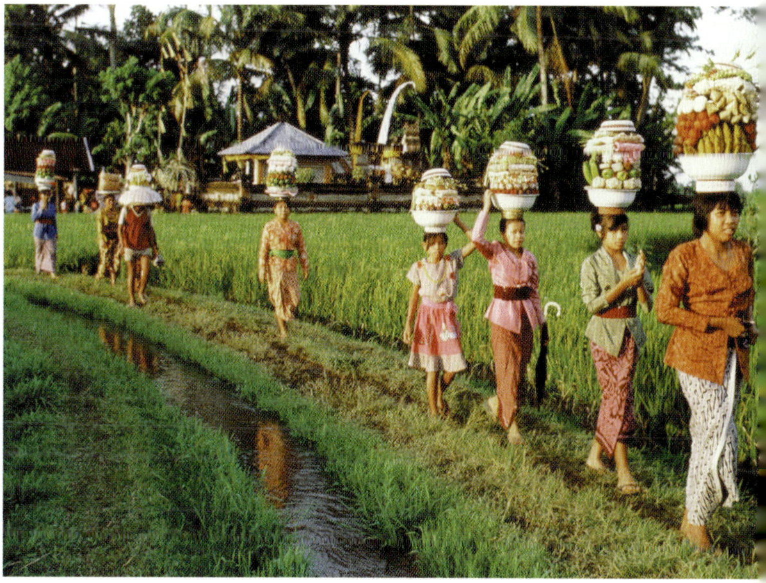

Un modo de caminar natural
Las personas que caminan porque ello constituye su principal modo de transporte lo hacen con gracia y sin esfuerzo aparente.

La forma de llegar a un buen estado físico

Al caminar, usamos muchas partes diferentes del cuerpo, funcionando todas juntas, de modo que tiene que considerar la postura de todo su cuerpo para perfeccionar la técnica. Un buen modo de recordarlo es trabajar sistemáticamente desde los pies hacia la cabeza, considerando una parte tras otra. Utilizar las siguientes técnicas básicas no debería causarle dolor, pero puede sentirse distinto respecto a como suele caminar. De hecho, una buena postura le ayudará a protegerse de torceduras y lesiones. Cuando camine cuesta arriba o combine caminar y correr necesitará diferentes posturas (vea páginas 48 y 52).

Los pies

El pie, una de las estructuras más complejas del cuerpo humano, tiene 26 huesos, 33 articulaciones, 19 músculos y 107 ligamentos. Tiene que ajustarse a varias fuerzas y muchos terrenos distintos. Al mover el pie todo el ciclo que supone un paso (vea recuadro inferior), el pie cambia de una estructura flexible, que absorbe impacto, a una estructura rígida, que transmite fuerza, y luego de nuevo a una estructura flexible, preparada para el siguiente paso. Los arcos tienen un papel crucial en todo ello. Consistentes en ligamentos, reforzados por tendones, actúan como dos muelles, uno al lado del otro. Junto con el talón y la pantorrilla, los arcos constituyen el "muelle del paso".

Las piernas

Los músculos de las piernas y rodillas deben estar relajados y sueltos al andar. No bloquee las rodillas ni al apoyar el talón ni al impulsarse (vea recuadro inferior) y manténgalos un poco separados. Una pierna rígida estirada ejercerá una presión indebida en la articulación de la rodilla.

El torso

Mantenga el torso erguido y meta la barriga hacia adentro. Al respirar profundamente, sin embargo, deberá dejar un poco de espacio para el movimiento (vea página 30). Meta la pelvis ligeramente hacia abajo de manera que el trasero no salga. Esto hará que la parte baja de la espalda se mantenga fuerte y pueda prevenir tensiones. Cuando se le dice a alguien que se "ponga derecho", tiende a adoptar una postura rígida, con los omóplatos para atrás y forzando el pecho hacia fuera. En lugar de "derecho", piense "alto". Estire la espalda y ensanche el pecho.

EL TRABAJO DEL PIE

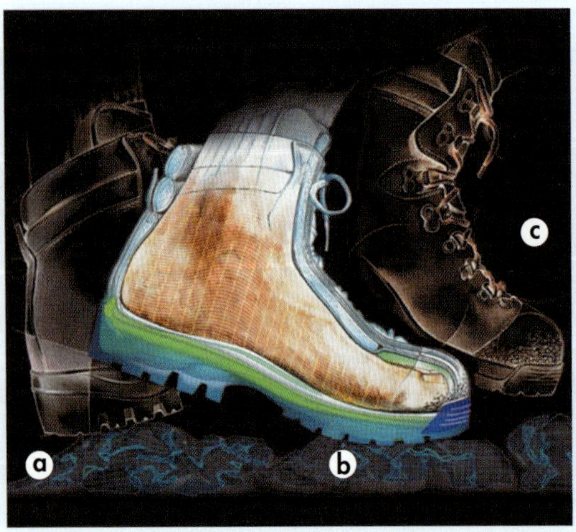

Al iniciar un paso **a**, el talón es lo primero que toca el suelo. La rodilla se desbloquea y el pie se relaja, para absorber el impacto y adaptarse al terreno. Esto es el "golpe de talón". Su peso debería rodar por la parte exterior de la planta del pie y pasar por la parte anterior de la misma **b** hasta el dedo gordo. Mientras la otra pierna avanza, la rodilla de la pierna de apoyo se dobla ligeramente y la pantorrilla se contrae para que el tobillo pueda doblarse hacia delante. Esto hace que el talón se levante, de modo que puede continuar con el impulso desde la parte delantera del pie hasta el dedo gordo **c**. Evite levantar el pie hasta que el dedo gordo haya hecho contacto.

Brazos y hombros

Caminar es un momento de relajación –los hombros encorvados pueden ser signo de estrés. Intente mantener los hombros sueltos y bajos y libres de tensión. Deje que los brazos se balanceen naturalmente en oposición a las piernas, con los codos doblados y las manos ahuecadas sin apretar, como si sujetara una patata (vea la fotografía de la derecha). Los brazos tienen que propulsarle casi tanto como las piernas.

CONTROL DE LOS BRAZOS

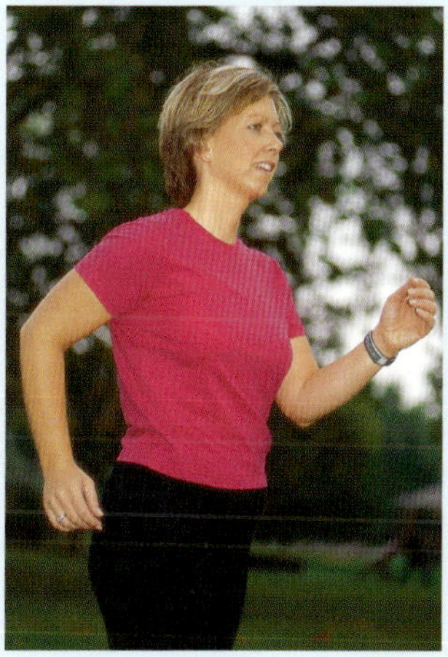

Doble los brazos 90 grados por los codos y mantenga los brazos bajos cuando vayan hacia delante. No deben elevarse más que el nivel del pecho. Balancee los brazos cerca del cuerpo, con las manos rozando las caderas, y asegúrese de mover los brazos hacia delante y hacia atrás, más que de lado a lado. Controle la forma de las manos –deberían estar ligeramente ahuecadas como un rizo parcialmente cerrado, sin apretar.

Cabeza y cuello

Mantenga la cabeza cómodamente equilibrada y evite un movimiento excesivo del cuello. No ladee la cabeza ni a izquierda ni a derecha. Intente no mirarse los pies todo el rato, con lo que tensaría el cuello. Puede mirar abajo ocasionalmente, pero mantenga la vista al frente la mayor parte del tiempo.

Mantenga la cabeza alta
La posición más cómoda para cuello y cabeza la logrará si mantiene la barbilla paralela al suelo y mira a un punto unos 5 m (15 pies) por delante de Vd. **15 pies (4,5 m)**

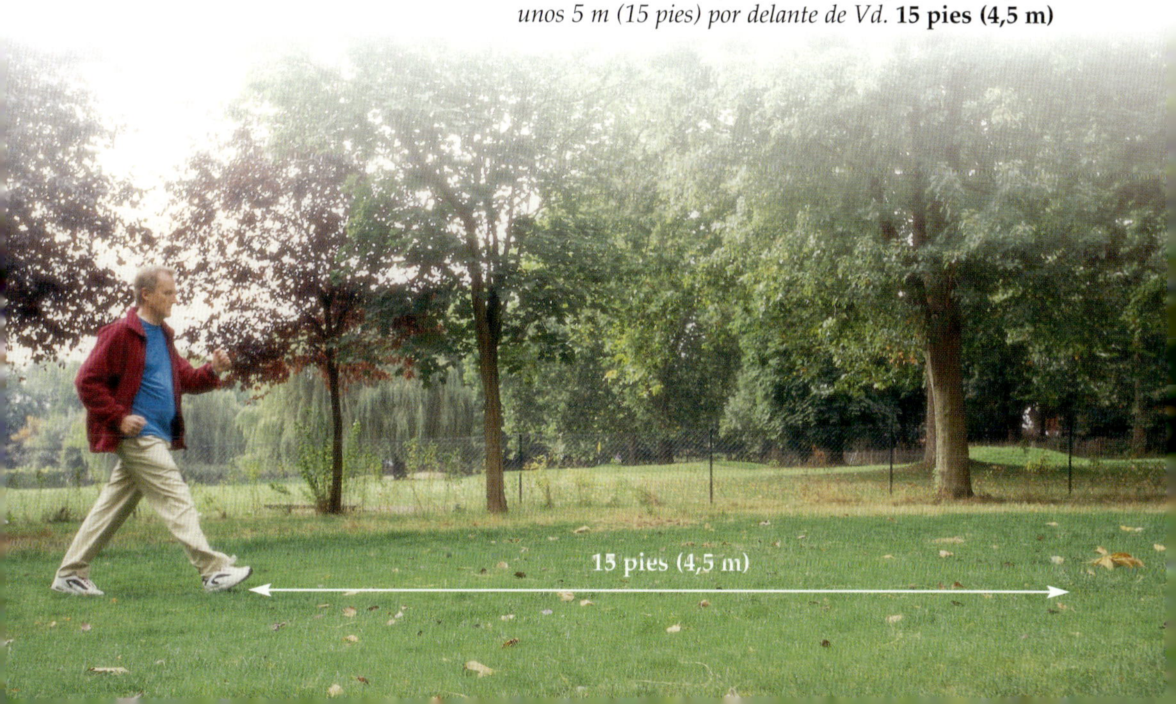

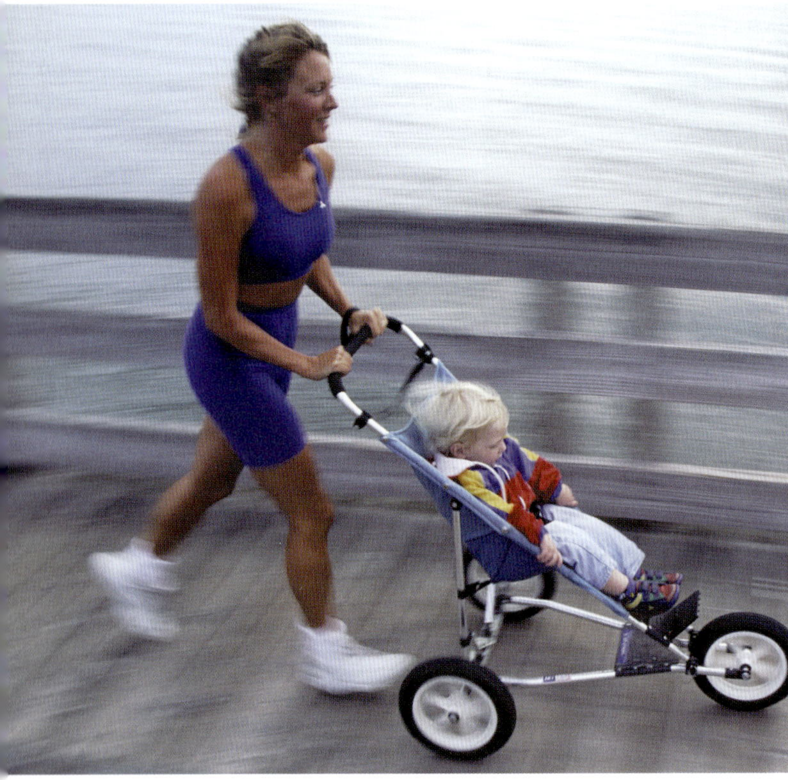

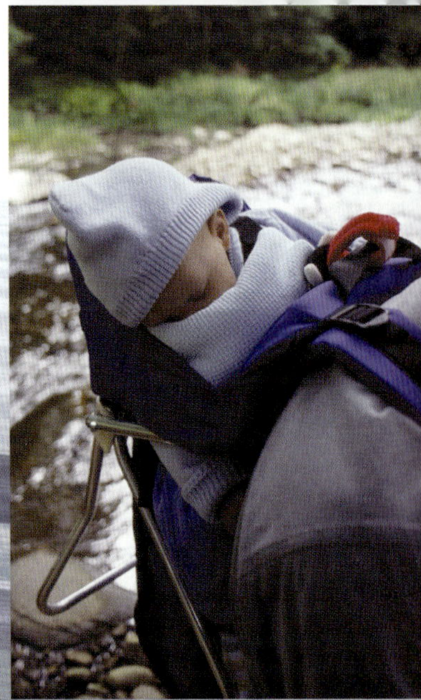

Resolución de problemas posturales

Incluso pequeños desequilibrios posturales pueden acarrear tensiones y posibles lesiones. Llevar una botella de agua en la mano o incluso un aparato de audio portátil puede desviar el cuerpo. Siempre que sea posible utilice un cinturón, una riñonera o una mochila de un día para llevar cosas que necesite para el paseo.

Caminar con una mochila a la espalda

Las investigaciones han demostrado que llevar una carga alta en la espalda requiere menos energía, así que si lleva una mochila, ni que sea de un día, cerciórese de que lleva los tirantes y el cinturón de la cadera (si lo hay) razonablemente tensados y uniformemente ajustados, de modo que la mochila vaya equilibrada, no se bambolee de un lado a otro y se apoye a bastante altura sobre su espalda. Asegúrese de que sabe cómo meter cosas en la mochila de modo que el peso quede uniformemente distribuido. En la página 130 se muestra el mejor modo de repartir el peso en una mochila grande.

Caminar con un bebé

Uno de los mejores ejercicios para una nueva madre es caminar, pero ahora debe Vd. pensar por dos. En cualquier parte se puede conseguir un cochecito todo-terreno; disponen de tres ruedas y son más fáciles de manejar en superficies desiguales, de modo que podrá llevarse a su hijo a todas sus rutas de paseo habituales.

Empujar un cochecito, no obstante, afectará a su técnica. No podrá balancear los brazos del modo adecuado y resultará más difícil mantener una postura de espalda correcta. Para minimizar la tensión en la parte baja de la espalda, utilice todo el cuerpo para empujar el peso del

Llevarse consigo al bebé
Mientras que un niño pequeño disfrutará si se le lleva en una silla todo-terreno, los niños algo más pequeños pueden ir a la espalda y los bebés en un portabebés delantero.

Compartir la diversión
Llevar a su perro consigo puede hacer el paseo más variado –no sabe lo que pueden llegar a descubrir juntos.

cochecito, doble los brazos aproximadamente a la altura de la cintura y camine erguida, sin sacar el trasero.

Una alternativa consiste en utilizar un portabebés de los que se cuelgan a la espalda. Podrá mover los brazos libremente, lo que le ayudará a mantener el equilibrio e impulsarse. También gozará de mayor libertad de movimiento. Con bebés pequeños es mejor un portabebés de los que se cuelgan delante. En cuanto el bebé pueda sostener la cabeza, puede utilizar un portabebés de espalda. Simplemente asegúrese de que se le adapta adecuadamente y de tensar los tirantes.

Caminar con perro

Su amigo de cuatro patas puede ser la guinda o la ruina de su programa de caminatas. Caminar con un perro bien entrenado es un auténtico placer. Con la correa lo mantendrá a sus talones, y si lleva el mango de la correa atado algo suelto alrededor de la muñeca, podrá balancear el brazo con naturalidad. Su perro le ofrece compañía y protección añadida, y el placer que hallará su mascota en el ejercicio adicional será suficiente motivación para que camine Vd. a diario.

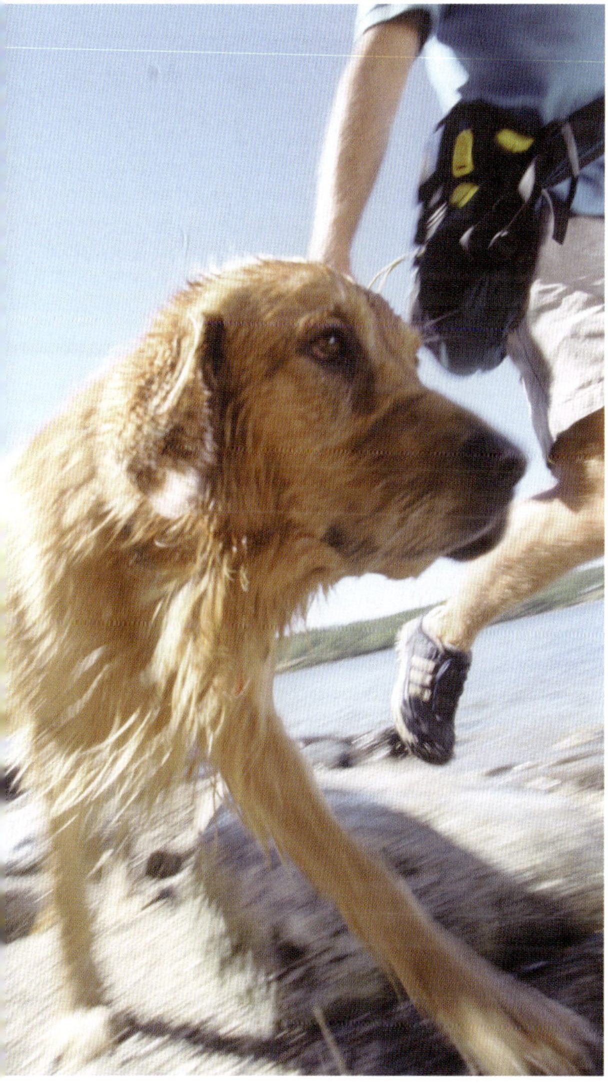

Sin embargo, si su perro es "tirón", su paso se verá severamente dificultado y ya puede olvidar cualquier esperanza de mantener esa importantísima postura. Si éste es el caso, puede que prefiera Vd. pasear a su perro en zonas abiertas donde le pueda dejar suelto sin peligro. Esto le dará realmente la oportunidad de "ponerse manos a la obra" en su paseo.

Asegúrese, también, de que Vd. y su perro son compañeros de caminata compatibles. Si es Vd. muy activo y regularmente camina 10 Km. (6 millas) cinco días a la semana, un perro pequeño de piernas cortas le frenará; y un perro grande y enérgico no se sentirá satisfecho con una tranquila vuelta a la manzana de 20 minutos.

Corrección de problemas posturales

La postura perfecta se basa en la simetría. Si su andar tiene desequilibrios, puede sufrir lesiones. Los podólogos pueden recomendar una zapatería especializada donde encontrar calzado correctivo o suelas que se adapten a los zapatos que Vd. ya tiene.

Otros problemas posturales pueden aparecer si una pierna es más larga que la otra o por tener la columna ligeramente torcida o curvada, lo que provoca dolor de las articulaciones de la cadera o la rodilla. Examine las suelas de unos zapatos viejos; si las suelas están más gastadas de un lado que del otro, entonces Vd. prona al andar, lo que significa que tuerce el pie hacia dentro o hacia fuera. Si una suela está más gastada que la otra, esto puede indicar que tiene una zancada desigual. De nuevo, visite al podólogo para pedirle consejo.

Cómo respirar

El oxígeno es la necesidad más vital del cuerpo. El cuerpo humano puede sobrevivir varios días sin agua y mucho más sin comida, pero sólo unos pocos minutos sin oxígeno. Para muchos de nosotros, nuestro estilo de vida sedentario significa que inspiramos la cantidad mínima de oxígeno que necesitamos para sobrevivir y realizar actividades básicas. Nuestros pulmones no están acostumbrados a llenarse al límite y los músculos implicados en su expansión raras veces son elásticos.

En reposo, la mayoría de personas llenan los pulmones con unos 0,4 litros de aire. Con el ejercicio, esto puede aumentar hasta 4 litros o más –un aumento de diez veces. Si el ejercicio es regular, los pulmones se ensancharán gradualmente de modo que podrán inspirar más aire incluso en reposo. Al estar cada vez más en forma, su cuerpo será capaz de usar el oxígeno de modo más eficaz.

Cómo funciona

El aire que respiramos es una mezcla del 79 por ciento de nitrógeno, cerca del 21 por ciento de oxígeno y 0,03 por ciento de dióxido de carbono. Al respirar, el aire viaja a través de la boca por la garganta, baja por unos tubos llamados bronquios que llevan hasta los pulmones, y finalmente entra dentro de finos sacos en lo profundo de los pulmones llamados alvéolos. Estos alvéolos están rodeados de vasos sanguíneos, y sus finas paredes permiten que el oxígeno del aire se difunda hacia la sangre. A través del flujo sanguíneo el oxígeno es transportado hasta el cerebro y otros órganos, y a los músculos activos. Aquí el oxígeno se usa para "quemar" grasas como combustible. Todo este sistema para dar energía se conoce como sistema aeróbico.

Nuestros cuerpos tienen dos sistemas energéticos más que pueden suministrar combustible a los músculos activos: el sistema creatina fosfato y el sistema anaeróbico. En el primero, el cuerpo utiliza la molécula creatina de almacenamiento hiperenergético de los músculos como combustible. La creatina puede suministrar una gran cantidad de energía rápidamente pero sólo por poco tiempo, como la batería del coche. Por lo general, puede suministrar al cuerpo sólo la energía suficiente para caminar rápidamente menos de 1 minuto.

El sistema anaeróbico, en el que el cuerpo utiliza hidratos de carbono más que grasas como fuente de combustible, también proporciona una explosión de energía rápida y corta. Uno de sus subproductos, sin embargo, es el ácido láctico de los músculos activos. Una acumulación de éste puede provocar

Llene los pulmones
Al realizar ejercicio necesitará respirar más profundamente para dar a su cuerpo el oxígeno extra que necesita.

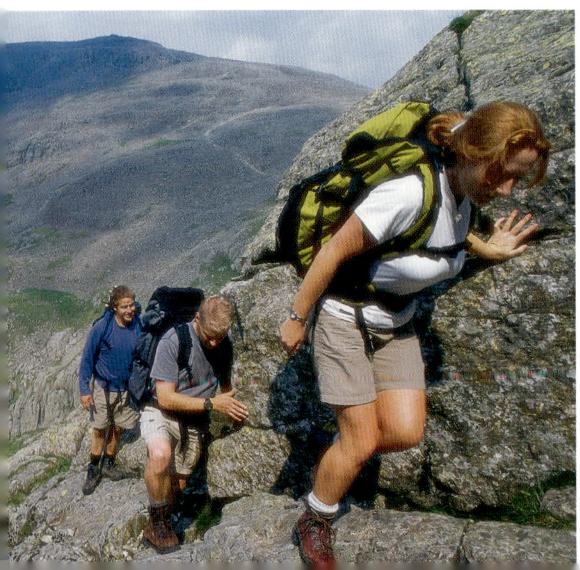

Consejos del caminante

RESPIRAR MEJOR

Respirar con la barriga

Intente expandir el estómago al inspirar, de modo que respire con la barriga. Esto maximizará la cantidad de aire que fluye hacia los pulmones.

Cuente al espirar

Contar al respirar le ayudará a encontrar un ritmo cómodo. Pruebe a contar 1, 2, 3, 4 al inspirar y 1, 2, 3 al espirar.

Respire con cada paso

Coordine cada respiración con los pasos. A un ritmo rápido, pruebe con una inspiración y una espiración con cada paso.

Canturree un mantra

Si intenta perder peso, canturree un mantra del estilo "Puedo perderlo. ¡Claro que puedo!" con sus inspiraciones y espiraciones para establecer su ritmo y recordarse por qué ha empezado a caminar.

calambres. Si tiene un calambre, esto indica que o bien no está inspirando suficiente oxígeno para las necesidades de su cuerpo, o bien que su cuerpo no es capaz de suministrar a los músculos el oxígeno con suficiente rapidez. La respuesta: baje el ritmo y respire.

Respirar profundamente

Caminar es un ejercicio aeróbico, y de lo que se trata al respirar correctamente al caminar es de proporcionar a los músculos activos una cantidad suficiente de oxígeno para satisfacer sus demandas. Muchos de nosotros no respiramos lo bastante profundamente. Pasear o caminar lentamente no supone mucha demanda extra para el cuerpo, pero en cuanto acelere el ritmo notará que la respiración se hace más profunda y pesada. En este punto es muy importante asegurarse de que penetre la máxima cantidad posible de oxígeno profundamente en los pulmones, porque es donde se encuentran los alvéolos. Si respira demasiado rápidamente o demasiado superficialmente, estará llenando la garganta y los bronquios, pero no los sacos vitales de aire.

Muchas personas, cuando se les pide que inhalen lo máximo que puedan, hunden el estómago y expanden el pecho. Sin embargo, en realidad es mejor "respirar con la barriga", expandiendo el estómago al tiempo que los pulmones se llenan de aire. Pruebe las dos formas y verá la diferencia.

Muchos libros recomiendan inspirar por la nariz y espirar por la boca. Al tomar aire por la nariz éste se humidifica, se calienta y es "filtrado" por los pelos de la nariz, todo lo cual facilita la respiración. Algunos atletas usan una tirita adhesiva encima de la nariz para ensanchar los agujeros nasales y llevar más aire a los pulmones. A parte de tragarse la mosca de turno, sin embargo, no hay nada malo en respirar por la boca. Su objetivo es maximizar la entrada de oxígeno del modo que le resulte más natural, recordando respirar con la barriga siempre que sea posible.

Su ritmo natural

Con un modo de andar más suave, ni siquiera tendrá que fijarse en lo rápido que está respirando. A menudo no es hasta que empieza a ejercitarse realmente que puede Vd. aplicar un ritmo en particular. Para asegurarse de que está inspirando suficiente aire, puede adoptar un ritmo conscientemente contando o respirando con cada paso. Asegúrese, sin embargo, de no perder el aliento, pues existen posibilidades de que ya no esté trabajando aeróbicamente.

Además de ayudarle a inspirar suficiente oxígeno, concentrarse en el ritmo de la respiración es un modo de fijar y calmar el pensamiento y puede resultar muy terapéutico. Fijarse en la respiración es una de las principales características de muchas técnicas de meditación (vea página 58).

Prevenir el flato

Respirar rítmicamente también puede ayudar a aliviar esos dolores agudos por debajo de la caja torácica, provocados por un calambre en el diafragma. Al inspirar, el diafragma es presionado hacia abajo y cuando espiramos, se mueve hacia arriba. Si ha comido justo antes de caminar o se está forzando demasiado, se ejerce una presión extra en el diafragma que puede provocar flato. Respirar controla el movimiento del diafragma, por lo que cambiar el patrón puede aliviar. Intente lo siguiente:

- **Respire profundamente** Esto estirará el diafragma.
- **Espire con fuerza** Pruebe esto cuando el pie del lado opuesto al flato toque el suelo.
- **Aguante la respiración** Tome aire rápidamente y reténgalo un par de segundos para forzar el diafragma hacia abajo. Espire a través de los labios fruncidos para restringir el flujo de aire expulsado.

¿A qué velocidad debe caminar?

La velocidad de su paso puede desempeñar un papel determinante en la eficacia de su programa de caminatas. Si intenta mejorar su forma física, su objetivo consistirá en aumentar gradualmente la velocidad al caminar. Es uno de los modos de presionar al cuerpo un poco más cada vez y mejorar la forma física.

¿Qué velocidad debería tener como objetivo? Esto variará enormemente de una persona a otra. Tras haber perfeccionado su técnica, lo importante es empezar a un ritmo adecuado a su nivel actual de forma física. La velocidad de caminata "media" se ha determinado en 6,5 km/h en un recorrido de 1,6 Km. (4 mph en un recorrido de 1 milla). Esto hace 1,6 Km. (1 milla) cada 15 minutos. No obstante, muchas personas encontrarán duro mantener este ritmo una distancia más larga o en terreno desigual. Si 2 km/h (1 mph) es todo lo que puede hacer, ahí debe Vd. empezar. La clave está en caminar rápido sin realizar un esfuerzo excesivo.

Longitud y frecuencia de la zancada

Al caminar, la longitud de la zancada debe resultar natural y de ningún modo tensa. Debe Vd. poder adoptar la postura correcta al andar sin esfuerzo indebido. Algunas personas pueden sentir que su velocidad se ve limitada por su constitución física. Esto es así hasta cierto punto. Su velocidad al caminar es resultado de dos cosas: la longitud y la frecuencia de la zancada.

La longitud de la zancada es el factor más difícil de cambiar. Viene ampliamente determinado por la longitud de las piernas, la flexibilidad de los músculos bíceps femorales de la parte posterior de los muslos, la cantidad de rotación en torno a las articulaciones de la cadera y la flexibilidad de los tendones y músculos que envuelven las caderas. Algunos de estos factores

la explicación | **LONGITUD DE ZANCADA**

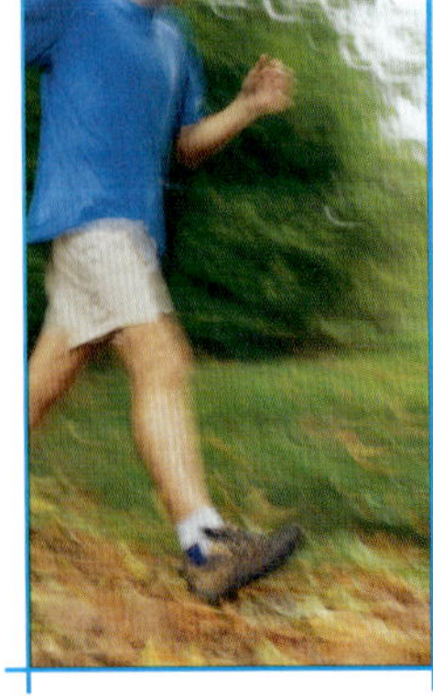

En cualquier grupo de personas que caminan juntas, no pasa mucho rato hasta que se oye la queja: "Nunca lograré alcanzarle. ¡Mira qué piernas tan largas tiene!" Si se encuentra pensando esto, intente recordar sus clases básicas de física. Imagine la pierna como un péndulo y recuerde que cuanto más corto es el péndulo, más rápido se balancea. Así, una persona con piernas más cortas en realidad puede andar más rápidamente que alguien con piernas largas. Si observa el físico de muchos atletas de competición, no son desmesuradamente altos. Si las personas altas tuvieran realmente una ventaja, puede estar Vd. seguro de que la complexión de los atletas de competición sería más como la de los jugadores de baloncesto. Una buena técnica le ayudará a aumentar la longitud de la zancada, porque fortalecerá los músculos de las piernas. Caminar incrementará de un modo natural la fuerza de las piernas, y puede Vd. intentar complementar el andar con ejercicios de resistencia en el gimnasio.

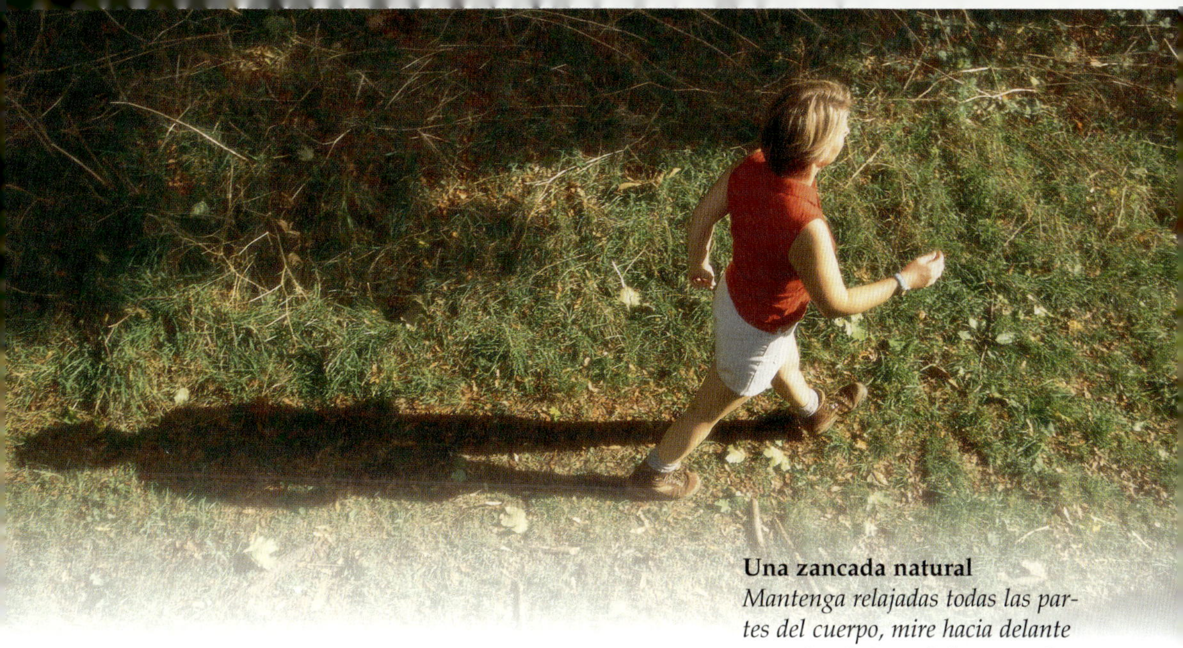

Una zancada natural
Mantenga relajadas todas las partes del cuerpo, mire hacia delante y respire al ritmo de las zancadas.

no los podrá cambiar, y los intentos por incrementar la longitud de zancada más allá del margen de movimiento natural del cuerpo probablemente llevará a un modo de andar saltarín y antinatural que aplicará una importante cantidad de estrés y tensión a las articulaciones.

Si su corta longitud de zancada es resultado de unos músculos bíceps femorales tensos, puede conseguir mejorías aumentando la flexibilidad. Sus ligamentos pueden estar tensos porque no está Vd. acostumbrado al ejercicio o simplemente porque se hace Vd. mayor –los ligamentos tensos son los responsables del andar arrastrando los pies de la gente mayor. Cuanto más camine y estire los músculos, más flexible se volverá y más fácil le resultará andar.

Por otro lado, su corta longitud de zancada puede ser resultado de un sobrepeso. Nuevamente, esto puede mejorarse caminando más y perdiendo peso.

Su frecuencia de zancada también puede modificarse fácilmente. Andando regularmente, no sólo se fortalecerán los músculos de las piernas, sino que también pueden adquirir mayor velocidad. Aunque tenga Vd. las piernas cortas, con suficiente práctica puede lograr buenas velocidades al andar aumentando la frecuencia de zancada.

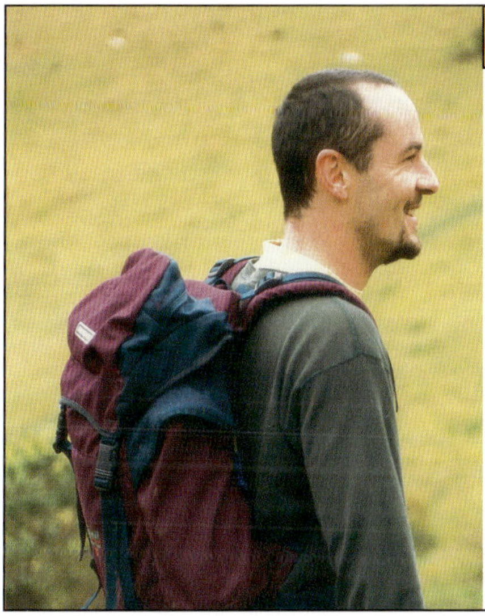

¿ESTÁ VD. PREPARADO PARA CAMINAR?

- ❑ **Velocidad.** Empiece a un ritmo que le resulte natural y aumente la velocidad gradualmente de modo que le falte ligeramente el aliento.
- ❑ **Zancada.** Mantenga siempre una longitud y frecuencia cómodas. Al alargarse los ligamentos, las articulaciones se volverán más flexibles; al empezar a perder peso, podrá aumentar la longitud de zancada y, por consiguiente, la velocidad.
- ❑ **Respiración.** Respire desde la barriga, inhalando por la nariz y exhalando por la boca.
- ❑ **Postura.** Asegúrese de que está caminando con la postura correcta de todo el cuerpo. La mochila debe apoyarse en la parte superior de la espalda, con los tirantes tensados para mantenerla nivelada y evitar que se zarandee.
- ❑ **Zancada.** Mantenga siempre una longitud y frecuencia cómodas. Al alargarse los ligamentos, las articula

CALENTAMIENTO Y ENFRIAMIENTO

No importa a qué nivel empieza Vd. a caminar: calentar y enfriar son hábitos que debería Vd. adquirir pronto. A medida que va Vd. incrementando el ritmo e intensidad de sus caminatas, los estiramientos adquirirán mayor importancia.

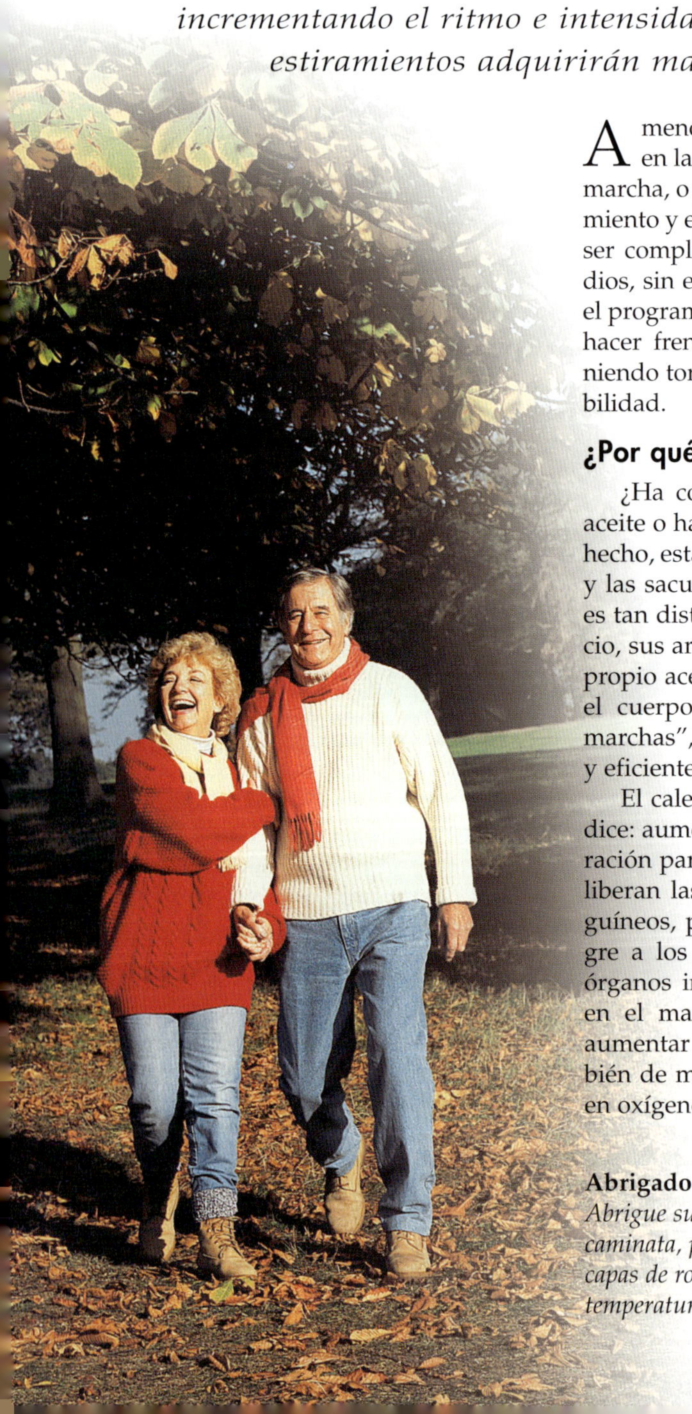

A menos que esté Vd. a punto de embarcarse en la vigorosa subida de una cuesta o en una marcha, o justo la termine, los estadios de calentamiento y enfriamiento de su caminata no deberían ser complicados ni durar demasiado. Estos estadios, sin embargo, desempeñan un papel vital en el programa de caminata, ayudando a su cuerpo a hacer frente a las demandas de ejercicio, previniendo torceduras y lesiones y mejorando la flexibilidad.

¿Por qué calentar?

¿Ha conducido Vd. alguna vez el coche sin aceite o ha intentado arrancar en tercera? Si lo ha hecho, estará familiarizado con el terrible chirrido y las sacudidas que lo acompañan. El cuerpo no es tan distinto. Antes de realizar cualquier ejercicio, sus articulaciones necesitan lubricarse con su propio aceite interno, llamado líquido sinovial, y el cuerpo necesita pasar suavemente "por las marchas", de modo que pueda funcionar cómoda y eficientemente.

El calentamiento significa exactamente lo que dice: aumentar la temperatura corporal en preparación para el ejercicio. Al calentarse el cuerpo se liberan las hormonas que dilatan los vasos sanguíneos, posibilitando el transporte de más sangre a los músculos activos y alejándola de los órganos internos. Las mismas hormonas actúan en el marcapasos natural de su corazón para aumentar la frecuencia y fuerza de su latido, también de modo que se suministra más sangre rica en oxígeno a los músculos.

Abrigado para el calentamiento

Abrigue sus músculos cuando se prepare para la caminata, particularmente las extremidades. Póngase capas de ropa que pueda quitarse al ir aumentando la temperatura corporal.

"Un paseo de buena mañana es una bendición para todo el día."

HENRY DAVID THOREAU

Con el aumento de la temperatura corporal, el líquido sinovial entre las articulaciones se vuelve menos pegajoso, dejando así que las partes de las articulaciones se deslicen más fácilmente unas contra otras. Esto significa que tiene Vd. menos posibilidades de lesionarse. Cuanto más frío es el tiempo, más largo es este proceso. El aumento de la temperatura corporal también hace que los músculos y tendones sean más elásticos (vea recuadro inferior).

Existe la tentación de pensar que el calentamiento es una "pérdida de tiempo" antes de su sesión de ejercicios, particularmente si está Vd. ocupado. ¿Por qué no ponerse a caminar, simplemente, porque ya trabajará más duro con su cuerpo? Pero escatimar el calentamiento nunca es buena idea. Corre el riesgo de lesionarse y no sacará el mejor partido de la caminata.

Consejos del caminante

No fuerce
Debe sentirse cómodo y relajado. Utilice movimientos fáciles y no tenga prisa. No es el momento de ponerse a sudar.

Prepárese mentalmente
Utilice su calentamiento como una oportunidad de pensar en lo que quiere obtener de la caminata y del día en general.

Concéntrese en su cuerpo
Piense en los cambios que ocurren internamente cuando calienta. Sienta cómo aumenta el ritmo cardiaco, cómo se relajan las articulaciones y cómo su respiración se hace más profunda.

Manténgase abrigado
Durante el calentamiento debe estar abrigado, así que lleve puestas varias capas de ropa si lo necesita. Siempre podrá quitárselas más adelante.

FIBRAS MUSCULARES | la explicación

Imagine un trozo de chicle. Antes de metérselo en la boca, está duro y fácilmente lo puede partir en dos. Ahora imagine el mismo trozo de chicle después de haberlo masticado durante unos minutos y de que se haya calentado en la boca –es elástico y maleable, y puede estirarlo largamente antes de que se rompa. Sus fibras musculares son muy parecidas al chicle. Si intenta hacer ejercicio mientras está frío o antes de calentar, pueden estar duras y ser propensas a dañarse. Caliente los músculos y verá que pueden estirarse mucho más. Esto es especialmente importante en días fríos, cuando la temperatura exterior hace que sus fibras musculares estén menos elásticas de lo normal. Lleve puestas capas extras de ropa hasta que se sienta físicamente abrigado y su corazón lata más rápidamente, suministrando sangre caliente al músculo activo.

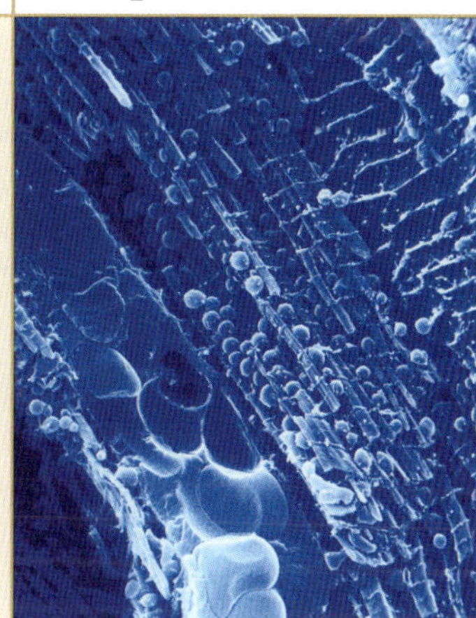

Cómo calentar

Hay dos elementos que debe Vd. incluir en cada calentamiento: ejercicios de movilización, que relajan las articulaciones, y actividad suave. La parte opcional del calentamiento son los estiramientos, que nunca deben confundirse con el calentamiento ni deben reemplazarlo.

Puede empezar con los ejercicios de movilización antes de salir de casa, o realizarlos mientras camina (vea más adelante). Una actividad suave simplemente significa iniciar la caminata a un ritmo más lento de lo que caminará la mayor parte del paseo de modo que su cuerpo pueda pasar gradualmente "por las marchas", reduciendo así el riesgo de lesiones. Si realmente tiene Vd. tendencia a "ir a por todas" en cuanto empieza, intente resistir esta tentación. Un ritmo inicial más tranquilo aumentará la temperatura corporal lentamente y dará tiempo para que sus músculos y tendones se adapten a la demanda que se les exige. La fase de calentamiento de su caminata debería durar unos 5 minutos si está Vd. en forma y de 10 a 15 minutos si no ha realizado ejercicio durante un tiempo.

Relajación

Los ejercicios de movilización relajan los músculos que va a utilizar. Puede realizarlos antes de salir o hacer los ejercicios de la parte superior del cuerpo mientras camina y detenerse brevemente para relajar piernas y pies. Entonces estará preparado para continuar con la fase de ejercicio suave.

Empiece por arriba. Espire y céntrese en su expresión facial. ¿Está frunciendo el ceño? ¿Tiene los dientes apretados? Relájese y prepárese para disfrutar de la caminata.

a Levante los hombros hacia las orejas y luego bájelos.

b Incline la cabeza a un lado, dejando que la oreja baje suavemente hacia el hombro. Manténgalo de 5 a 10 segundos, luego baje la cabeza hacia el otro hombro. Luego mire hacia abajo y baje la barbilla hasta el pecho. Evite mover la cabeza hacia atrás o darle vueltas; esto comprime las vértebras de la nuca. Levante nuevamente los hombros y dibuje círculos con ellos unas cuantas veces.

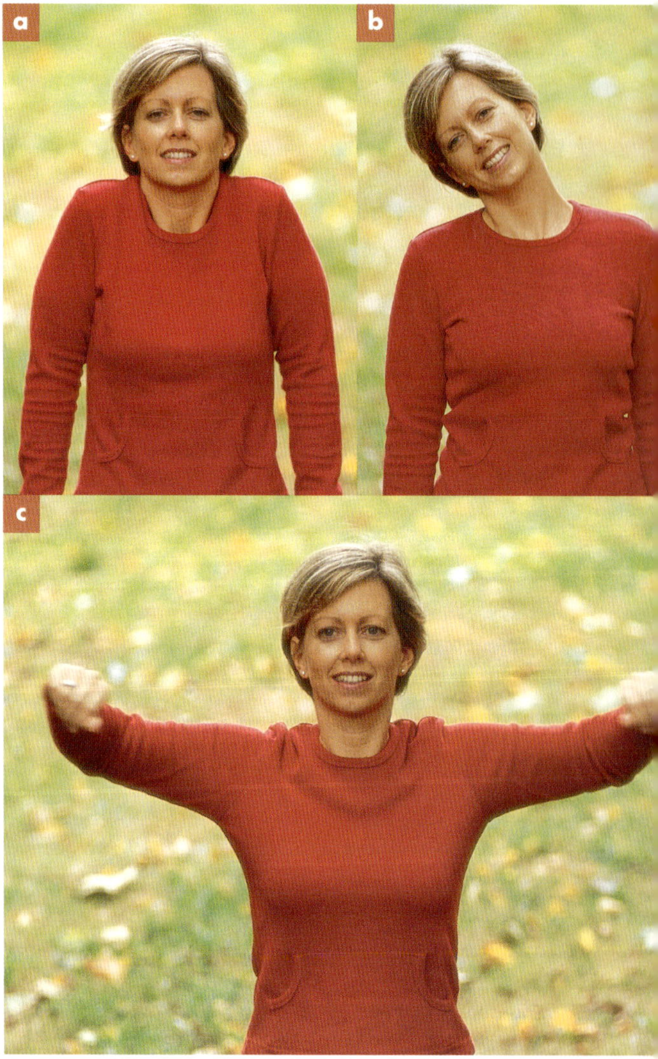

¿Hacer estiramientos o no hacerlos?

Pese a ser una parte esencial de toda rutina de enfriamiento (véase pág. 38), existe cierta controversia sobre si los estiramientos deben incluirse en el calentamiento. Estudios recientes sugieren que realizar estiramientos antes del ejercicio no aportará más beneficios que los ejercicios de movilización y actividad suave. Otros expertos sostienen que los estiramientos antes del ejercicio son una parte conveniente del calentamiento porque ayudan a prevenir lesiones y mejoran la flexibilidad y el movimiento alrededor de una articulación.

La respuesta es que haga Vd. lo que sienta que le conviene, siempre que tenga en cuenta los dos puntos siguientes: nunca estire un músculo en frío y asegúrese de hacer los estiramientos correctamente. Si decide incluir los estiramientos en el calentamiento, use las técnicas que se muestran en las páginas 40 y 41. Mantenga cada uno de ellos como mínimo 10 segundos y, si anda corto de tiempo, dedíquese a los estiramientos de piernas.

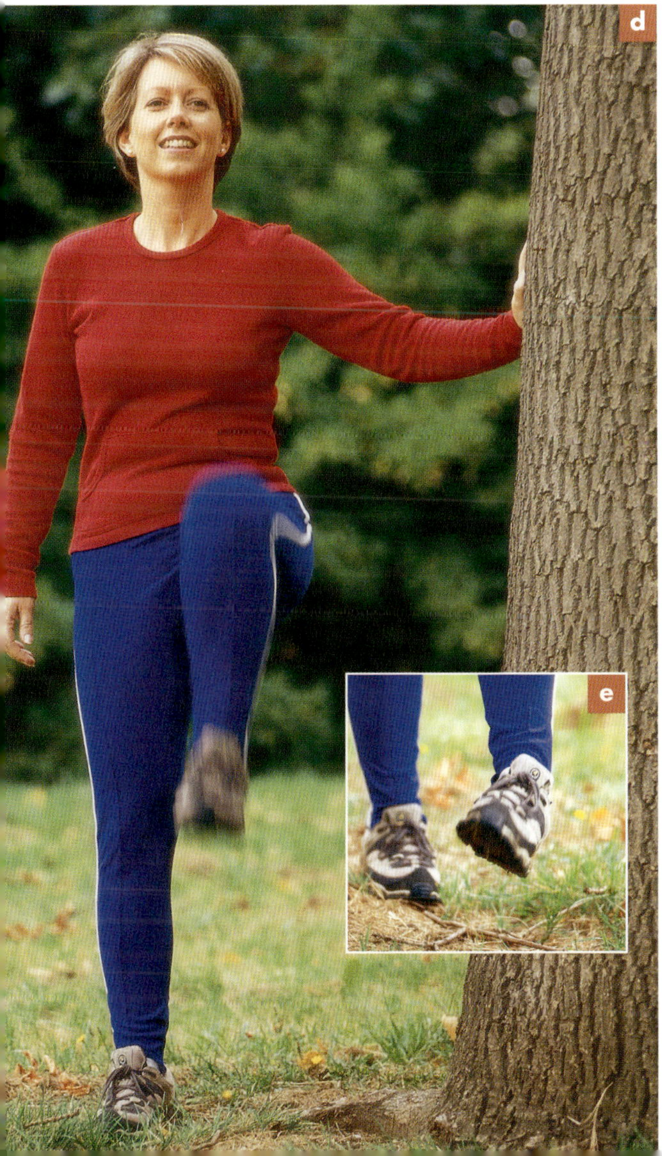

c Dibuje círculos con los brazos, doblándolos ligeramente. Haga círculos progresivamente mayores, pero siempre controlados –no lance los brazos. Si se siente Vd. cohibido, puede que esté más cómodo haciendo esto dentro de casa. Al realizar los círculos, practique la "respiración con la barriga" (vea pág. 34), inhalando al levantar los brazos y exhalando al bajarlos. Asegúrese de respirar profundamente, expandiendo la barriga al inhalar y metiéndola suavemente al exhalar.

d Apóyese en una pared o un árbol y levante una rodilla tanto como pueda, luego la otra. Levante la primera rodilla de nuevo. Estire y flexione el pie unas cuantas veces.

e Dibuje círculos con el pie por el tobillo. Repetir con el otro pie.

La finalidad del enfriamiento

Al realizar ejercicio, su ritmo cardiaco aumenta y el corazón late con más fuerza. Cuando vaya Vd. a parar, es necesario que dé tiempo al cuerpo para que vuelva a la normalidad. El enfriamiento es una parte esencial de cualquier programa de actividad física. Se trata de reducir gradualmente el ritmo cardiaco y la respiración, y estirar los músculos para mantener o desarrollar la flexibilidad. Durante el enfriamiento, la sangre es enviada de los músculos activos de nuevo hacia los órganos internos. La temperatura de la sangre descenderá y la respiración se ralentizará. Cuanto más en forma esté Vd., más rápidamente volverá su cuerpo a su estado normal.

Al ser bombeada por el cuerpo, se ejerce sobre la sangre una acción similar al ordeño en los músculos. El gastrocnemio –el músculo más grande de la pantorrilla- es particularmente importante en este sentido –hasta el punto de ser llamado el "segundo corazón". Cada vez que estos músculos se contraen al andar, ayudan a hacer ascender la sangre por las piernas. Si de repente deja Vd. de andar y los músculos detienen su acción, la sangre tiende a acumularse en la parte inferior de las piernas, lo que comporta un suministro inadecuado de sangre al cerebro. No es raro que algunas personas se sientan mareadas e incluso pierdan el conocimiento al dejar de hacer ejercicio bruscamente. Si necesita detenerse cuando esté caminando, asegúrese de seguir moviendo los pies caminando sin moverse de sitio o incluso simplemente levantando los talones del suelo.

Cómo enfriar

Hay dos elementos en el enfriamiento: actividad de intensidad reducida y estiramientos. Del mismo modo que empieza Vd. la caminata con una actividad suave, reducir la intensidad al final simplemente implica caminar más lentamente de lo normal de 5 a 10 minutos. Use este espacio de tiempo para reflexionar sobre la caminata, lo que ha logrado y lo que le gustaría hacer la próxima vez. Una vez se ha detenido, puede iniciar una rutina de estiramientos, como indican las próximas páginas.

"Tras una jornada caminando, todo duplica su valor habitual."

GEORGE MACAULEY TREVELYAN
Historiador inglés

FLEXIBILIDAD: *beneficios para la salud*

➤ Si estira regularmente los músculos que se unen a la pelvis –los bíceps femorales, flexores de la cadera y el cuadriceps- reducirá el estrés de la parte baja de la espalda.

➤ Al estirarse relaja Vd. sus músculos, lo que ayuda a eliminar toxinas y le hace sentirse con más energía.

➤ Realizar estiramientos tras el ejercicio alivia el dolor y la tensión musculares.

➤ El estiramiento, al reajustar la estructura del tejido blando, le ayuda a adoptar una postura y un equilibrio correctos.

➤ El estiramiento aumenta el suministro de sangre y nutrientes a las articulaciones, lo que reduce el riesgo de degeneración de las articulaciones.

➤ Su velocidad de impulso nervioso (el tiempo necesario para que un impulso viaje hasta el cerebro y vuelva) mejora con el estiramiento. Esto ayuda a que sus distintos grupos musculares trabajen coordinadamente –lo que se conoce como coordinación neuromuscular.

¿Por qué realizar estiramientos?

La mayoría de expertos coincide en que estar físicamente en forma es más que simplemente reducir el riesgo de un ataque al corazón. Se puede llegar a los ochenta años con el corazón de uno de cincuenta realizando muchas actividades aeróbicas, pero si no se está fuerte ni flexible, la calidad de vida puede verse enormemente afectada. Ciertos estudios han demostrado que la fuerza de agarre –un indicador de la fuerza muscular general- es un buen elemento de predicción de la independencia en la vejez. Caminar le ayudará a maximizar su fuerza muscular –para ejercicios de la parte superior del cuerpo, vea la página 181. Pero la flexibilidad también tiene un papel crucial para determinar su capacidad de mantenerse activo e independiente.

Gran parte de su flexibilidad viene determinada genéticamente; el modo como está construido su esqueleto y la posición y el ámbito de movimiento de sus articulaciones también influyen. Igualmente, cuanto mayor se hace Vd. y menos utiliza los músculos y tendones, más rígidos se vuelven. Los músculos y tendones rígidos provocan una mala postura –por ejemplo, la rigidez en los músculos del tórax y los hombros provocan hombros caídos (véase también página 32). La buena noticia es que realizar estiramientos después del ejercicio no sólo previene el acortamientos de los músculos, sino que puede alargar algunos músculos y hacerlos más flexibles.

Estiramientos seguros

Si se siguen todas las pautas de seguridad indicadas en las páginas siguientes, el estiramiento es seguro y beneficioso para la mayoría de las personas. Puede resultar de gran ayuda especialmente para aquellos que sufren dolor de espalda o de cuello porque alivia la tensión y mejora la postura. Sin embargo, si Vd. también padece dolores en estas zonas debería consultar a un médico antes de emprender cualquier nueva forma de ejercicio. Él o ella son la persona indicada para aconsejarle técnicas de estiramientos específicamente adecuadas a su condición.

El estiramiento también es beneficioso para las personas que se recuperan de una lesión. Esto es así porque el daño muscular provoca la formación de tejido de cicatrización fibroso. Este tejido duro no se estira fácilmente, por lo que puede reducir la flexibilidad del músculo entero, aumentando así el riesgo de lesiones futuras. Una vez el músculo haya empezado a sanar, el estiramiento puede ayudar a soltar el músculo de nuevo. Un entrenador o un fisioterapeuta cualificados podrán aconsejarle las técnicas de estiramiento más adecuadas para Vd.

Consejos del caminante

ESTIRAMIENTO EFECTIVO

Realizar estiramientos regularmente
Use los estiramientos como parte de cada enfriamiento, y haga pausas para realizar estiramientos durante la caminata si nota cualquier tensión o dolor muscular.

Dedíquese a todo el cuerpo
Combine estiramientos de la parte superior del cuerpo con estiramientos de pantorrillas, bíceps femorales, cuadriceps y espinillas.

Conozca su nivel
Dedique más tiempo a los estiramientos si está Vd. empezando con el ejercicio regular.

Concéntrese
Haga caso omiso de las miradas de los transeúntes cuando realice los estiramientos. Céntrese en su técnica.

Manténgase dentro de los límites naturales
Evite estirar las articulaciones en una dirección en que normalmente no se moverían.

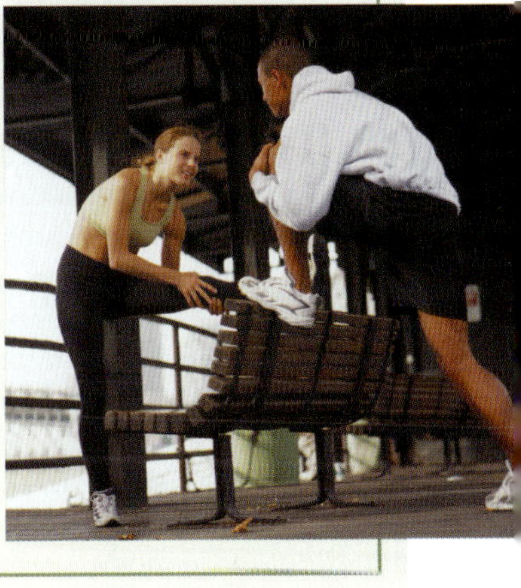

Estiramientos de flexibilidad

Los siguientes estiramientos se centran en los músculos principales que utilizamos al andar y ayudan a mejorar la flexibilidad y la longitud de zancada. Ninguno de ellos requiere máquinas de ejercicios ni aparatos especiales, por lo que pueden realizarse en el exterior. Estos estiramientos son una parte opcional de su rutina de calentamiento, pero deberían incluirse siempre en el enfriamiento (véase página 38). Mantenga cada estiramiento de 10 a 30 segundos, luego suéltelo suavemente. Nunca haga rebotes con los estiramientos: podría provocarle una lesión.

Las pantorrillas

Al caminar, más de tres cuartas partes de la propulsión hacia delante viene de los músculos de las pantorrillas (gastrocnemios), *por lo que es especialmente importante estirarlos tras haber caminado.*

Colóquese de pie con las piernas separadas el ancho de la cadera y dé un paso atrás.

a Doble la otra pierna por la rodilla pero no supere el tobillo. Mantenga la pierna de atrás estirada y el talón abajo. Compruebe que los dedos apuntan hacia delante, no de lado. Debería sentir el estiramiento por toda la pantorrilla de esta pierna trasera. Aguante y luego repita este estiramiento con la otra pierna.

b *Alternativa:* se puede conseguir un estiramiento más intenso utilizando un escalón o un bordillo y dando la espalda a la calle. Dé un paso atrás y apoye la parte anterior de la planta del pie en el escalón o bordillo, con el talón suspendido fuera del borde. Presione el talón hacia abajo para estirar la pantorrilla. Incline el cuerpo ligeramente hacia delante para equilibrarse. Aguante y luego repita con la otra pierna.

La parte anterior de los muslos

Si le duelen las piernas tras una caminata, suele ser por la parte anterior de los muslos (cuadriceps). *Un buen estiramiento de los cuadriceps al enfriarse puede evitar el agarrotamiento.*

c Coloque la mano derecha en una verja, un árbol o una pared para aguantarse. Doble la rodilla izquierda y agárrese el pie por detrás con la mano izquierda. Doble la pierna de detrás hacia arriba lenta y suavemente tanto como le resulte cómodo. Mantenga la pierna de soporte ligeramente flexionada de modo que la rodilla no esté bloqueada en la posición recta. Al mantener el estiramiento sentirá tensión en la parte anterior del muslo. Asegúrese de mantener ambas rodillas cerca la una de la otra y las caderas hacia delante. Aguante la posición y luego suéltela lentamente. Repetir con la pierna derecha.

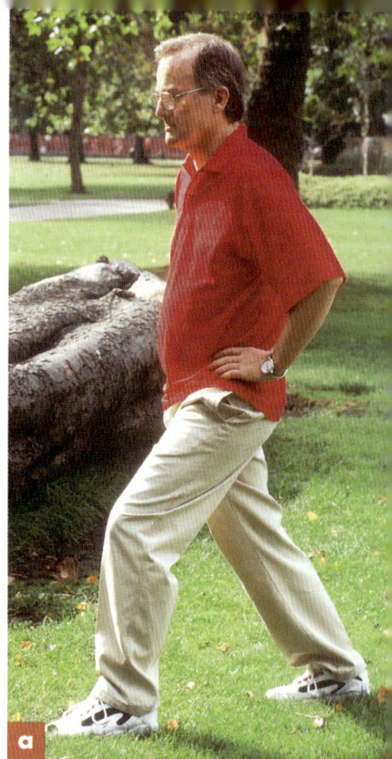

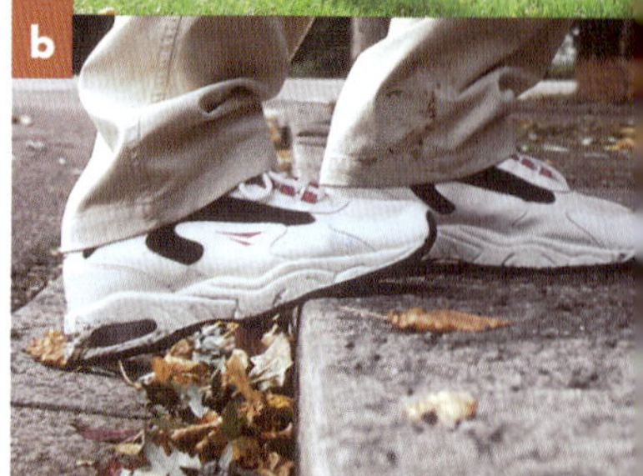

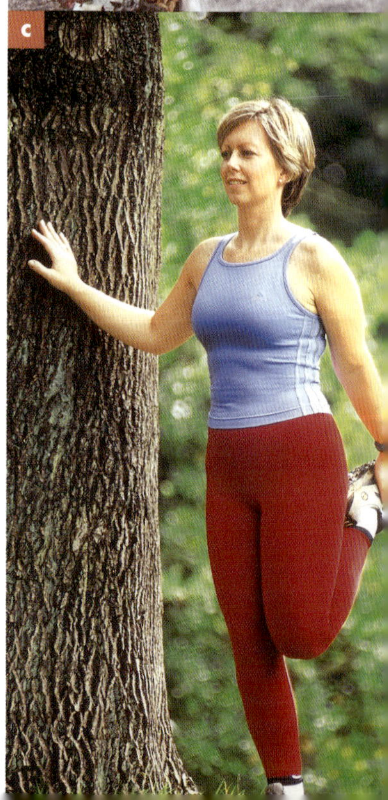

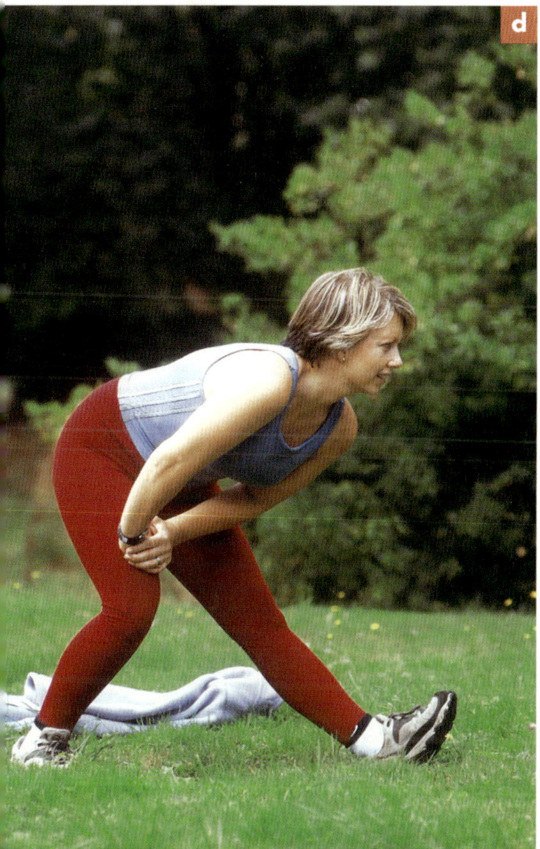

d

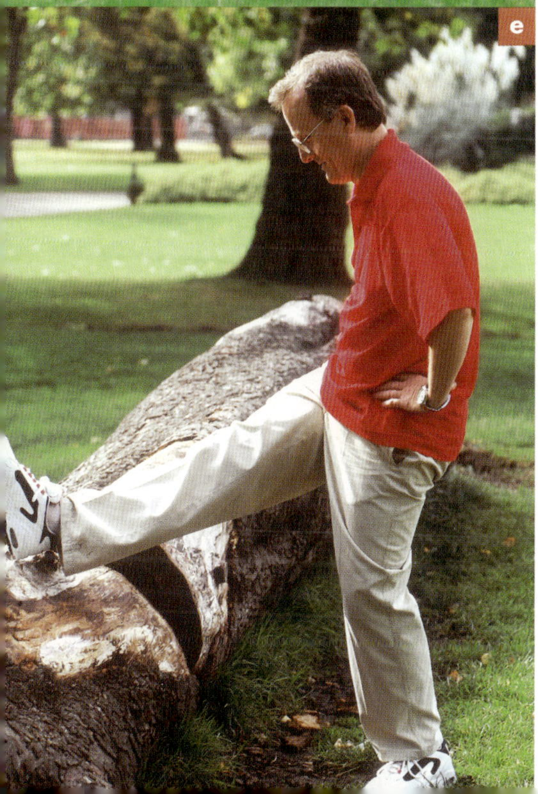

e

SEGURIDAD ANTE TODO

Si no está seguro de estar realizando los estiramientos correctamente, probablemente es mejor no hacerlos. Si tiene Vd. un equilibrio o una coordinación pobres, corre Vd. el riesgo de caerse o de torcerse un músculo o una articulación. El riesgo de lesión por un estiramiento mal realizado supera en gran medida el riesgo de lesión por no realizar estiramientos. Si tiene la ocasión, déjese asesorar por un entrenador profesional y pídale que observe su técnica de estiramiento y le corrija en caso necesario.

La parte posterior de los muslos

Los bíceps femorales determinan en gran medida su longitud de zancada y su postura (vea página 32), de modo que debe Vd. asegurarse de estirarlos suficientemente tras cada caminata.

d Dé un paso adelante de 0,5 m con la pierna izquierda. Coloque ese talón en el suelo, con los dedos apuntando hacia arriba. Doble la rodilla derecha y ponga las manos en el muslo. Ahora inclínese por encima de la pierna izquierda estirada. Saque el trasero y mantenga la espalda plana y la cabeza mirando hacia delante. Debería sentir el estiramiento de la pierna izquierda desde el trasero hasta la parte posterior de la rodilla. Aguante la posición y luego repita con la pierna derecha.

e *Alternativa:* use un tronco, el banco de un parque u otro puntal para elevar la pierna estirada. Realice el estiramiento como arriba indicado, y avance la parte superior del cuerpo para lograr un estiramiento más intenso. Mantenga la posición y luego repita el estiramiento con la otra pierna.

Las espinillas

Los músculos de la parte anterior de las espinillas (tibialis anterior) *se usan mucho al andar pero a menudo son olvidados en los estiramientos. Esto puede acarrear esguinces u otras lesiones, como el síndrome de estrés tibial medial* (shinsplints) *(vea páginas 55 y 113).*

a Cruce una pierna por delante de la otra, apoyando el dedo gordo del pie delantero en el suelo. Flexione suavemente la pierna de apoyo de modo que presione sobre la pantorrilla de la pierna delantera. Debería notar el estiramiento en la espinilla de la pierna delantera. Aguante la posición y luego repita con la otra pierna. Si tiene dificultades para mantener el equilibrio al realizar este estiramiento, busque apoyo en un árbol o una valla.

Parte superior del cuerpo, brazos y hombros

Éste es un buen estiramiento si ha estado moviendo los brazos o ha incluido ejercicios de fuerza de la parte superior del cuerpo. También puede utilizarse para aliviar la tensión si ha cargado con una mochila.

b Colóquese de pie con las piernas separadas el ancho de la cadera y las rodillas ligeramente dobladas. Extienda ambos brazos por encima de la cabeza y agárrese las manos. Con las palmas de las manos mirando hacia el cielo, empuje hacia arriba sin llegar a bloquear los codos. Imagine que tiene el ombligo unido a la parte baja de la espina dorsal, y presione el estómago hacia dentro sin arquear la espalda. Aguante la posición y luego suéltela.

a

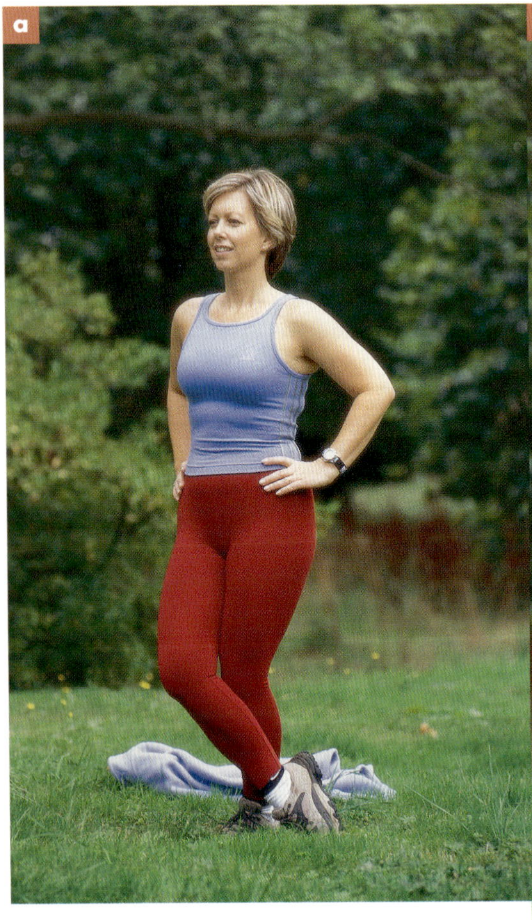

b

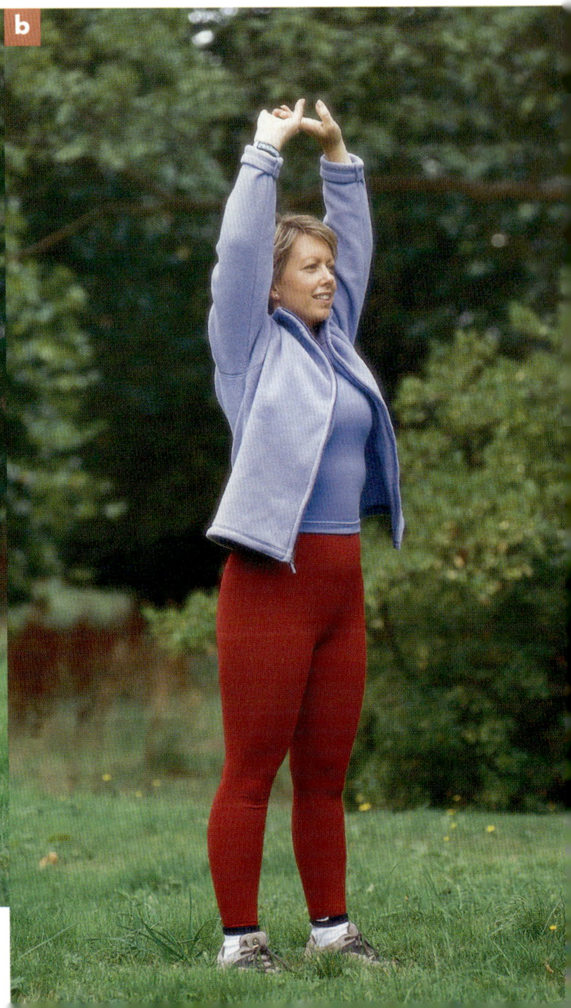

El pecho

Otro estiramiento que trabaja la parte superior del cuerpo y va dirigido a los músculos que posibilitan el balanceo del brazo.

c Junte las manos detrás de la espalda, con los codos ligeramente doblados. Eleve los brazos lentamente mientras le resulte cómodo, sin inclinarse hacia delante ni arquear la parte baja de la espalda. Debe notar el estiramiento en la parte anterior del pecho. Aguante la posición y luego suéltela.

d *Alternativa:* si no tiene el pecho y los hombros muy flexibles y no puede tocarse las manos, simplemente estire los brazos hacia atrás con las palmas de las manos hacia dentro. Aguante la posición unos segundos y luego repítalo.

✔ ¿ESTIRAMIENTOS SEGUROS?

- ❑ **Verifique su técnica.** ¿Realiza los estiramientos correctamente? Si no está seguro, no haga estiramientos.
- ❑ **Conozca sus límites.** Estire el músculo hasta donde pueda sin sentir dolor. Si duele, pare.
- ❑ **No rebote.** Aborde cada estiramiento gradualmente y aguántelo, sin moverse, de 10 a 30 segundos.
- ❑ **Realice los estiramientos.** Cuando haya calentado Haga ejercicio suave de 5 a 10 minutos para calentar antes de realizar los estiramientos.
- ❑ **Compense los estiramientos.** Si realiza un ejercicio con una pierna, no olvide hacerlo con la otra.

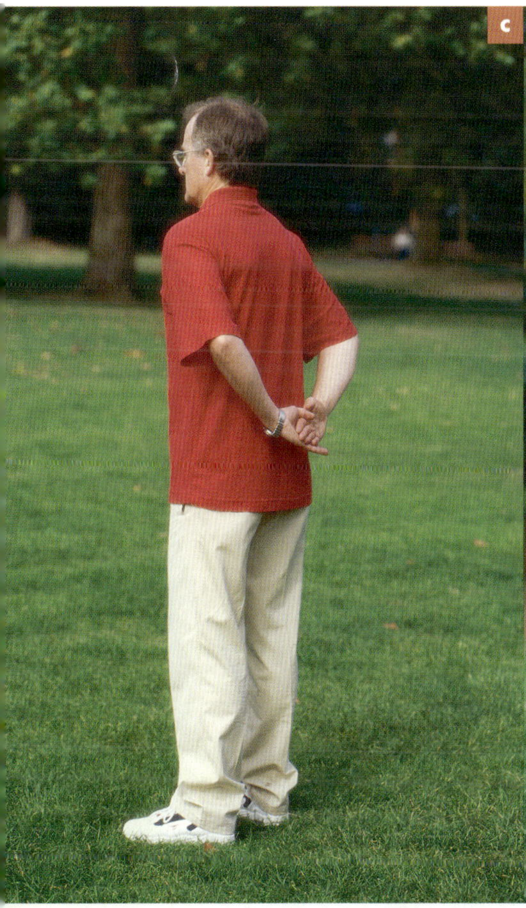
c

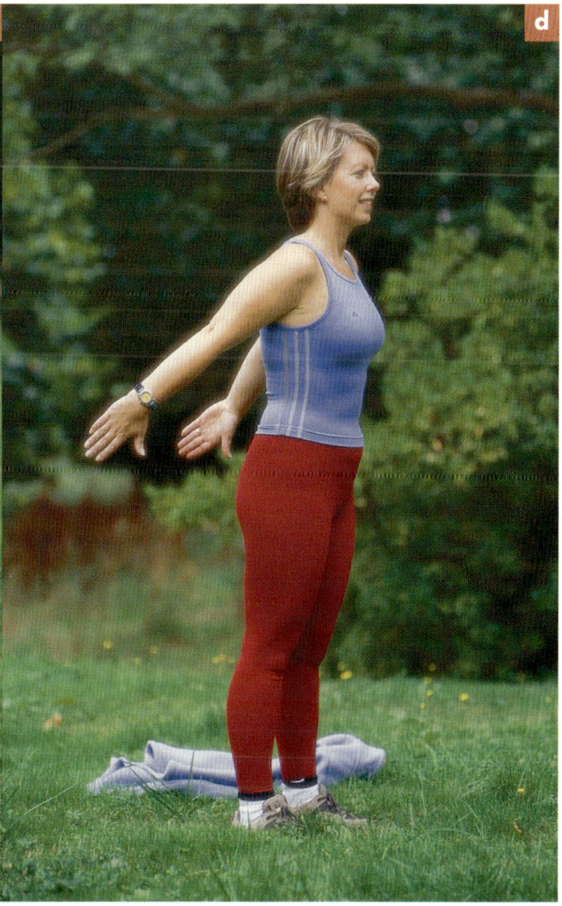
d

TRABAJAR **MÁS DURO**

Un importante principio de todo programa de ejercicios es el concepto de "sobrecarga". Significa presionar el cuerpo cada vez que realiza ejercicio sólo ese poquito más para mejorar el rendimiento.

La sobrecarga consiste en acelerar o fortalecer el ritmo cardiaco ese poquito, o exigir cada vez más a los músculos haciéndoles contraerse con mayor fuerza o más rápidamente. Los levantadores de pesos añaden más peso progresivamente para mejorar su fuerza y aumentar el tamaño de sus músculos. El mismo principio se aplica a todo aquél que realiza ejercicio, sea cual sea el ejercicio que haga. Si aumenta Vd. la exigencia a su cuerpo se verá recompensado con unos músculos más fuertes. No olvide que el corazón también es un músculo y responderá a la sobrecarga del mismo modo que el resto de músculos de su cuerpo.

Si se ciñe Vd. a su plan de caminatas, empezará a dar resultados: su respiración resultará menos costosa, notará que su paso tiene más brío y se sentirá menos cansado al final de la caminata. En este momento está Vd. preparado para ir un poco más allá e introducir la sobrecarga en su programa. Hay tres modos de hacerlo. Puede Vd. aumentar la duración, frecuencia o intensidad de las caminatas. Estos factores pueden utilizarse individualmente o combinados, dependiendo de lo que espere Vd. de su caminata. La intensidad se puede lograr de muchos modos, como caminar más rápidamente, añadir resistencia, utilizar más los brazos y enfrentarse a cuestas.

Camine más tiempo

"Falta de tiempo" es la razón más común esgrimida para no realizar ejercicio. Si el tiempo es el principal obstáculo que le impide caminar, aumentar la duración de las caminatas puede sonarle difícil. Pero ¿es éste un obstáculo real o imaginario? Muchas personas encuentran que

Consejos del caminante

CAMINAR COMO ESTILO DE VIDA

Use las escaleras

Si vive en un apartamento o trabaja en un edificio de oficinas, olvídese del ascensor y utilice las escaleras en su lugar. Si tiene un trabajo sedentario, cuando necesite hablar de algo con un colega vaya a su encuentro en lugar de llamarle por teléfono.

Vaya a pie

Si normalmente iría en coche a visitar a un amigo o vecino, acuda andando.

Tome el camino más largo

Si la tienda de su zona está cerca, amplíe el recorrido para darse un poco más de tiempo de caminata.

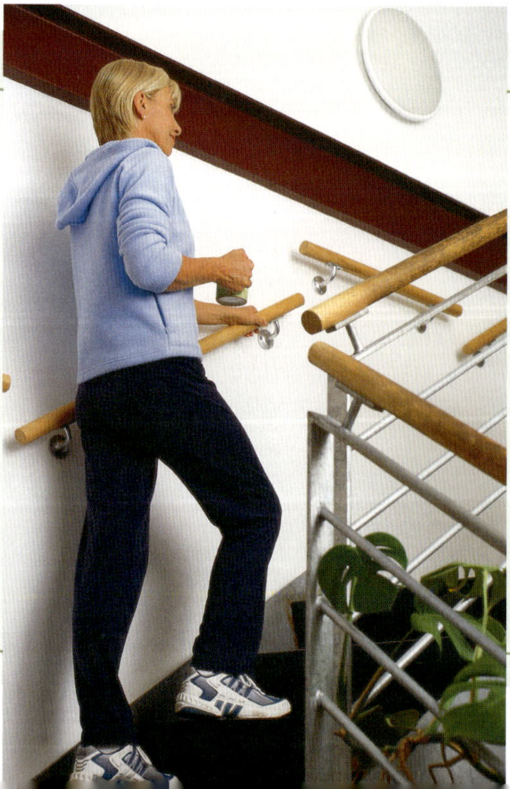

al progresar en sus programas de caminatas, el tiempo se convierte en algo secundario. Cuando empiezan a disfrutar más caminando, encuentran el tiempo necesario para ello en su jornada.

Pero si está Vd. empezando a andar, no se preocupe si realmente no puede sacar más tiempo de su agenda. Al ponerse más en forma completará la misma caminata en menos tiempo. Si puede seguir dedicando la misma cantidad de tiempo a la caminata, pruebe a andar más distancia. Excluya algún atajo o vuelva sobre sus pasos y repita algún tramo del camino. Intente también incrementar la intensidad de paso. También puede incrementar la cantidad total de tiempo que pasa caminando incluyendo algunos cortos paseos en su jornada. Dos o tres sesiones de ejercicio de 10 minutos se añaden al tiempo total que pasa caminando y son fáciles de incorporar a la rutina diaria: dé un paseo a la hora de comer, use las escaleras en lugar del ascensor, entregue un mensaje personalmente o apéese del autobús una parada antes y haga a pie el resto del camino. Todo ello se sumará para ayudarle a alcanzar sus objetivos.

Camine más a menudo

Aumentar la frecuencia de las caminatas puede ir codo con codo con aumentar la distancia de éstas. Al añadir cortos paseos en su jornada, por supuesto caminará más a menudo. Caminar con mayor frecuencia puede ser la solución si no puede Vd. encontrar grandes espacios de tiempo regularmente. Para obtener los mejores resultados, el ejercicio debe ser regular, y tres caminatas de media hora en una semana le aportarán más beneficios que una caminata de tres horas a la semana.

Aumente el ritmo

La intensidad de sus caminatas viene determinada por la cantidad de energía que gasta a cada paso. La manera más fácil de aumentar la intensidad es caminar más rápidamente. Pero puede trabajar más duro de otras maneras: considere la posibilidad de variar las condiciones de la caminata (vea página 46), use los brazos o bastones, o ambos (vea página 50), o aumente el ritmo y aplique la técnica de caminar y correr (vea página 52).

Aumentar el ritmo debería ser su objetivo para cada caminata y una de las variables más importantes en su programa de caminatas. Cronometre su caminata habitual y luego decida hacerla unos minutos más rápida. O deje que otro caminante establezca el ritmo; si ve a alguien a cierta distancia, intente superarle. Como alternativa, empiece a caminar con alguien que Vd. considere que está un poco más en forma que Vd. Tendrá un compañero y eso estimulará a ambos.

Aumente el ritmo únicamente tras haber llegado a dominar una técnica de caminata casi perfecta y pueda mantener una buena postura. Acelerar con una técnica pobre puede acarrear lesiones. Al caminar más rápidamente, necesitará inclinarse ligeramente hacia delante para mantener el equilibrio. Concéntrese en contraer los músculos; notará como si las piernas se agarrotaran, pero acortará su zancada y hará que las piernas se muevan más rápidamente. Deje que esto ocurra, pero asegúrese de estar caminando cómodamente y de no estar botando.

Apéese antes

Apéese del autobús una o dos paradas antes de su destino final y haga el resto del camino andando.

Camine hasta la escuela

Por la mañana, acompañe a sus hijos a pie. Esto elevará su energía al empezar el día. Camine a un ritmo bastante más rápido una vez vaya solo.

Cree un buen hábito

Camine cada día a la misma hora de modo que se convierta en parte de su rutina regular. Los buenos hábitos pueden ser tan difíciles de romper como los malos.

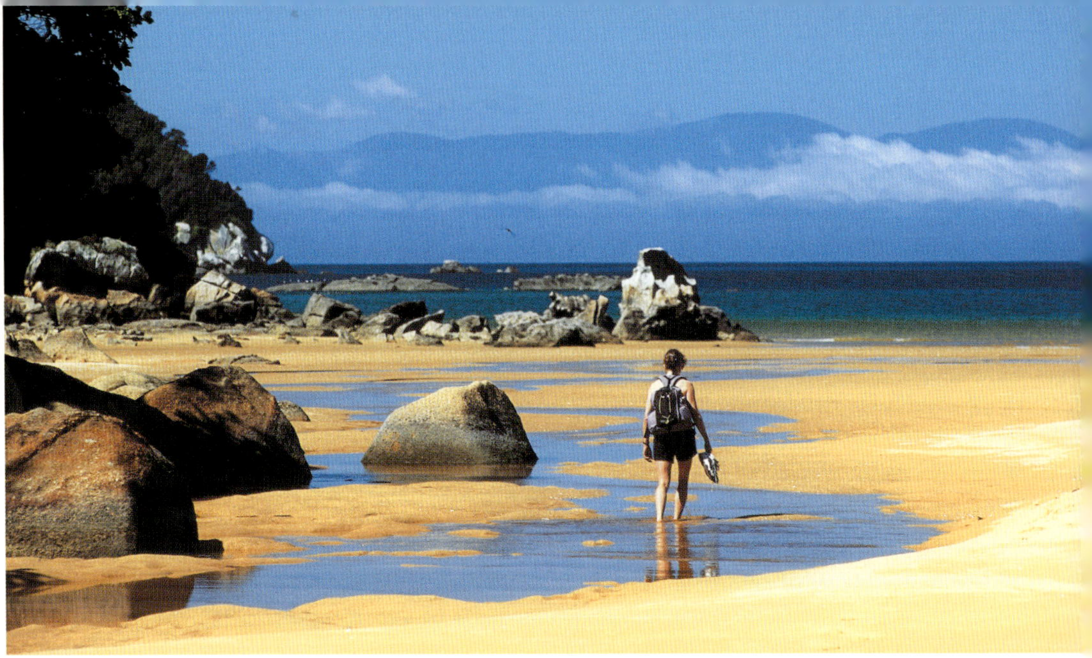

Añadir resistencia

Si quiere Vd. aumentar la intensidad de la caminata al tiempo que añade cierta variedad, empiece a investigar otros recorridos. Caminar en condiciones distintas de las habituales supondrá un desafío para su cuerpo de un modo nuevo, particularmente si planifica un recorrido que cubra un terreno difícil. Aumente la intensidad de un modo natural caminando por la arena, la nieve y contra el viento. Los medios artificiales incluyen aparatos como cintas para andar y para subir escaleras.

Huellas en la arena

Caminar por una superficie llana pavimentada o por un sendero de hierba requiere una energía similar. Caminar por la arena, sin embargo, le hará trabajar mucho más duro. Dado que la arena absorbe el movimiento hacia abajo que genera con cada paso, necesita más energía para volver a levantar el pie. Caminar por nieve blanda es tres veces más difícil que caminar sobre pavimento. Asegúrese de estar preparado cuando pruebe nuevas zonas (vea páginas 68 a 81).

Caminar con viento

Todos hemos caminado en condiciones bajo las cuales cada paso parece una batalla contra la madre Naturaleza. Éste suele ser el caso con viento. Caminar con el viento en contra es más duro que caminar en condiciones de calma. El cuerpo recibe el viento y es forzado en otra dirección. Estudios realizados con corredores han demostrado que el gasto de energía contra un viento de 16 km/h (10 mph) aumentaba un 5 por ciento comparándolo con un día de calma. Si cronometra Vd. la caminata, tenga en cuenta la resistencia del viento de modo que no se desanime si no mejora. La buena noticia es que se beneficiará Vd. más de estas caminatas con viento, porque sus músculos trabajarán más duro para impulsar el cuerpo contra la fuerza del viento, y puede resultar increíblemente vigorizante.

Probando la cinta rodante para andar

Pese a que posiblemente prefiera Vd. caminar al aire libre, hay momentos en los que el mal tiempo, el lugar o cuestiones de seguridad personal pueden impedirle disfrutar de su afición. Esos momentos pueden ser una buena oportunidad para probar la cinta rodante para andar en su gimnasio o centro de *fitness*. La cinta rodante para andar constituye un buen suplemento de su programa al aire libre porque le permite controlarlo todo con mayor exactitud y variar la velocidad, la distancia y el tiempo. Si anota Vd. estos factores y los incrementa durante algunas semanas, fácilmente podrá aumentar la intensidad de la caminata. Algunas cintas rodantes para andar le permiten incrementar la intensidad del ejercicio con una opción de cuesta arriba (vea página 48), y también pueden tener programas preestableci-

Contra el hilo
Caminar por la playa supone un gasto de energía enorme. Caminar por la arena requiere casi el doble de energía que caminar por una superficie dura o sobre hierba.

Contra el viento
Contra viento fuerte, la energía necesaria para mantener el paso normal aumenta alrededor del 40 por ciento.

dos, como sesiones de "cardiovascular" o "quemar grasas", que cambian automáticamente la velocidad y la inclinación en varios intervalos mientras Vd. camina. Algunas cintas para andar avanzadas le permiten monitorizar su ritmo cardiaco mientras realiza Vd. el ejercicio y le muestran cuántas calorías está quemando. Pueden incluir características como la cinta blanda, que absorbe golpes y ayuda a reducir la presión en las articulaciones.

Las cintas para andar tienen otras muchas ventajas. Las máquinas se suelen situar frente a espejos enteros, lo que da la oportunidad de comprobar la postura. Asimismo, la superficie plana para correr significa que tiene Vd. más facilidades para poner igual peso en cada pierna, y es menos probable que tropiece o caiga.

Si se está planteando comprarse una cinta para andar, busque una con banda de rodadura a motor con control de velocidad, opción de inclinación y buenas barras para su seguridad. Busque consejo profesional porque las buenas cintas para andar son costosas. Sin duda querrá Vd. estar seguro de elegir la que más le conviene. La primera vez que se suba a una cinta para andar necesitará un instructor que le enseñe a hacer funcionar la máquina y ver que camina con la postura correcta. He aquí algunos puntos que debe recordar:

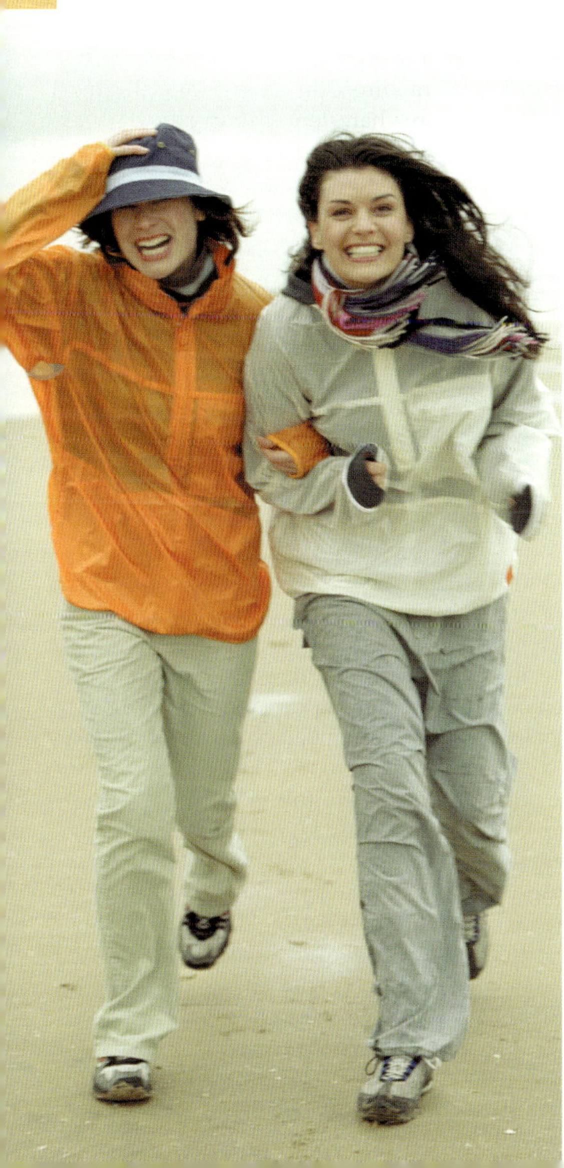

- **Inicio.** Sitúese derecho con un pie a cada lado de la cinta para andar y ponga en marcha una velocidad lenta de unos 3 km/h. Apoyándose en las barras, suba a la cinta y empiece por un paseo tranquilo.
- **Aumentar la velocidad.** Una vez satisfecho con su ritmo de inicio, empiece a aumentar la velocidad. Cuando se sienta seguro, suelte las barras. Si se sujeta no mueve los brazos, de modo que no trabaja todo lo fuerte que podría. También puede dificultar su técnica de caminar.
- **Compruebe su postura.** Caminar sin moverse de sitio constituye una maravillosa oportunidad de pensar en la postura. Empezando por los pies y subiendo, compruebe que su postura refleja su técnica de andar diaria (vea página 26).
- **Presiónese.** Si no está siguiendo un programa preestablecido, use la posición manual para trabajar a un ritmo rápido pero no excesivo. Si se ve arrastrado hacia el final de la cinta, puede que la haya puesto demasiado rápida.

Caminar cuesta arriba

Un modo seguro de aumentar la intensidad de su caminata e introducir "sobrecarga" es incluir una pendiente o cuesta. Si lleva un monitor de ritmo cardiaco (vea página 133) le sorprenderá lo rápidamente que aumenta su ritmo cardiaco al andar cuesta arriba. Sólo con tener que mover el peso del propio cuerpo verticalmente en lugar de horizontalmente aumenta de manera espectacular la carga sobre los músculos y el nivel de esfuerzo general, incluyendo lo duro que está trabajando el corazón. Cuanto más pese Vd., mayor es la exigencia. En pendientes pronunciadas, incluso el ritmo cardiaco de una persona en buena forma suele incrementar alrededor de un 20 por ciento.

El gasto energético medio para una persona de 70 kg, caminando a 5,5 km/h en suelo llano es de 350 calorías por hora. A esta velocidad en una pendiente del 4 por ciento, el gasto energético para la misma persona será de 400 calorías por hora, y en una pendiente del 10 por ciento será de 500 calorías por hora. Una pendiente del 4 por ciento equivale a una cuesta moderadamente pronunciada, una pendiente del 10 por ciento equivale a una cuesta pronunciada y una pendiente del 15 por ciento, a una cuesta extremadamente pronunciada. Si puede resistir las ganas de aflojar el paso cuando se topa con una cuesta suave, aumentará enormemente los beneficios que obtiene de la caminata.

Bajar de nuevo

Durante mucho tiempo se creyó que caminar cuesta abajo gastaba mucha menos energía que caminar sobre llano. Si esto fuera cierto, significaría que añadir pendientes a la caminata supondría un trabajo "negativo", con el tramo en pendiente de la caminata simplemente anulando el trabajo que hubiera realizado en el tramo de cuesta. Ahora sabemos, sin embargo, que no es éste el caso. Al caminar cuesta abajo, los músculos tienen que luchar contra la gravedad, contrayéndose para frenar el descenso.

Bajar pendientes muy pronunciadas puede ser un trabajo más duro que caminar sobre llano. Pero en general andar cuesta abajo gasta aproximadamente la misma cantidad de energía que caminar sobre llano. Esto significa que el total de energía empleada en una caminata por terreno empinado, con los tramos de subida y bajada, normalmente excederá la cantidad empleada en la misma distancia sobre llano, por lo que no tema introducir cuestas en su caminata.

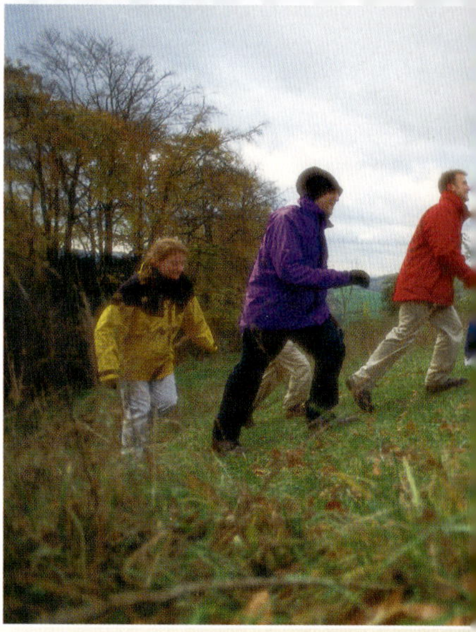

Abordar cuestas

Subir y bajar cuestas requiere unas técnicas ligeramente diferentes de las que usa para caminar sobre llano.

a Al subir una cuesta es mejor acortar la longitud de zancada. **b** Imagine la pendiente como si fuera unas escaleras con peldaños de unos 20 cm (8 pulgadas) de altura. Subir escaleras le fuerza a una longitud de zancada corta y hace que los cuadriceps, los músculos más largos de los muslos, hagan la mayor parte del duro trabajo. Inclínese un poco hacia delante para ayudarse a mantener el equilibrio. La regla de caminar a un ritmo que no le suponga un esfuerzo excesivo se aplica tanto a cuestas como a suelo llano.

Bajar pendientes pronunciadas puede suponer una presión sobre rodillas frágiles y articulaciones de cadera. La fuerza de la gravedad añadida puede hacer que caminar cuesta abajo resulte más difícil que caminar cuesta arriba. **c** Dé pasos más pequeños y no se incline hacia atrás. Asegúrese de no bloquear las rodillas doblándolas ligeramente.

d Si la pendiente es muy pronunciada, camine en diagonal, haciendo curvas muy cerradas, del mismo modo que una carretera de montaña va de lado a lado y no baja la montaña en línea recta.

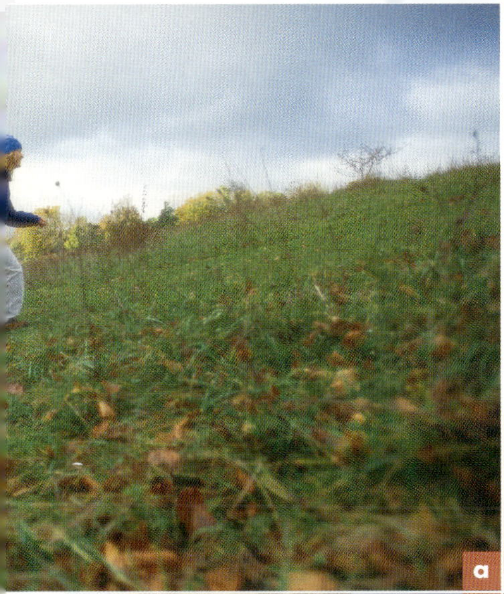
a

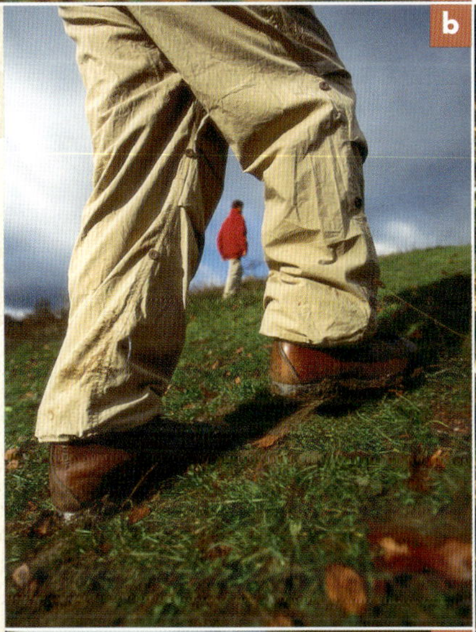
b

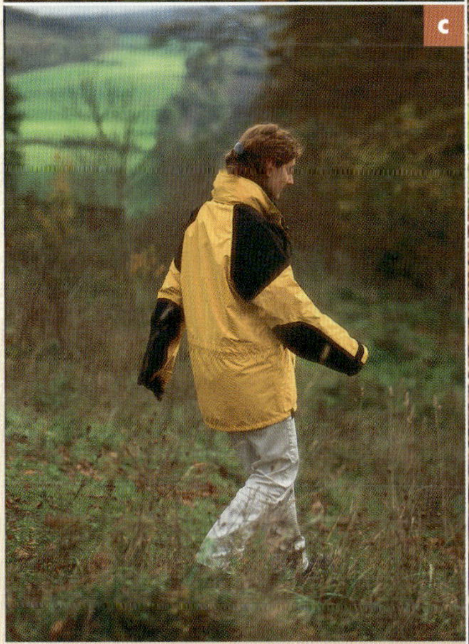
c

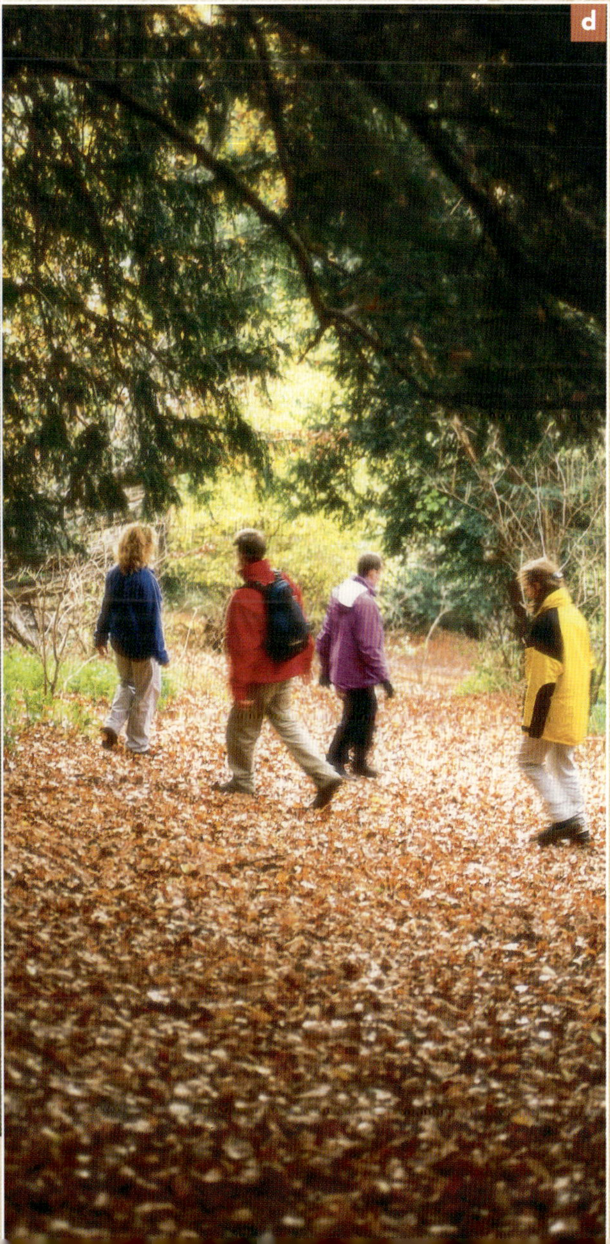
d

Utilizar brazos y bastones

No existe ninguna razón por la cual sus caminatas le hagan trabajar sólo los músculos de las piernas y la parte inferior del cuerpo. Si quiere sacar más partido de cada caminata sin tener que andar más distancia o más rápidamente, concéntrese en los brazos y el modo en que los usa. Tanto si simplemente los balancea con más fuerza y control como si decide utilizar bastones, el trabajo de los brazos, hombros y parte superior del cuerpo hace que su corazón lata más rápidamente y que su cuerpo queme más calorías. El movimiento extra también debería mejorar su fuerza en esos músculos.

Ciertas personas creen que añadir pesos a los tobillos o cargar pesos aumentará la intensidad de la caminata. Aunque sea cierto afirmar que un marchador en buena forma y bien entrenado, en condiciones de laboratorio, empleará más energía usando pesos, el mundo real es algo distinto. Cargar pesos afecta al modo de andar natural de un caminante. Además, los pesos pueden provocar problemas de articulaciones en codos y hombros al aplicar tensión en estos puntos cuando los brazos se balancean. Pero quizá el mayor problema con los pesos es que son antinaturales e incómodos, y pueden impedir que disfrute la caminata. Uno de los placeres de andar es la sensación de libertad que implica. La idea de no tener que cargarse de equipamiento para realizar la actividad es uno de los mayores alicientes que tiene caminar. Puede aumentar la intensidad de la caminata de modos mucho más seguros y cómodos que llevando pesos. En lugar de eso, concéntrese en incrementar la velocidad de marcha o añadir intensidad con una cuesta. O si desea usar más los brazos, céntrese en el balanceo o utilice bastones.

Fortalezca el balanceo

El modo más simple de hacer entrar en juego los brazos es cambiar el modo en que los mueve. Asegúrese de adoptar la posición de brazos general que se describe en la página 27, doblándolos 90 grados, y moviéndolos enérgicamente y con movimientos definidos y controlados. Esta acción de los brazos es fantástica si pretende Vd. aumentar la velocidad, porque cuanto más vigorosamente balancee los brazos, más rápidamente seguirán sus pies. Asegúrese de mover los brazos adelante y atrás y no de lado a lado, y de que sólo los levanta hasta la altura del pecho a cada balanceo.

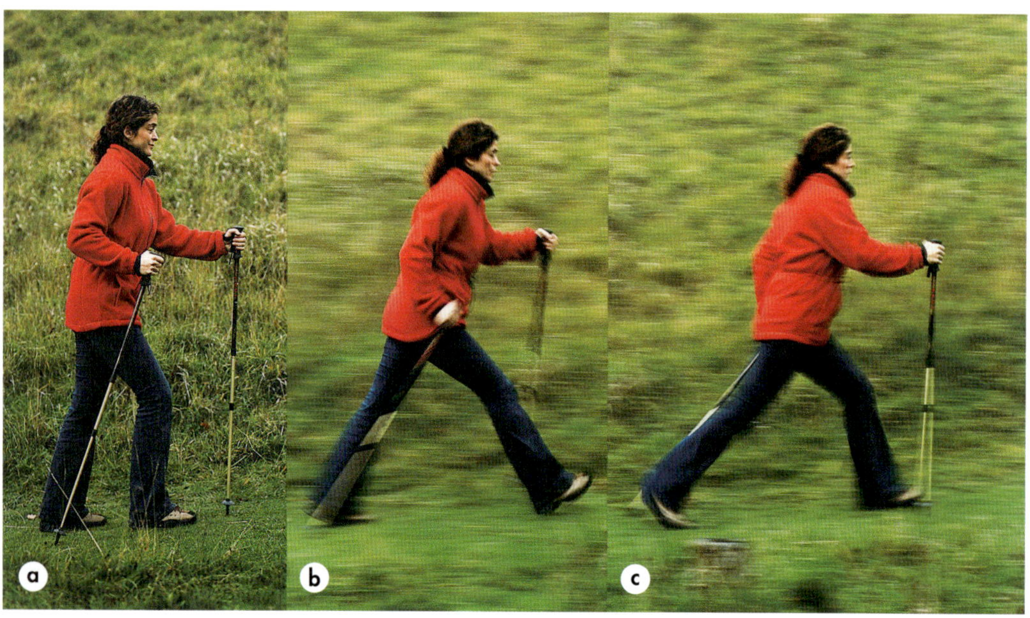

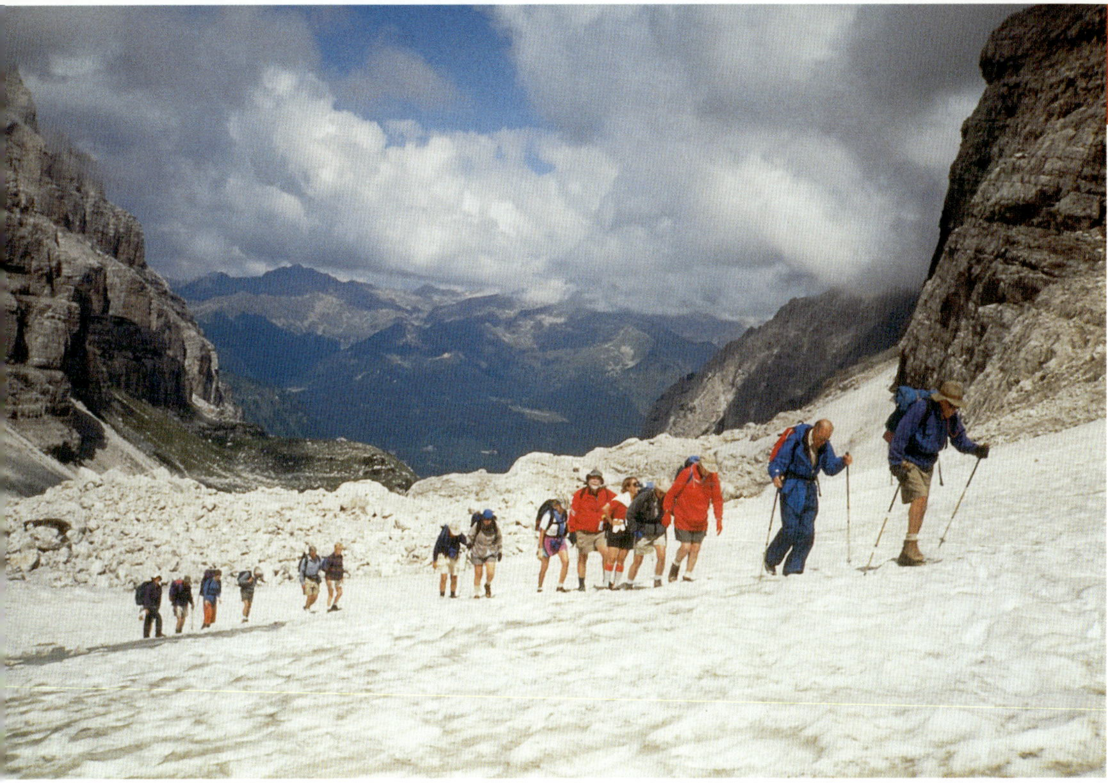

Doble intensidad
Además de aumentar el gasto energético, los bastones son una ayuda útil para equilibrarse en marchas difíciles.

TÉCNICA CON BASTONES

El uso de bastones de travesía debería mejorar, más que sustituir, su técnica normal de caminar, así que deje que los bastones se balanceen al mismo ritmo relajado y fluido que adoptarían sus brazos. Agarre los bastones cerca del cuerpo, con las manos pasadas por las correas de muñecas, y agarrando suavemente la empunadura **a.** Dé el primer paso con el pie dominante, luego avance el bastón opuesto, clavándolo en el suelo al mismo nivel que el pie dominante **b.** Use ese bastón para impulsarse hacia delante, dejándolo descansar en la correa de muñeca al tiempo que se balancea hacia delante. Recuerde presionar hacia atrás con el bastón, no hacia abajo, con la punta apuntando hacia atrás. Al tiempo que el pie de atrás avanza para pasar a ser el dominante, lleve el bastón del lado opuesto hacia delante **c.** Mantenga los hombros bajos y relajados al andar, moviendo los bastones con un balanceo del torso superior y las caderas.

Usar bastones

En los últimos años cada vez más gente ha empezado a caminar con bastones. A diferencia de los pesos, los bastones son lo bastante ligeros como para no producir un balanceo antinatural del brazo. Pueden aumentar significativamente la energía empleada en la caminata hasta un 30 por ciento. Esto es porque, a diferencia de los pesos, se usan para impulsarse hacia delante. Al clavar los bastones y presionar contra ellos a cada paso, se crea una resistencia contra el suelo. Esto recluta mucho más de la masa muscular de la parte superior del cuerpo, incluyendo brazos, hombros y pecho, lo cual, a su vez, conlleva un mayor gasto energético. La técnica adecuada requiere cierto perfeccionamiento (véase recuadro a la izquierda), y la mayoría de bastones vienen con buenas instrucciones y a veces incluso un vídeo. Tenga en cuenta que los bastones van mejor en terreno natural y senderos más que en superficies pavimentadas y carreteras duras, donde el impacto de clavar el bastón puede sacudir las articulaciones de hombros y codos. Para más información sobre la compra de bastones, véase página 135.

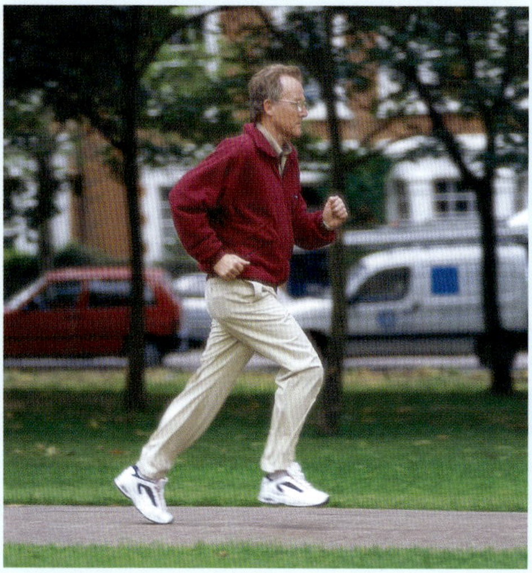

CORRER

Al igual que hace al andar, asegúrese de adoptar una buena postura al correr. Piense en la postura desde los pies hacia arriba. Apoye primero el talón en el suelo y siga adelante pasando por la parte anterior del pie y el dedo gordo. Mantenga el estómago hacia dentro y el trasero hacia abajo y no arquee la espalda. Corra erguido, con una ligera inclinación hacia delante. Doble los brazos hasta algo menos de 90 grados y balancéelos rectos hacia delante y hacia atrás; evite cruzarlos delante del cuerpo. Relaje hombros y cuello. La cabeza debe estar centrada entre los hombros y la barbilla paralela al suelo.

La técnica de caminar y correr

Aunque caminar constituya su actividad principal, ciertas personas descubren que les gusta incluir un poco de carrera para variar. Es importante señalar desde el principio que caminar no es, en modo alguno, una forma de ejercicio inferior a correr. En realidad, caminar de forma intensa y regular puede ser absolutamente tan exigente como correr, aunque sin los riesgos de lesiones. Por esta razón cada vez más atletas de primer orden deciden caminar como el mejor modo de mantener la forma sin el riesgo de lesiones. No obstante, cuando coja Vd. el ritmo y empiece a superar velocidades de 7 km/h , se encontrará que empieza a correr con naturalidad, y que ya no tiene un pie tocando el suelo en todo momento.

A velocidades de marcha superiores a los 7 km/h correr resulta más económico. Si consigue resistir la tentación de correr en este punto, y sigue andando, aumentará la forma física tremendamente. Correr parece más fácil a esas velocidades porque todos tenemos nuestros "muelles" corporales naturales en los arcos de los pies. Estos muelles absorben la energía que se les aplica cuando el pie toca el suelo y entonces, como un resorte, devuelve esa energía a las piernas que están corriendo. Si su cuerpo soporta el impacto extra que correr impone a las articulaciones de tobillo, rodilla y cadera, está Vd. en un buen nivel de forma física completa (vea páginas 140 a 147) y ha examinado los riesgos con su médico en caso necesario (vea página 97), ¿por qué no incorporar la técnica de caminar y correr a su programa regular?

Si su cuerpo está preparado, y cuando eso ocurra, deje que la carrera venga naturalmente.

PROGRAMA TÍPICO DE EJERCICIOS

Semana	Actividad a realizar 4 días a la semana
1	Correr 2 minutos, caminar 4 minutos. Repetir 5 veces.
2	Correr 4 minutos, caminar 2 minutos. Repetir 5 veces.
3	Correr 5 minutos, caminar 2,5 minutos. Repetir 4 veces.
4	Correr 7 minutos, caminar 3 minutos. Repetir 3 veces.
5	Correr 8 minutos, caminar 2 minutos. Repetir 3 veces.

El primer impulso de empezar probablemente ocurrirá en una suave bajada en pendiente. Correr así puede resultar muy estimulante, y en última instancia puede contribuir a la sobrecarga (vea página 44). Introduzca la carrera en su programa gradualmente (vea recuadro inferior). Si su carrera empieza a comprometer su velocidad de caminata, espere a estar más en forma antes de volver a correr.

Cuando planifique su programa de caminar y correr, puede planear tiempos para cada sección específica, o basarlo en torno a hitos en el recorrido. Pruebe el programa de cinco semanas de la tabla de la página anterior, los lunes, miércoles, viernes y sábados, y descansando los otros dos días. Cada dosis semanal le da una sesión de ejercicios total de 30 minutos al día y proporciona una actividad gradual al incrementar la cantidad de tiempo de carrera en relación con el tiempo de marcha al avanzar la semana.

SEGURIDAD ANTE TODO

No se exceda, y recuerde que la técnica de caminar y correr es una opción. Si se exige demasiado intentando correr antes de estar preparado puede ser frustrante y llevarle a abandonar su programa. Escuche a su cuerpo y fortalézcase gradualmente; de lo contrario, puede sufrir una lesión que podría hacerle retroceder meses en su programa de ejercicios.

CAMINAR Y CORRER

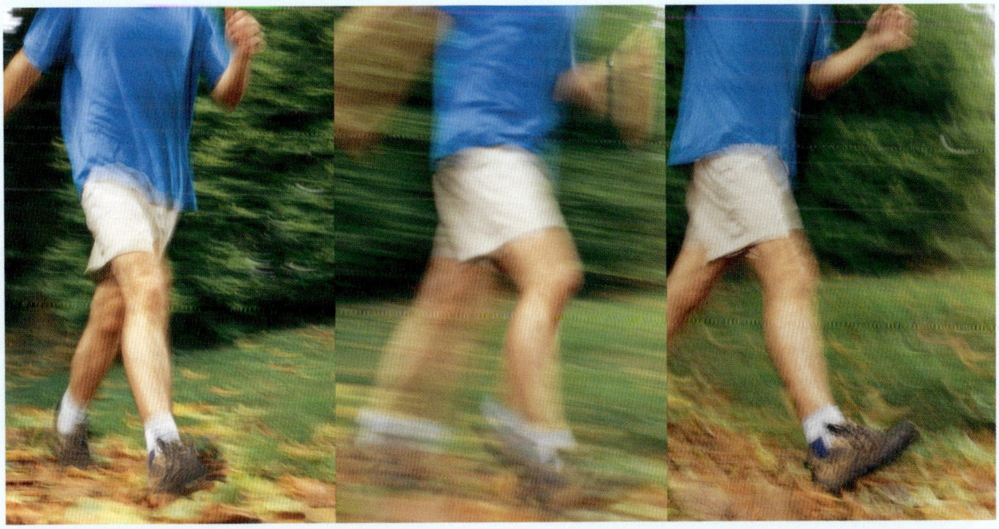

Corra sólo 1 minuto cada vez, luego camine un poco y vuelva a correr cuando sienta ganas de hacerlo. Intente caminar entre dos puntos, como postes o árboles, y luego correr entre los dos siguientes, alternándolos hasta que tenga suficiente. Asegúrese de mantener un buen ritmo, sin excederse, porque esto trabajará su cuerpo con mayor dureza y aumentará los beneficios que obtendrá de su ejercicio. Incluya siempre un período de ejercicio más lento hacia el final de su sesión de caminar y correr para enfriar.

RESOLUCIÓN DE PROBLEMAS DE **TÉCNICA**

Ha empezado a caminar y está progresando bien. Sin embargo, existen ciertas cuestiones de salud que le contienen. Si alguna de estas quejas le suena familiar, he aquí algunas soluciones.

Me duelen los pies después de caminar. ¿Qué es lo que hago mal?

Tiene que llevar un buen calzado con un agarre y una amortiguación adecuados. Al comprar el calzado, asegúrese de hacerlo en una tienda acreditada y que sea cómodo. Necesitará cambiarlo cada 560 km, según su peso. Vea las páginas 123 a 127 para más consejos sobre cómo comprar la talla correcta.

Me preocupa que caminar me provoque dolor de espalda. ¿Qué puedo hacer para evitarlo?

El dolor de espalda puede provocarlo un sinfín de factores, pero uno de los más comunes es la mala postura. Use las indicaciones posturales (vea página 26) y asegúrese de no encorvar los hombros ni arquear la espalda. Pida a alguien que se sitúe delante de Vd. y le observe al andar, o camine con una cinta para andar delante de un espejo. Los músculos bíceps femorales tensos pueden provocar dolor en la parte baja de la espalda, así que intente aumentar la flexibilidad de estos músculos (vea página 41). Si el dolor no remite tras unos días, hable con su médico.

Después de caminar, suelo sentir los hombros y la parte superior de la espalda tensos y doloridos. ¿Por qué?

Puede que su técnica en la parte superior del cuerpo sea errónea. Si arquea los hombros y tiene los brazos rígidos, está acumulando tensión y esto puede acarrear dolor muscular. Intente relajarse, manteniendo el torso erguido pero no rígido, y balancee los brazos con naturalidad. Intente no pensar en su caminata como la siguiente cosa a hacer en su ajetreada jornada, sino como una oportunidad para relajarse.

Me cuesta mantener un ritmo respiratorio regular cuando camino. ¿Qué puedo hacer?

Intente regular la respiración contando hasta 4 al inhalar y hasta 3 al exhalar, o coordinándolo con la marcha (vea página 31). Recuerde que puede necesitar ajustar este ritmo si acelera o aminora la marcha. Su objetivo debería consistir en alcanzar un punto en que deje de notar la respiración. Si le da flato, pruebe a alternar el ritmo respiratorio (vea página 31).

Intento caminar con una técnica adecuada pero tengo la sensación de "hacerlo mal". ¿Qué debo cambiar?

Nada. Si toda su vida ha caminado incorrectamente, una vez adopta una buena técnica al caminar su cuerpo puede sentirse bastante diferente. Está utilizando los músculos de un modo nuevo y sin duda notará estos cambios. La regla de oro es que sólo está mal si le causa dolor. No hay necesidad de cambiar nada a menos que note Vd. tensiones específicas que no desaparecen tras un período de descanso. Si es así, consulte a su médico.

Creo que tengo "*shinsplints*". ¿Qué son y cómo evitarlos?

La queja más común entre caminantes principiantes son los *shinsplints* (síndrome es estrés tibial medial), un dolor agudo en la parte anterior de la espinilla. Al andar rápidamente, los músculos de la espinilla se contraen y extienden para flexionar y estirar el pie. La mayoría de personas está desacostumbrada a utilizar tanto estos músculos y por ello les pueden doler e inflamarse. Si se ha pasado la vida con tacones altos, los músculos de delante de la espinilla casi nunca han tenido que moverse en toda su amplitud. El dolor puede calmarse con el reposo. Si no, visite al médico. Calentar más lentamente y asegurarse de llevar el calzado correcto prevendrá esta afección (vea también la página 113).

Suelo tener calambres después de caminar. ¿Puedo hacer algo para evitar que me pase?

Si ha hecho una caminata realmente extenuante, no es raro padecer calambres en los pies, pantorrillas o muslos poco después de finalizar. Esto es debido a una concentración de ácido láctico y otras sustancias químicas en los músculos y a pequeñas zonas de fibra muscular dañadas. Los calambres también se dan al sudar excesivamente, pues la pérdida de sodio a través del sudor afecta a la actividad de las células musculares. Por ello, una caminata extenuante cuando hace calor le sitúa ante el mayor riesgo de sufrir calambres. Trate los calambres estirando y masajeando los músculos afectados (vea página 113). El calambre no debería durar más que unos minutos. Si padece dolor durante más de una hora, visite a su médico.

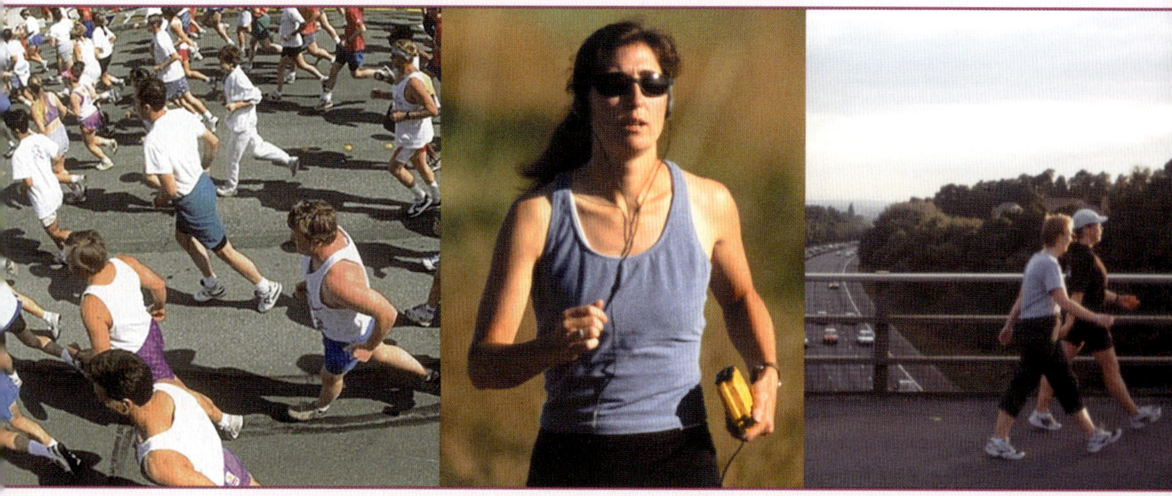

3

INSPÍRESE

Cómo ir más allá con las caminatas, tanto solo como en compañía, así como una introducción a entornos específicos y las precauciones que requieren.

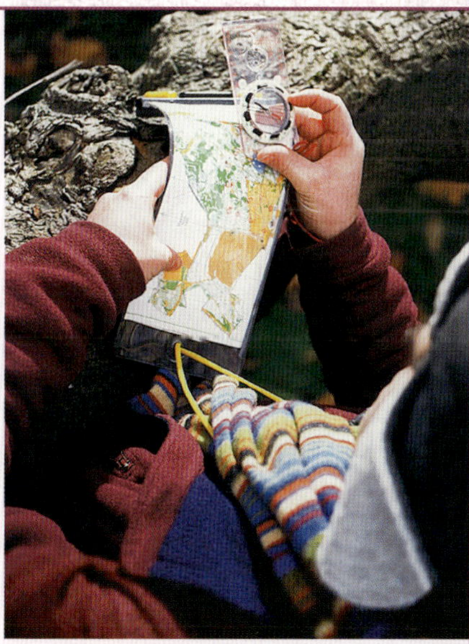

CAMINAR **SOLO**

Ciertos estudios han confirmado que como mínimo la mitad de las personas que caminan prefieren hacerlo solas. Tanto si pasa el tiempo escuchando el aparato audio portátil como simplemente disfrutando de un espacio de tiempo para Vd., caminar solo nunca es aburrido.

La gran ventaja de caminar solo es que uno lo hace a su propio ritmo y en su "zona de confort" sin verse "empujado" ni tener que caminar a un ritmo más lento. Caminar con un amigo puede ser muy motivador, pero estar atado al horario de otro significa que quizá no pueda Vd. caminar con la frecuencia con que le gustaría. Siga siempre las indicaciones de seguridad de la página 94 si camina solo, especialmente en una zona aislada.

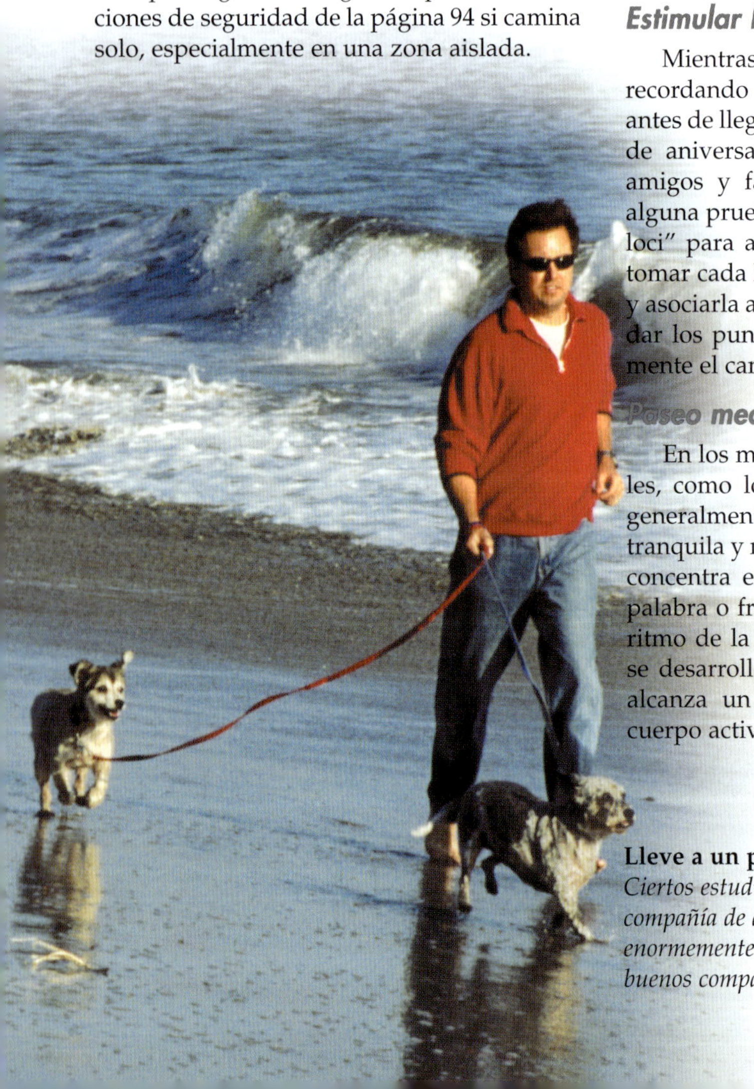

Manténgase ocupado

Aunque el tiempo que pasa solo puede transcurrir rápidamente, a veces puede sentir que necesita un poco de estímulo y ánimo extra. Existen numerosas maneras de utilizar el tiempo que pasa caminando para sacarle más provecho.

Estimular la memoria

Mientras da un paseo, ejercite su memoria recordando los nombres de calles y tiendas antes de llegar a ellas, o recordando las fechas de aniversarios o números de teléfono de amigos y familia. Si está estudiando para alguna prueba, use la técnica del "método de loci" para ayudarle a aprender. Consiste en tomar cada hecho, palabra o fecha a recordar y asociarla a hitos de su recorrido. Para recordar los puntos, simplemente repase mentalmente el camino.

Paseo meditativo

En los métodos de meditación tradicionales, como los utilizados en clases de yoga, generalmente uno está en una habitación tranquila y mantiene una postura mientras se concentra en una imagen, un mantra –una palabra o frase que repite mentalmente- o el ritmo de la respiración. El paseo meditativo se desarrolla de modo muy similar, pero se alcanza un estado de calma utilizando el cuerpo activo como foco.

Lleve a un perro consigo
Ciertos estudios han demostrado que estar en compañía de animales puede reducir enormemente los niveles de estrés. También son buenos compañeros de paseo.

CINTAS PARA CAMINAR | la explicación

Las cintas y CDs para caminar están pensados para ayudarle con el ritmo. Contienen música de distinto número de pulsaciones por minuto (ppm) para adecuarse a su ritmo. Las cintas para principiantes tienen un promedio de 120 ppm, mientras las cintas para iniciados son de unas 135 ppm y las de avanzados, de unas 155 ppm. Algunos contienen cambios de tempo para los calentamientos, enfriamientos y otras fases de las caminatas. Una alternativa a las cintas y CDs preparados es crearse los propios. Simplemente cuente el número de tiempos de una canción durante 15 segundos y multiplíquelos por cuatro para obtener las ppm. *When the Going Gets Tough*, de Billy Ocean, por ejemplo, y *Like a Virgin*, de Madonna, tienen unas 120 ppm; mientras que *Crocodile Rock* de Elton John tiene unas 160 ppm.

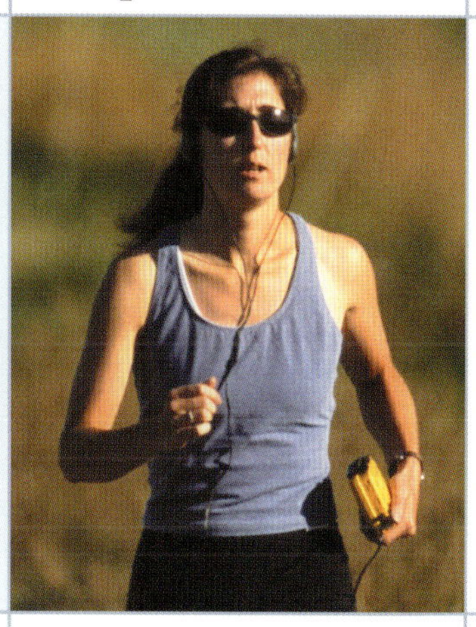

Para caminar meditando, use las siguientes técnicas:

- **Encuentre un recorrido.** Elija un lugar donde pueda caminar tranquilamente y con seguridad durante 10 minutos, como un parque o bosques, ideal si hay agua cerca. Camine despacio pero a un ritmo normal.
- **Considere su cuerpo.** Observe cada parte del cuerpo, una tras otra, desde los pies, tobillos y pantorrillas hacia arriba pasando por las caderas, la barriga y la columna y tome conciencia del movimiento de las articulaciones y de cómo las partes de su cuerpo trabajan conjuntamente.
- **Relájese y suéltese.** Concéntrese en contraer y relajar los músculos. Si alguno está agarrotado, sumérjase relajadamente en la caminata y rebaje la tensión. Si acuden otros pensamientos a su cabeza, admítalos y luego reanude la concentración. Sumérjase en las sensaciones de su cuerpo.
- **Aminore la marcha hasta detenerse.** Cuando se acerque el final de la caminata, llegue a una parada gradual. Aproveche el período de estiramientos para volver relajadamente a la plena conciencia. Puede encontrar que caminar así necesita una adaptación. Intente repetir las caminatas unas cuantas veces cada semana. Empiece por períodos de 5 a 10 minutos y aumente gradualmente hasta unos 20 minutos. Cuando se vaya acostumbrando a esta meditación, su mente se aclarará y se sentirá maravillosamente relajado.

Caminar con música

La música puede ser una excelente manera de borrar de la mente el mundo y, junto con la actividad aeróbica de caminar, puede ayudarle a relajarse. Una música instrumental melodiosa puede tener un efecto calmante, y las músicas animadas le ayudarán a encontrar un buen ritmo de caminata. Puede comprar cintas y CDs especiales para marchadores con selecciones que le ayudarán a mantener el ritmo (vea recuadro superior).

Si escucha música mientras camina, asegúrese de no estar tan absorbido como para no darse cuenta de lo que ocurre a su alrededor. Es fácil subestimar cuánto dependemos de nuestro oído al cruzar calles y hay que estar atento en caso de que alguien se acerque por detrás. Utilizar sólo un auricular puede ser una buena solución.

EJERCITE LA MENTE

Las investigaciones han demostrado que las personas que realizan un ejercicio aeróbico, como caminar, obtienen sistemáticamente mejores resultados en pruebas de agilidad mental que las que son más sedentarias. La explicación es que caminar aumenta el flujo sanguíneo, lo que incrementa la aportación de oxígeno al cerebro, manteniéndolo alerta y ayudando a retrasar el envejecimiento natural de las células cerebrales.

CAMINAR **EN COMPAÑÍA**

Los humanos somos criaturas sociales. Al caminar en compañía nos sentimos fortalecidos y confortados, pero caminar en grupo aporta otros beneficios, particularmente si las caminatas están bien planificadas.

En algún momento de nuestras vidas, la mayoría de nosotros ha empezado un programa de ejercicios lleno de promesas y entusiasmo, pero transcurridas unas semanas ha costado mantenerlo y lo ha abandonado totalmente. Uno de los mayores obstáculos del ejercicio regular es la falta de motivación. Caminar en compañía puede proporcionar el incentivo para seguir.

Unirse a un grupo es como tener un entrenador personal en el gimnasio. Le da ánimos, le proporciona una guía sobre la técnica, control sobre su seguridad y nuevas ideas. Pero un grupo de caminata puede hacer mucho más. No le costará nada y puede conocer gran cantidad de nuevos amigos.

Existe una fuerte evidencia de que cuanto más cerca de casa está el grupo de caminata, más probable es que Vd. asista. Así que si desea unirse a alguno, busque un grupo cerca de Vd. Busque en la biblioteca local, los periódicos e Internet para detalles de contacto. Si todavía no existe ningún grupo, puede que quiera iniciarlo Vd. (vea página 62).

Energía de otras personas

Muchas personas encuentran que practican mejor el ejercicio y que se fuerzan más si están con otros. La mayoría de grupos están formados por caminantes de niveles distintos, por lo que nunca debería sentirse excluido; siempre habrá alguien cerca para animarle e inspirarle si en algún momento Vd. empieza a desfallecer. Formar parte de un grupo así también le incentiva a acudir a las caminatas regularmente, especialmente si son cada semana a un hora establecida. Y no sólo eso, sino que los grupos también pueden ampliar el abanico de sus caminatas llevándole a nuevos lugares –tanto en ciudad como en lejanas zonas rurales e incluso en viajes por el extranjero.

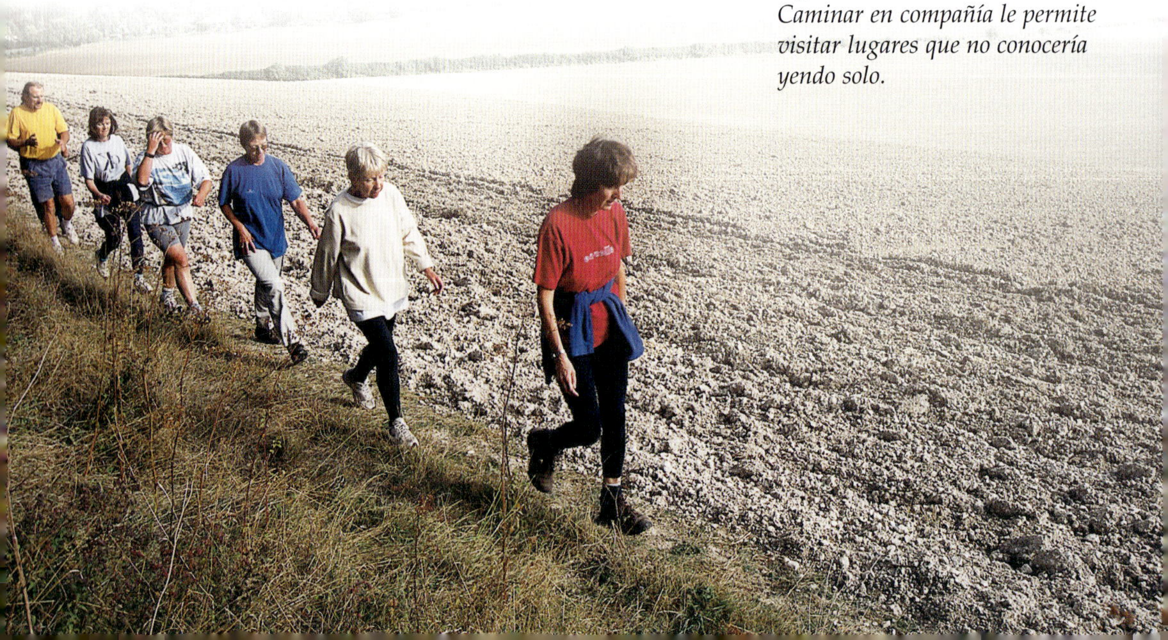

Oportunidades de aventura
Caminar en compañía le permite visitar lugares que no conocería yendo solo.

La seguridad en cifras

En un estudio reciente, más del 70 por ciento de las mujeres encuestadas se sentían vulnerables cuando caminaban solas. La seguridad se convirtió en uno de los principales incentivos para que la gente se uniera y creara grupos. Caminar con otros proporciona la confianza y compañía para salir y caminar cuando y donde se desee. Caminar en grupo también ayuda a asegurarse de no correr riesgos ni sufrir heridas; siempre hay alguien cerca para aconsejarle sobre la técnica y comprobar que está trabajando a un buen nivel sin excederse. Los líderes de grupo suelen tener preparación en primeros auxilios, así que si hay una lesión, reconforta saber que alguien está preparado para ofrecer tratamiento.

El factor amistad

Las responsabilidades familiares y laborales a menudo provocan que tengamos pocas oportunidades de forjar nuevas amistades en nuestra localidad. Un grupo de caminata hace posible inmediatamente una comunidad de confianza y apoyo. Su vida social saldrá ganando si conoce Vd. a personas de ideas afines que pueden llegar a ser amigos para toda la vida. De hecho, puede que encuentre el caminar en compañía tan agradable que olvidará que está haciendo ejercicio y que su cuerpo se beneficia de ello.

Marchas benéficas

Si ya está Vd. razonablemente en forma y es un caminante bastante regular, por qué no dar una meta a la caminata y andar por una causa. Las marchas benéficas son una buena manera de involucrarse con la comunidad y se puede hacer un gran bien a una organización, tanto por el dinero que se recauda como por la conciencia que crea. Con un número de participantes de 20 a 20.000; recorridos de 3 a 5 km por los parques de la zona hasta largas excursiones por grandes rutas. Incluso le pueden llevar a lugares exóticos como las montañas del Atlas del norte de África o los glaciares de Islandia.

Muchas fundaciones benéficas nacionales organizan "walkathons" (marchas caminando). Descubra lo que hay por ahí poniéndose directamente en contacto con ellos o mirando en tablones de anuncios o periódicos. Como alternativa, puede hacerlo a nivel local y organizar una caminata Vd. mismo, quizá para recaudar dinero para la escuela o el hospital del vecindario. Intente encontrar patrocinadores lo más anticipadamente posible. Complete lo que está organizando a través de amigos, familia y vecinos haciendo que su lugar de trabajo o una empresa de la zona le patrocinen.

Consejos del caminante

INVOLÚCRESE

Vaya de vacaciones de excursionismo
Éste es un modo excelente de conocer personas con intereses y objetivos similares y para descubrir nuevos paisajes y culturas.

Visite el centro comercial
Caminar entre ocupados compradores es ideal si no desea involucrarse en un grupo pero quiere gozar de los beneficios de caminar en compañía.

Reúna a un grupo
Si sabe lo que espera de andar, puede obtener más satisfacción si consigue que otras personas se unan a Vd.

Camine por beneficencia
Trabajar junto a otros por una causa le da el sentido de tener un objetivo.

Únase a una asociación
Si está interesado en un tipo de caminata en particular, como la marcha o la carrera de orientación, contacte con una asociación nacional para informarse sobre grupos existentes en su zona.

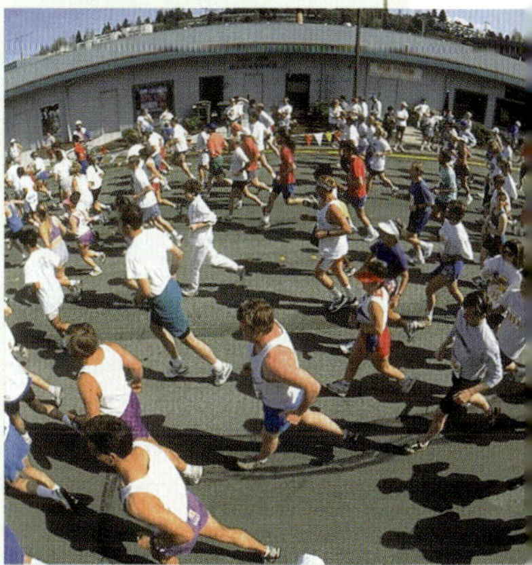

Cómo montar un grupo de caminatas

Organizar a personas para caminar juntas puede resultar una experiencia altamente gratificante. No es sólo una oportunidad para que ayude Vd. a aumentar el bienestar físico y mental de todas las personas implicadas, sino que los grupos de caminatas también pueden salvar vidas. Si anima Vd. a 60 o 70 personas de mediana edad, sanas pero inactivas, a empezar a andar, cada año habrá evitado Vd. que uno de ellos padezca un derrame cerebral o un infarto. Ayudar a alcanzar un beneficio tan positivo es inmensamente gratificante, como también lo es la felicidad, la confianza y la sensación de relajación que proporciona esa buena compañía.

Investigue

Puede que Vd. ya haya buscado grupos en su zona, pero encuentra que no ofrecen exactamente lo que Vd. quiere. Si éste es el caso, ¿por qué no formar su propio grupo? Si es Vd. relativamente nuevo en esto de andar, puede dedicar su grupo a otros principiantes, cubriendo cortas distancias de su zona.

Si decide hacerlo, pruebe a ponerse en contacto con una organización excursionista nacional, como la iniciativa "Walking the Way to Health". Establecida con el apoyo de The Countryside Agency y la British Heart Foundation, esta iniciativa gestiona grupos de caminatas por todo el Reino Unido y proporciona formación, contactos y consejos para líderes de caminatas voluntarios. Otras organizaciones nacionales excursionistas pueden tener ya filiales en su zona o pueden considerar el abrir una. Puede resultar más fácil establecer un grupo con este nivel de respaldo.

Los grupos de marcha o excursionismo existentes también pueden ser una ayuda. Aunque puede que no sean el tipo de caminata que le interese a Vd., pueden orientarle adecuadamente. Si permanece en contacto con ellos, puede que remitan a miembros potenciales hacia Vd. y viceversa. Busque en la biblioteca local, periódicos o Internet para detalles de contacto.

Seguridad ante todo

Si está Vd. regularmente a cargo de grupos de caminatas, deberá considerar la contratación de una buena póliza de seguros. Las organizaciones excursionistas pueden aconsejarle sobre las mejores compañías a contactar o proporcionarle ellas mismas un seguro. A menudo, las aseguradoras tendrán estándares y requisitos mínimos que deben cumplirse antes de

Consejos del caminante

LA ETIQUETA EN EL GRUPO

Comprender los objetivos
Asegúrese de saber qué se le exige –la distancia y duración, por ejemplo– y que Vd. está contento con eso.

Permanecer juntos
Esperar a que la cola del grupo les alcance, a menos que haya instrucciones en sentido contrario. Entonces, esperar a que esos caminantes recuperen el aliento.

Cuidar unos de otros
Si un miembro del grupo empieza a sentirse mal o se lesiona, como mínimo uno del grupo debe quedarse mientras los demás van en busca de ayuda.

Sea considerado
Converse mientras camina, pero sea consciente de que otros pueden preferir el silencio. Una ventaja de un grupo grande es que normalmente se encuentra a alguien de ideas afines que coincida con su ánimo.

Pregunte antes de llevarse a su perro
Asegúrese de llevarse al perro sólo si ello no molesta a los demás. Puede que ciertas personas no deseen la compañía de un perro, en cuyo caso considere crear o unirse a un grupo de caminantes con perro.

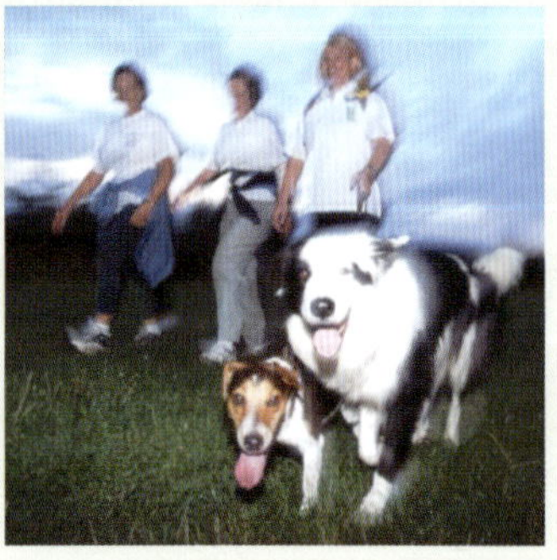

PLANIFICACIÓN DE LA RUTA la explicación

Si está Vd. regularmente a cargo de grupos de caminatas, deberá considerar la contratación de una buena póliza de seguros. Las organizaciones excursionistas pueden aconsejarle sobre las mejores compañías a contactar o proporcionarle ellas mismas un seguro. A menudo, las aseguradoras tendrán estándares y requisitos mínimos que deben cumplirse antes de darle cobertura total. Por ejemplo, puede que tenga que entregar cuestionarios de salud rellenados por los participantes y contar como mínimo con dos titulares de primeros auxilios cualificados en todas las salidas.
Como líder u organizador de caminatas es Vd. responsable de la salud y la seguridad de su grupo de miembros. Cada nuevo caminante deberá rellenar un cuestionario de salud (como el de la página 97). Esto identifica a quien tenga un problema de salud que pueda precisar consejo médico antes de incrementar la actividad, y a Vd. le informa sobre el nivel al que cada persona debería realizar ejercicio. Debe tener Vd. formación de primeros auxilios básicos, incluida la reanimación cardiopulmonar (vea recuadro en página 116), y debería llevar siempre un teléfono móvil. Si alguien se lesiona o enferma, debe estar Vd. preparado para permanecer con esa persona y enviar a otros dos en busca de ayuda.

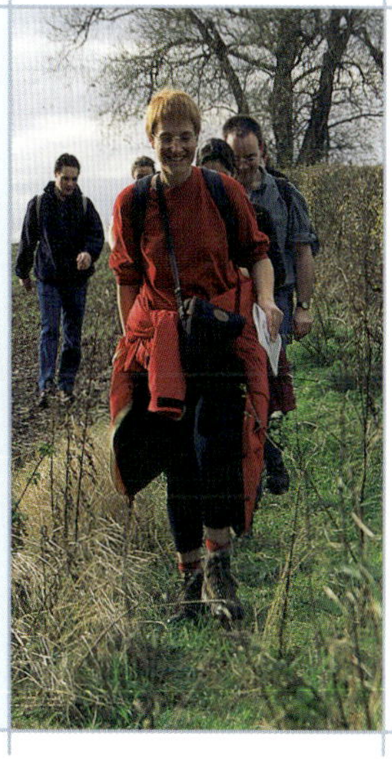

darle cobertura total. Por ejemplo, puede que tenga que entregar cuestionarios de salud rellenados por los participantes y contar como mínimo con dos titulares de primeros auxilios cualificados en todas las salidas.

Como líder u organizador de caminatas es Vd. responsable de la salud y la seguridad de su grupo de miembros. Cada nuevo caminante deberá rellenar un cuestionario de salud (como el de la página 97). Esto identifica a quien tenga un problema de salud que pueda precisar consejo médico antes de incrementar la actividad, y a Vd. le informa sobre el nivel al que cada persona debería realizar ejercicio. Debe tener Vd. formación de primeros auxilios básicos, incluida la reanimación cardiopulmonar (vea recuadro en página 116), y debería llevar siempre un teléfono móvil. Si alguien se lesiona o enferma, debe estar Vd. preparado para permanecer con esa persona y enviar a otros dos en busca de ayuda.

Reclutamiento activo

Puede Vd. empezar un grupo de caminata simplemente con su familia y amigos. No obstante, cuanta más gente se involucre, más entretenido y productivo puede ser su grupo, con gente caminando en distintos momentos de la semana y un mayor abanico de edades y capacidades. Considere la posibilidad de organizar un encuentro público en un centro comunitario para evaluar el nivel de interés y descubrir a qué hora está disponible la gente. También puede reclutar compañeros de liderazgo. Pregunte a un profesional médico local para debatir los beneficios de caminar y corroborar su plan.

Ponga publicidad en lugares públicos que pueda atraer a posibles caminantes, como el periódico local, las consultas médicas, tablones de anuncios municipales, centros comerciales y gimnasios del barrio. Dé un número de teléfono o una dirección electrónica para que la gente pueda ponerse en contacto con Vd. y formularle preguntas, de modo que pueda Vd. comprobar cuántas personas están interesadas.

Objetivos y expectativas

Una de las principales ventajas de caminar en grupo es que puede compartir su entusiasmo con personas de intereses similares, pero debe Vd. considerar qué esperan los otros miembros del grupo de las caminatas. Si hacen marcha (vea página 86), todos deben tener niveles de forma física similares y caminar a un ritmo rápido. Por otro lado, si está organizando grupos de principiantes, déjelo claro desde el principio de modo que nadie se sienta decepcionado. Para más información sobre cómo organizar caminatas y planificar horarios, vea de la página 174 a la 177.

Contrastar emplazamientos

Unas vacaciones de excursionismo puede llevarle a parajes que nunca tendría ocasión de ver desde el interior de un coche o un autobús turístico. Desiertos, zonas alpinas, desfiladeros, cañones y costas, todos ellos reúnen excitantes parajes para caminar. Una excursión a una famosa ruina o monumento puede ayudarle a aprender cosas sobre la historia y cultura del país, también. Ciertas rutas de senderismo famosas pueden ser el Camino Inca en Perú hacia la famosa ciudad de Machu Picchu, la Gran Muralla China y la Ruta de los Conquistadores de México, que recorre empinados cañones, verdes valles, selvas tropicales y manantiales de agua caliente.

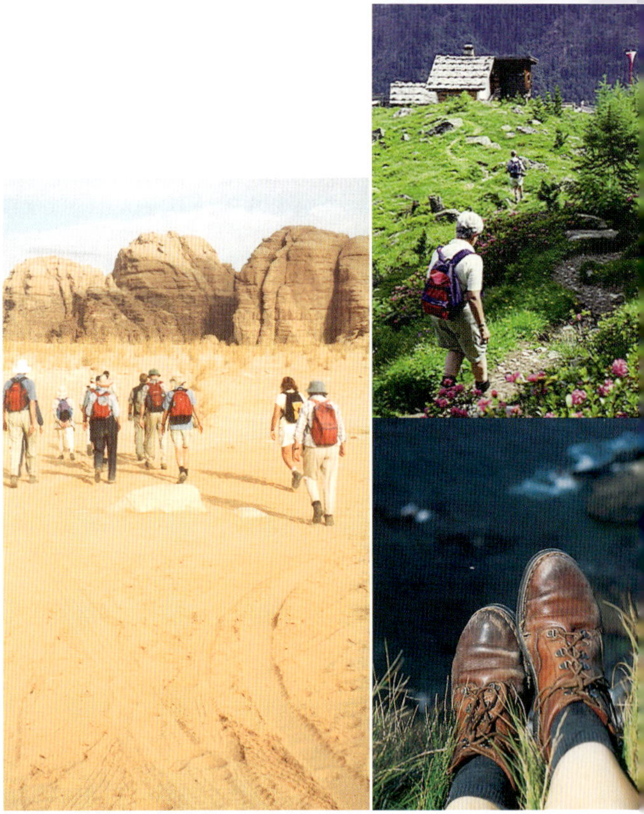

Preparar unas vacaciones de excursionismo

Los viajes de excursionismo organizados son el polo opuesto del tipo de viaje "Si hoy es jueves, estamos en Grecia". En lugar de pasar volando a través de multitud de países sin llegar a aprender nada de ninguno, Vd. conocerá un país, o una parte de él, en profundidad –familiarizándose tanto con el campo como con ciudades, visitando monumentos, probando la comida y conociendo a la gente del lugar.

Hay muchos estilos de vacaciones distintos, así que elija cuidadosamente. Algunas compañías tienen detallados itinerarios para grupos, mientras que otras le llevarán a una zona, le proporcionarán información y le dejarán planificar las salidas Vd. mismo. Compruebe, asimismo, el tamaño del grupo con el que irá.

Antes de realizar la reserva, compruebe que las vacaciones no requieren más preparación de la que Vd. pueda controlar. Sea ambicioso, pero realista. Si es Vd. un caminante sin experiencia, no intente cruzar el desierto del Gobi en tres semanas. Lo disfrutará mucho más si no se ve obligado más allá de sus posibilidades. Caminar por las laderas bajas de los Alpes será más adecuado para Vd. Decida si prefiere tener la base en un sitio y explorar un área totalmente o realizar una ruta en el decurso de un viaje. Si se decide por la segunda opción, pero no le atrae cargar con el equipaje, seleccione un operador de viajes que le recogerá las maletas cada mañana y las depositará en el siguiente hotel. Averigüe las distancias que cubrirá cada día y el tipo de terreno, de modo que no se prepare para una caminata de 2 horas diarias sólo por terreno llano para enfrentarse a una excursión de 5 horas al día por montaña. Use los programas del capítulo 6 para prepararse. Unas vacaciones de excursionismo deben dejarle la sensación de estar lleno de energías.

Busque información Vd. mismo

Para unas vacaciones de excursionismo, un poco de conocimiento previo hace mucho. Descubra todo lo que pueda sobre la meteorología de la región que visitará –puede encontrar una predicción del tiempo de cinco días para casi todos los lugares del mundo en www.metoffice.com. Aprenda todo lo que pueda sobre la cultura, vegetación y vida salvaje local. Es muestra de respeto poder saludar a las gentes del lugar en su lengua, y siempre es apreciado. Su

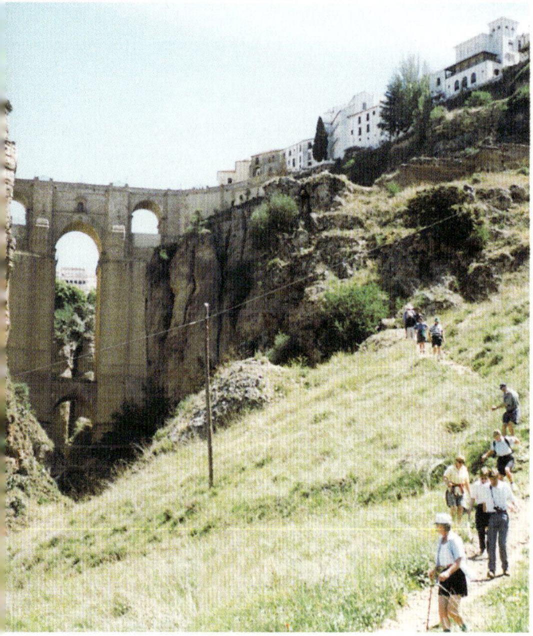

¿ESTIRAMIENTOS SEGUROS?

- ❑ **Ropa.** Lleve prendas resistentes al agua, de buena calidad y ligeras.
- ❑ **Calzado.** Elija unos zapatos cómodos y asegúrese de haberlos probado antes de las vacaciones.
- ❑ **Artículos básicos.** Nunca vaya sin una botella de agua, dinero, pasaporte o cámara.
- ❑ **Esencial para la salud.** Tome pastillas contra la malaria y llévese repelente de insectos, un botiquín de primeros auxilios básico y toda medicación recetada que precise.
- ❑ **Información.** Lleve un mapa de bolsillo del área local y una mini guía.
- ❑ **Protección.** Lleve protección solar de factor 15 como mínimo y utilice un sombrero para protegerse del sol y el viento.

experiencia vacacional puede verse realzada si puede Vd. identificar algunas aves, mamíferos o plantas nativos, o comprender la historia de la zona.

Salud en vacaciones

Asegúrese de haberse puesto las vacunas necesarias –no lo deje para el último momento, cuando ya no queda tiempo para que resulten efectivas. La malaria está aumentando a escala mundial. Cada año regresan de sus vacaciones 1000 personas al Reino Unido a las cuales se les diagnostica malaria, en gran medida porque no tomaron las pastillas contra la malaria o no las tomaron durante el período recomendado. Asegúrese de tomar las pastillas con la suficiente ante lación y de llevarse la cantidad correcta de pastillas y saber exactamente cuándo debe tomarlas.

Si el cólera es endémico en las regiones que Vd. visita, asegúrese de lavar toda la fruta, verduras y lechugas, y use agua embotellada para beber o lavarse los dientes. Para informarse sobre los requisitos médicos para la zona que visitará, hable con su médico o visite un ambulatorio con servicio de vacunas internacional y atención al viajero. Si toma medicación regular, asegúrese de llevarse suficiente, y alguna de reserva. Puede que necesite una carta de su médico para los agentes de aduanas que explique su tratamiento, especialmente si precisa inyecciones. Recuerde llevarse repelente para insectos –busque un producto que contenga como mínimo el 40 por ciento de DEET, el ingrediente activo que ahuyenta chinches y mosquitos.

La maleta perfecta

La regla fundamental es: no llevarse demasiado. Esto es particularmente cierto si Vd. debe cargarlo todo a su espalda. Una cámara, dinero, teléfono móvil, un pequeño botiquín de primeros auxilios, botella de agua y ropa adecuada son lo esencial. Unos pesados libros y grandes prismáticos pueden perder su encanto a media cuesta de los tórridos montes sicilianos.

El clima determina el tipo de ropa a llevar. No olvide que 15°C (59°F) puede parecer frío cuando se está quieto, pero entrará rápido en calor cuando camine, por el calor corporal que generará. Si camina por montañas, lleve peso ligero y ropa externa de buena calidad resistente al agua y que pueda Vd. cargar cuando esté acalorado pero le abrigue si hace frío y hay humedad. Si sus botas de senderismo son nuevas, ablándelas como mínimo un mes antes del viaje.

Peregrinaje

A lo largo de la historia, las personas han realizado peregrinajes a santuarios o lugares que son sagrados para ellas. Para algunos, se trata de una obligación religiosa, para otros es un momento de descubrimiento personal. Puede ser una oportunidad para caminar solo y concentrarse en los propios pensamientos íntimos, o una ocasión de caminar en compañía con un objetivo común. Sea cual sea la razón, el acto de viajar puede ser tan importante como el destino en sí.

El número de personas que realizan peregrinajes aumenta cada año. Tradicionalmente, estas rutas se realizan a pie, y un viaje puede durar semanas o meses e incluir un tiempo para la contemplación y la plegaria. En algunos lugares podrá buscar la guía de líderes religiosos. Mucha gente elige una ruta asociada con su religión particular, como el peregrinaje de los musulmanes a la Meca, las visitas católicas a Lourdes y los viajes cristianos a Tierra Santa. Los peregrinajes, no obstante, pueden tener razones más seculares, y muchas rutas son simplemente lugares fascinantes y bonitos para caminar.

Si quiere saber más sobre la oferta de caminatas, consulte en la parroquia local, el centro municipal u operadores turísticos especializados, muchos de los cuales tienen sitios en Internet. Algunas compañías ofrecen condiciones especiales: por ejemplo, un viaje gratis si organiza y prepara Vd. un viaje para un grupo.

Preparar el peregrinaje

Las rutas tradicionales pueden cubrir distancias de cientos de kilómetros y, aunque haya elegido Vd. no realizar el recorrido completo, debe asegurarse de ser capaz de alcanzar sus objetivos personales. Tenga en cuenta lo siguiente:

- **Investigue.** Como mínimo tres meses antes de irse, compre tantos mapas y libros sobre la ruta como pueda.
- **Aprenda de las experiencias de otros.** Hable con personas que hayan realizado la ruta antes. A menudo, los peregrinos cuelgan comentarios de su viaje en sitios web dedicados a una ruta con-

"Mi padre consideraba una caminata por las montañas como el equivalente a ir a misa."

ALDOUS HUXLEY

PEREGRINAJES: *beneficios para la salud*

➤ Tener un objetivo para la caminata puede darle una gran sensación de tener un propósito.

➤ Si necesita inspiración, qué mejor que encontrarla en una ruta de gran riqueza histórica y emocional.

➤ Seguir estas sendas aporta claridad a muchas personas que sienten que necesitan romper con sus vidas cotidianas y un tiempo para pensar.

➤ Un peregrinaje puede llevarle a lugares que nunca hubiera soñado visitar y le ayudará a sentirse en harmonía con el mundo natural.

➤ Saber que tantas otras personas han viajado por esta misma ruta puede infundir un sentido de pertenencia, bienestar y paz.

➤ Puede descubrir refugios o lugares religiosos que puede visitar por el camino para aprender sobre meditación o búsquedas espirituales.

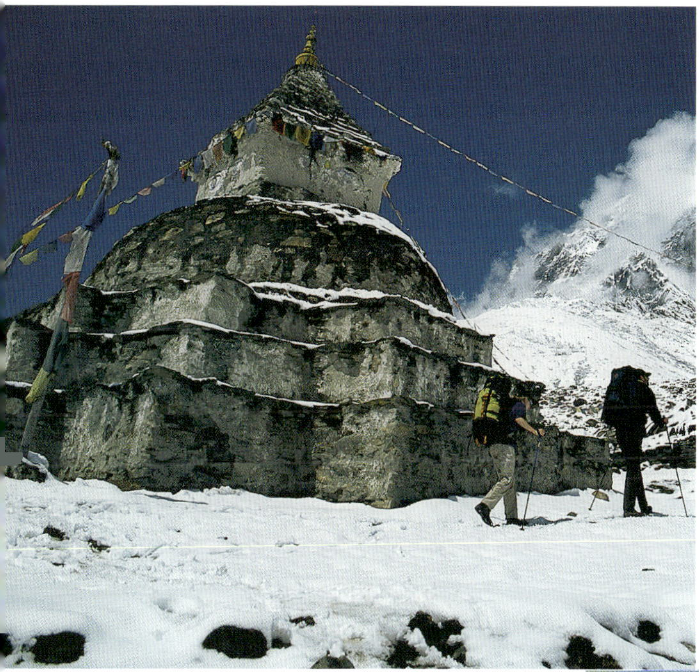

El techo del mundo
Las banderas de oraciones ondean por encima de los stupa *budistas en la ruta del Everest. Excursionistas de todo el mundo hacen el camino hacia el Nepal, atraídos por los imponentes santuarios hindúes y budistas y el prístino paisaje montañoso.*

El Camino de Santiago
Se trata de un famoso peregrinaje hasta la ciudad de Santiago de Compostela en el norte de España. La ruta tradicional recorre 800 km y lleva un mes completarla.

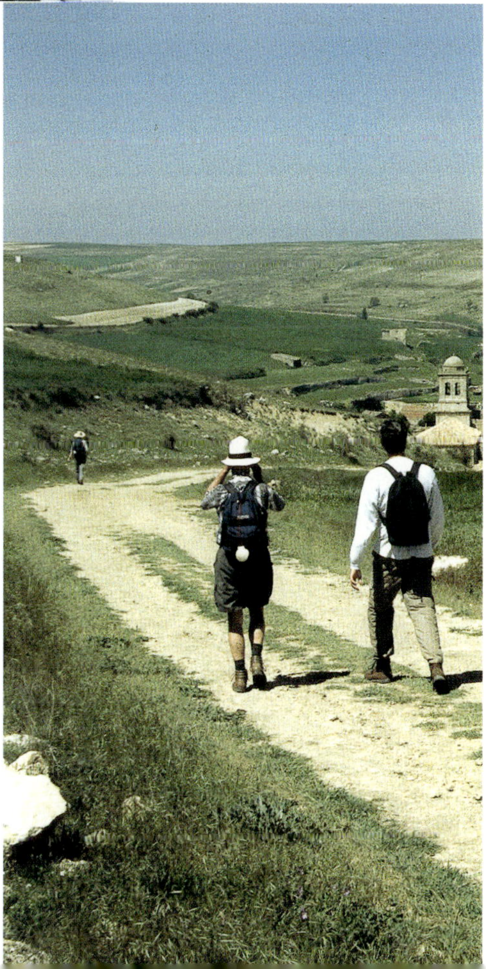

creta. Con algunos de los peregrinajes más populares, incluso puede acudir a talleres donde hallará indicaciones y consejos.

- **Elabore un calendario.** Una vez recogidos todos los elementos, elabore un horario. Calcule cuántos kilómetros puede hacer en un día (vea página 83) y no olvide tener en cuenta el terreno agreste y los puntos de interés, que añadirán tiempo. Incluya días de descanso –debería reservarse un día a la semana.
- **Póngase en forma.** Cuando sepa cuánto caminará cada día, elija un programa de entrenamiento apropiado. Utilice el Programa Intermedio (vea página 152) para alcanzar un buen nivel de forma física y luego aumente gradualmente la duración de las caminatas cada semana. Si a las seis semanas de estar entrenando encuentra que este nivel es excesivo, puede que necesite alterar los planes.
- **Considere el alojamiento.** Muchas rutas tienen antiguos monasterios, refugios, hoteles u hostales por el camino –puede que tenga que reservar. Descubra donde puede encontrar comida y agua; puede haber tramos del camino en que tenga que llevar los suyos propios.

EXPLORAR **LUGARES NUEVOS**

Puede resultar tentador mantenerse fiel a una ruta local favorita, pero puede estar perdiéndose otras cosas. Esta sección le dará ideas de caminatas en diferentes lugares y consejos para sentirse cómodo y seguro en varios terrenos y climas.

¿Ha caminado alguna vez por caminos de sirga de la zona o por las orillas de un río, o ha oído hablar de una excursión por las colinas con una acogedora tasca rural al final del camino? Puede que existan lugares cerca de su zona que todavía no conozca. ¿Por qué no coger un mapa y ver lo que hay ahí fuera? Si lo que realmente desea es viajar a lugares distantes y abordar parajes extremos como montañas o desiertos, por qué no intentarlo –pueden ser lugares excitantes y fascinantes para caminar. La clave para andar por ellos con seguridad es la preparación. Para caminatas ambiciosas deberá vestirse de manera adecuada y tener ciertos conocimientos previos. Las pequeñas excursiones locales, por el contrario, no requieren más que una mínima preparación.

Caminar por la ciudad

Si camina Vd. regularmente, la mayoría de recorridos que hará serán en el entorno que está justo delante de la puerta de su casa. Para muchas personas, se tratará de una ciudad. Lo bueno de caminar en áreas urbanas es que por lo general no necesita emplear tiempo para planificar una ruta ni coger el coche para llegar al destino deseado. La mayoría de las veces simplemente puede salir y caminar sin nada más que un teléfono móvil, un recambio, puede que una botella de agua y la ropa adecuada para las condiciones meteorológicas del momento.

Consejos del caminante

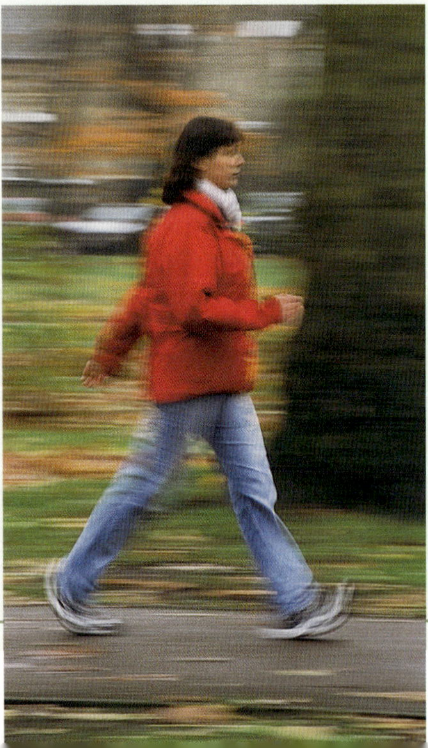

PAISAJES URBANOS

Parques y campos de juego

Los parques suelen ofrecer una gran variedad de vistas –lagos, zonas de juego, pistas de patinaje e incluso zoológicos-, mientras que los campos de juego atraen mucha actividad. En algunas zonas puede andar de un parque a otro.

Ríos o arroyos

Muchas zonas urbanas tienen arroyos o ríos que circulan por el centro de la ciudad, los cuales suelen tener senderos que discurren paralelamente a su recorrido.

Campos de golf y terrenos privados

Muchos propietarios de campos de golf permiten el paseo por el perímetro, y muchos propietarios de tierras permiten el acceso público a su terreno.

Calles residenciales suburbanas

Son tranquilas, están bien iluminadas y a menudo están jalonadas por árboles.

CONTAMINANTES | la explicación

Actualmente, los productos de desechos químicos están presentes en casi todas partes. Los principales contaminantes son: el ozono, que se produce al reaccionar los gases de automóviles con la luz ultravioleta; los óxidos de nitrógeno (NO_X), emitidos por vehículos y fábricas que queman combustible; partículas (contaminantes) de motores diésel; y dióxido de azufre (SO_2) de la combustión de petróleo y carbón. El plomo de las emisiones de vehículos también contribuye, pese a que los niveles han descendido considerablemente en los últimos años. Las personas que padecen asma se encuentran especialmente en situación de riesgo ante los contaminantes (véase página 102), pero cualquiera puede experimentar dificultades respiratorias si se ve expuesto a niveles dañinos. Para aquellas personas con bronquitis o enfisema, los niveles de contaminación elevados pueden resultar particularmente problemáticos. No obstante, los niveles de contaminación raramente serán tan elevados como para hacer de su saludable caminata una caminata insana. Mire las previsiones meteorológicas o consulte en el Instituto Meteorológico para las previsiones de calidad ambiental, e intente caminar lejos de calles con mucho tránsito y cuando los gases del tráfico se encuentren en su nivel más bajo, que es antes o después de las horas punta de la mañana o la tarde.

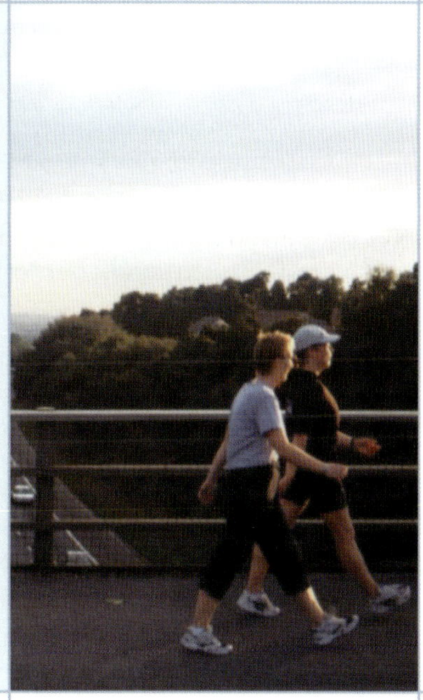

Centros comerciales

Estas áreas están bien iluminadas y son particularmente apropiadas si le preocupa la seguridad o las condiciones atmosféricas son adversas.

Vías férreas en desuso

Muchas vías férreas abandonadas han sido transformadas en caminos. Son lugares fantásticos para caminar, con superficies llanas que recorren largas distancias.

Senderos históricos

Son fantásticas para tener una nueva perspectiva de la ciudad en la que vive o la ciudad que esté visitando. Las guías informativas y de entretenimiento pueden hacer revivir un lugar, al tiempo que aprende sobre los orígenes, el crecimiento y el desarrollo de la ciudad. Consulte la guía del ocio o la oficina de turismo local en busca de excursiones cerca.

Caminar seguro por la ciudad

Hay ciertas consideraciones a tener en cuenta cuando se camina por la ciudad, pero nada que no se pueda solucionar con unas pequeñas precauciones. Intente mantenerse alejado de las zonas de mucho tráfico y permanezca en las vías peatonales y zonas de parques. Esto le alejará del ruido y la contaminación. Lleve prendas reflectantes de colores vivos de modo que los motoristas le vean, y resista la tentación de "correr el riesgo" de cruzar calles muy transitadas (vea página 94). La mayoría de zonas urbanas tienen puntos que no son particularmente seguros. Probablemente ya los conozca Vd. Si no, la comisaría de policía local puede aconsejarle. Los signos de consumo de drogas, como jeringuillas desechadas, latas de cerveza o botellas de whisky amontonadas, son indicativos de lugares donde puede encontrar problemas. Manténgase en zonas donde se concentre la gente y, si se siente incómodo, invite a un amigo a venir con Vd. o pasee con su perro.

El ritmo lo es todo

Una de las cosas más importantes que se deben recordar sobre las caminatas por la ciudad es que, como caminante, Vd. es uno más de toda la gente que hay en la calle. Tiene que estar atento a los transeúntes, los compradores, coches, autobuses y vehículos de reparto, y a todo lo que estos grupos esperan de la ciudad. Piense detenidamente en el ritmo de su caminata y evite las horas punta. No tiene sentido tener que luchar para abrirse paso entre la multitud. No sólo se sentirá frustrado y estresado, sino que su técnica para caminar se verá perjudicada porque será incapaz de alcanzar un buen ritmo y mantener una buena postura. Si no se siente cómodo en algunas zonas de la ciudad cuando ya ha anochecido, una caminata de buena mañana, cuando las calles están casi vacías y la ciudad se va despertando lentamente, puede ser la solución ideal.

Elija su ruta

Puede que viva Vd. en una zona donde las principales calles siempre estén concurridas, incluso de buena mañana. Si es así, deberá usar su imaginación y elaborar ciertos recorridos tranquilos que eviten el tráfico pero a los que pueda acceder bien desde su casa. Asegúrese de que la ruta no sea demasiado complicada. Lo que Vd. desea es libertad para concentrarse en el ritmo o la técnica de su caminar, no estar constantemente intentando recordar por qué calle debe torcer. Si tiene ganas de cambiar de entorno y no permanecer en el suyo inmediato, tome un autobús o un taxi hacia una parte de la ciudad menos familiar y camine de vuelta a casa.

La ciudad puede presentar obstáculos para el caminante, pero también constituye un lugar fascinante y estimulante para caminar. Uno de los placeres de estar en la ciudad es simplemente observar a la gente que pasa ocupada en sus asuntos. ¿Por qué no planear la ruta en función de una parada en su café favorito y pasar unos minutos relajado observando la vida a su alrededor, antes de emprender el camino de vuelta a casa? O planear la caminata matutina según los recados que tenga que hacer, combinando así necesidad con placer.

Caminar por interiores

Si vive Vd. en una parte muy concurrida de la ciudad y cree que puede tener dificultades para encontrar un lugar agradable para caminar, no deje que esta circunstancia le haga desistir de caminar regularmente. Una idea puede ser caminar por interiores durante la semana, y reservar la caminata al aire libre para el fin de semana, cuando disponga de más tiempo para subirse a un autobús o ir en coche hasta un lugar más lejano. Uno de los lugares más fáciles para caminar por interiores es el centro deportivo local o el gimnasio. Casi todos los gimnasios tienen cintas para andar, las cuales son fáciles de usar y le permiten variar la duración e intensidad de las caminatas, así como controlar el progreso (para más información sobre cintas para andar, vea la página 46).

El gimnasio también es un buen lugar para complementar las caminatas con ejercicios de fortalecimiento. Déjese aconsejar por un entrenador.

Caminar haga el tiempo que haga

Para personas mayores, los centros comerciales proporcionan unas condiciones ideales para caminar –superficies planas y lisas en un entorno con clima acondicionado.

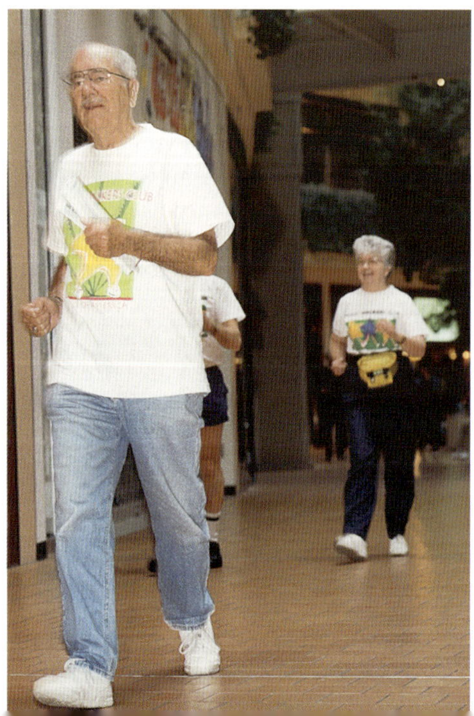

CAMINAR POR EL CENTRO COMERCIAL (*MALL WALKING*): *beneficios para la salud*

➤ Las superficies lisas para caminar y el ambiente acondicionado hacen posible que pueda Vd. seguir disfrutando de su caminata diaria aunque afuera haga frío y llueva.

➤ Las distancias en los centros comerciales están al alcance de todas las edades y capacidades, y se pueden dividir fácilmente en tramos más prácticos.

➤ Hay muchos equipamientos, como fuentes de agua, lavabos, cafés y puestos de primeros auxilios, que hacen de los centros comerciales lugares adecuados para caminar.

➤ Los centros comerciales son instalaciones ideales para los que viven en un entorno urbano, que de otro modo deberían desplazarse una distancia considerable para encontrar una buena zona al aire libre para caminar.

"El viaje más largo empieza con un solo paso, no con girar la llave de contacto."

EDWARD ABBEY
Autor de The Journey Home

Caminar por el centro comercial (mall walking)

Una de las mejores iniciativas para la salud que copiar de los Estados Unidos en los últimos años es un tipo de caminata conocida como *mall walking* ("caminar por el centro comercial"), y es una idea que está empezando a cuajar en grandes centros comerciales y entre grupos de caminatas por todo el país. Caminar por centros comerciales se asemeja mucho a caminar al aire libre, aunque con ventajas añadidas (vea recuadro superior). Es una opción particularmente atractiva para personas que viven en la ciudad y no disponen de una zona adecuada para caminar cerca de sus hogares. Igualmente, las condiciones climáticas nunca suponen un problema y suelen haber guardas de seguridad a mano, así como lavabos y fuentes de agua.

La próxima vez que esté en un gran centro comercial, pruebe a andar de ida por un lado, torcer por cada pasillo y luego volver andando por el otro lado. Se sorprenderá de las distancias que puede llegar a cubrir. El ritmo lo elige Vd. ¿Por qué no probar a caminar rápido por los pasillos laterales y caminar por el pasillo principal a un ritmo más cómodo? Este tipo de caminata es ideal para principiantes y personas mayores –los paseos pueden dividirse fácilmente en cortas sesiones y hay bancos a intervalos frecuentes.

No necesita un equipamiento ni ropa muy especial para caminar por un centro comercial, puesto que estará en el interior la mayor parte del tiempo. Sin embargo, una botella de agua siempre es útil y, dado que caminará por superficies duras, debería invertir en un par de zapatillas para caminar con entresuelas acolchadas y flexibles (vea página 124).

El mejor momento para caminar por centros comerciales es por la mañana temprano, cuando las tiendas están empezando a abrir, o durante las horas de oficina, cuando los demás están en el trabajo. Una vez los pasillos han sido tomados por ocupados compradores, puede encontrar que sus posibilidades de caminar están más restringidas. Puede que también quiera premiarse tomando el café de la mañana junto con un amigo en una cafetería. Se sentirá mucho más orgulloso si ha pasado la hora anterior al café caminando vigorosamente por los pasillos arriba y abajo, resistiendo estoicamente las tentaciones mientras las panaderías van abriendo sus puertas.

Si encuentra que realmente disfruta caminando por las tiendas, por qué no compartir su entusiasmo con otros y montar un grupo específicamente dedicado a "caminar por los centros comerciales". Póngase en contacto con el gerente de su centro comercial local para asegurarse de que no supondrá un problema. Él o ella podrán ofrecerle apoyo para su grupo con planos del centro, oportunidades de anunciarse gratuitamente el grupo e incluso descuentos de los propietarios de las tiendas.

Una caminata por el campo

Si tiene acceso a zonas rurales, su caminata puede llevarle a lugares donde puede empaparse de la tranquilidad del mundo natural, disfrutar de las vistas y los sonidos de la naturaleza y experimentar los efectos de las estaciones cambiantes. En una interacción conocida como "biofilia" (vea página 19), nuestras mentes, liberadas de las ataduras de nuestras agitadas vidas, se abren a los sutiles ritmos de la naturaleza.

Dónde puede caminar

Los caminantes gozan de excelentes oportunidades de caminar por el campo y tienen una amplio abanico de paisajes para explorar, desde bosques y tierras de labranza hasta colinas y costa. Actualmente hay senderos públicos y áreas terrestres abiertas a visitantes. Los senderos están controlados por su autoridad local sobre carreteras, y ellos y los propietarios de tierras tienen responsabilidad legal para mantener y marcar caminos abiertos al uso público. También hay Grandes Rutas *(National Trails)* de larga distancia, que le permiten alargar sus caminatas unos cuantos días. Están marcadas y puede comprar guías sobre ellas en librerías.

Conciencia animal

Si es Vd. tan afortunado como para ver fauna, como ciervos, conejos o zorros, durante su caminata, admírelos desde la distancia. La mayoría de animales son inofensivos y se alejarán de su camino, pero si realmente se acerca demasiado, harán lo que puedan para defenderse. Las ardillas pueden morder o arañar e incluso un ciervo puede cargar en ciertas circunstancias. Las mordeduras y arañazos pueden provocar infecciones, así que no intente coger animales. De un modo similar, con el ganado tenga cuidado de mantenerse en los caminos señalados y evite acercarse demasiado, pues puede asustarlos. Si hay corderos en un prado, mantenga a sus perros bajo estricto control. Los granjeros, por su parte, tienen la responsabilidad de asegurarse de que no haya toros agresivos en un campo cruzado por un sendero público.

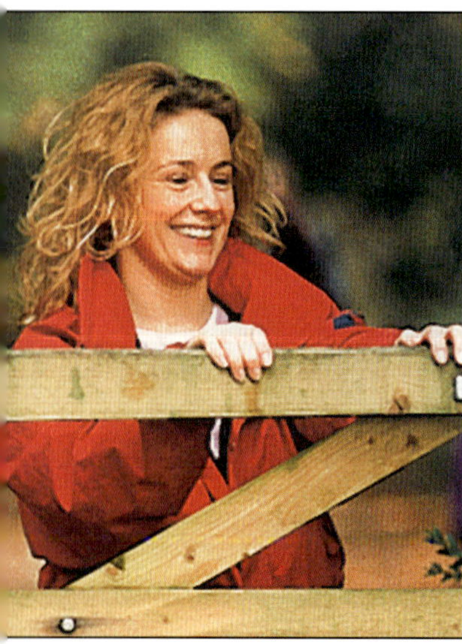

¿QUÉ ES EL CÓDIGO DEL CAMPO?

- ❑ **Reconocimiento.** Disfrute del campo y respete su vida y trabajo.
- ❑ **Seguridad contra incendios.** Prevenga cualquier riesgo de incendio.
- ❑ **Consideración.** Cierre todos los portones que encuentre en el camino.
- ❑ **Control del perro.** Mantenga a sus perros bajo estricto control.
- ❑ **Acceso.** Manténgase dentro de los caminos públicos que cruzan los campos.
- ❑ **Cuidado.** Use los portones y los escalones para cruzar verjas, setos y muros.
- ❑ **Respeto.** No moleste ni toque al ganado, cosechas y maquinaria.
- ❑ **Limpieza.** Llévese sus desechos a casa.
- ❑ **Limpieza del agua.** Ayude a mantener limpias todas las aguas.
- ❑ **Preservación.** Proteja la fauna salvaje, plantas y árboles.
- ❑ **Seguridad vial.** Tenga un especial cuidado en carreteras rurales.
- ❑ **Placer tranquilo.** No haga ruido innecesario.

Si queremos seguir disfrutando de la fauna del campo, todos tenemos la responsabilidad de preservarla. Como caminante puede Vd. ayudar no alimentando a animales y llevándose la basura a casa. La comida humana puede arruinar la dieta de la fauna e interfiere en los patrones de alimentación naturales.

Preparado para el campo

Si va a caminar por el campo durante varias horas, necesitará estar preparado para un cambio de clima. Si camina por una zona de terreno variable, estos cambios de tiempo pueden ser más acusados. Mire siempre la previsión meteorológica antes de salir y llévese prendas de recambio y ropa impermeable. Asegúrese también de haber cogido protección contra zarzas y plantas irritantes y contra insectos. Los pantalones, la manga larga y botas por encima del tobillo son ideales. Las polainas (vea página 129) le proporcionarán algo de protección y le evitarán salpicarse los pantalones de fango.

Un tema para su caminata

Algunas instituciones organizan caminatas temáticas, así que ¿por qué no combinar un interés específico con su caminata? La oficina de su región podrá darle detalles de acontecimientos futuros o puede Vd. buscar en el periódico local. Si no encuentra nada que se adapte a Vd., ¿por qué no reúne a un grupo de entusiastas Vd. mismo? He aquí algunas ideas:

- **Observación de aves.** Las caminatas organizadas para observar las aves son comunes. Anote sus descubrimientos y contrástelos con libros de referencia cuando llegue a casa.
- **Observación de los astros.** Las áreas abiertas alejadas de las luces de la ciudad son las mejores para estudiar el cielo nocturno. Caminar es la manera perfecta de llegar a donde necesita. Llévese una linterna, junto con su carta celeste y los prismáticos.
- **Jardinería.** Los apasionados de la jardinería pueden escuchar consejos de expertos en caminatas por terrenos y fincas gestionados profesionalmente.

Caminar cerca del agua

Tanto si se siente Vd. estimulado por las rompientes olas del océano como calmado por los reflejos de un lago, el agua puede ejercer un profundo efecto en su bienestar emocional y ofrece un bonito telón de fondo a cualquier caminata.

Hay muchos entornos de agua diferentes, la mayoría de los cuales ofrece excelentes oportunidades para caminar. Puede que no viva Vd. cerca de la costa, pero segu-

Consejos del caminante

SI CAEN RAYOS

Busque refugio
Éste es un modo excelente de conocer personas con intereses y objetivos similares y para descubrir nuevos paisajes y culturas.

Descienda
Abandone las zonas elevadas: es más expuesto.

Dispérsense
Si caminan en grupo, dispérsense de modo que si ocurre lo peor, el menor número de personas resulte alcanzado.

Evite los objetos altos
No se acerque a árboles aislados o líneas eléctricas, o cualquier otro objeto que se proyecte verticalmente sobre el suelo. Tiene más probabilidades de ser alcanzado.

Despréndase de elementos conductores
Mantenga los objetos metálicos, como un paraguas, alejados de su cuerpo, y recuerde que algunas mochilas tienen estructuras de metal.

Agáchese
Asegúrese de no ser el objeto más alto de la zona agachándose, poniéndose de rodillas o tumbándose en el suelo.

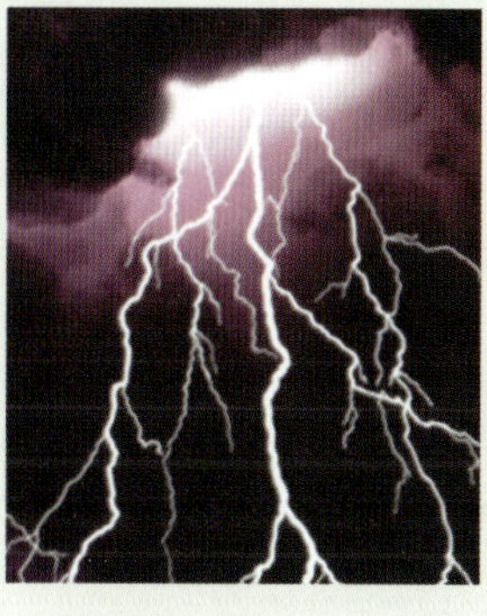

ro que está al alcance de cómo mínimo un arroyo, río o lago cerca del cual puede disfrutar de sus salidas. Consulte un mapa de la región o busque información en la biblioteca local o la oficina de turismo sobre lo que tiene cerca.

Explorar la costa

Tanto si luce el sol como si llueve o sopla una tonificante brisa, las playas pueden ser lugares maravillosos de visitar, particularmente al empezar o terminar el día, cuando puede tenerlas por completo para Vd. Caminar por la arena puede ser genial para sus piernas; cuando se hunde bajo sus pies, tiene que realizar más esfuerzo para volver a levantar el pie, lo que no sólo ayuda a tonificar los músculos, sino que añade intensidad a las caminatas (vea también la página 46). Por la arena seca, sin embargo, esto puede representar un duro trabajo si no está Vd. en forma y puede ser duro para las articulaciones, así que si encuentra difícil avanzar, quédese en la arena dura y mojada de la línea de playa. Como alternativa, puede caminar por agua poco profunda para añadir intensidad –el agua tiene de 12 a 14 veces la resistencia del aire. Manténgase en el agua poco profunda, no más arriba de los muslos, de modo que pueda mantener el equilibrio, y vigile con las piedras y los arrecifes escondidos. Dado que la arena y el agua reflejan la luz solar, no olvide ponerse protección solar.

Si se encuentra Vd. en marismas o cerca de cabos, infórmese sobre las mareas antes de ir (vea recuadro inferior), pues el mar puede entrar rápidamente y dejarle aislado. Si está en un acantilado o cerca de él, los niños estarán ansiosos por explorar, por lo que debe vigilarlos si se acercan al borde y no dejarles aventurarse dentro de cuevas. Evite hallarse bajo salientes en caso de desprendimiento de rocas.

Seguir el curso de un río

Vale la pena descubrir los caminos que siguen el curso de un río. El entorno puede cambiar radicalmente a cada recodo. En un momento está caminando al lado de un gran estuario industrial, y al momento siguiente está en un lugar retirado donde se filtra la luz del sol a través de los árboles de la ribera. Siempre hay mucho que ver en una caminata por el río, desde las aves acuáticas y los zumbantes insectos hasta las personas que navegan en barcas y canoas.

Si por cualquier razón entra en el agua o tiene que cruzar el río, hágalo con sumo cuidado. Aunque el agua esté clara, puede resultar extremadamente difícil juzgar la profundidad porque el agua refleja la luz haciendo que el lecho del río parezca menos profundo de lo que es. Lea el recuadro de la derecha para más información.

la explicación MAREAS

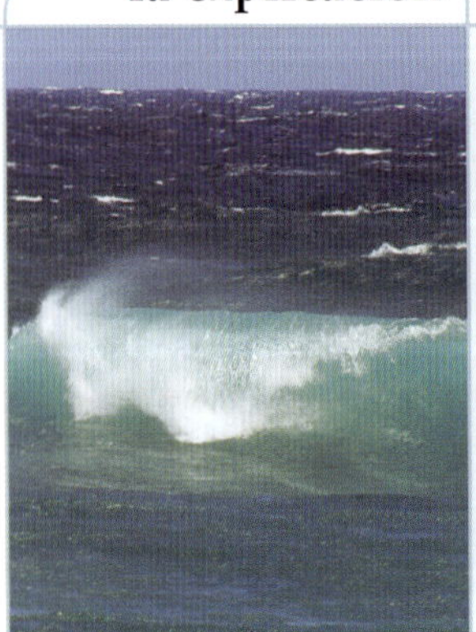

La alternancia de subidas y bajadas del nivel del mar está provocada por la atracción gravitacional de la Luna y, en menor medida, del Sol. En el lado de la Tierra que mira a la Luna, donde la atracción gravitacional es más fuerte, el océano se abomba hacia la Luna y crea una marea alta. Mientras, al otro lado de la Tierra, donde la atracción de la Luna es más débil, las aguas se alejan de la Luna, dando también una marea alta. La rotación de la Tierra provoca que en la mayoría de partes del mundo haya dos mareas altas cada 24 horas, con dos mareas bajas intercaladas. Establecer los tiempos de las mareas, sin embargo, es una operación compleja. Puede obtener información de los informes meteorológicos locales, periódicos o paneles informativos de playas.

En algunos países tiene que vigilar con las riadas. Éstas suponen un peligro en montañas y desfiladeros estrechos, y pueden tener lugar tras unos pocos minutos o unas horas de lluvia excesiva. También pueden estar provocadas por el fallo en una presa. Las condiciones con las que hay que tener cuidado son tormentas eléctricas que avanzan lentamente o lluvias fuertes de huracanes y lluvias tropicales. Si se encuentra atrapado en una inundación, ascienda a zonas elevadas y evite andar por las aguas inundadas –incluso el agua de 15 cm (6 pulgadas) de profundidad puede arrastrarle. Si tiene pensada una caminata a lo largo del curso de un río en una zona desconocida en época de lluvias, antes de partir infórmese sobre la previsión meteorológica local o en la oficina de turismo para ver si hay alguna alerta activa.

CRUZAR UN RÍO

Si tiene que cruzar un río, hágalo por el punto menos profundo y evite las corrientes rápidas. Si puede andar de piedra a piedra, hágalo con cuidado, probando la estabilidad de éstas a medida que avanza. Si está en el agua, cruce lentamente, dejando que sus pies palpen el camino. Coja un bastón o un palo para probar la profundidad y ayudarse a mantener el equilibrio. Lleve siempre las botas puestas; de lo contrario corre el riesgo de hacerse una herida con piedras o hielo. Si lleva una mochila pesada, desabroche las correas y esté preparado para soltarla si Vd. cae.

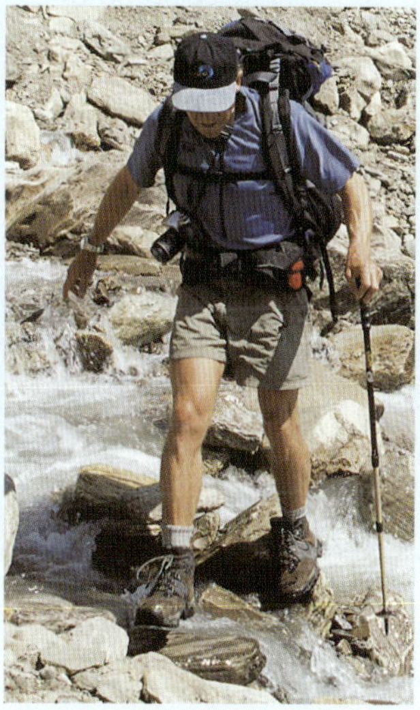

Descubrir lagos

Una caminata a orillas de un lago es una oportunidad perfecta para relajarse, y recorrer el perímetro de un lago pequeño constituye una ruta perfecta para una caminata. Si planea esto, debe estar seguro de poder completar el recorrido a tiempo y antes de que anochezca. Si el lago es pequeño, probablemente podrá juzgar la distancia a ojo. En caso de lagos mayores, sin embargo, no hay que fiarse de las apariencias. Verifique la distancia en una guía, o calcúlela con un mapa, usando un trozo de cordel. Coloque el cordel en una regla y luego calcule la distancia usando la escala. Llévese suficiente agua y tentempiés en la mochila para poder seguir. Cerciórese de llevar el teléfono móvil también, y algo de dinero, y comunique a alguien dónde estará y cuándo espera estar de vuelta aproximadamente.

Nunca es buena idea cruzar por encima de un lago helado. No podrá calcular con precisión el grosor del hielo, que puede romperse muy fácilmente. Si por accidente se encuentra Vd. encima de hielo –por ejemplo, si está cubierto por nieve- quítese la mochila y túmbese para distribuir el peso. Grite para pedir ayuda y arrástrese hasta un lugar seguro.

SEGURIDAD ANTE TODO

Si alguien de su grupo cae en el agua, o encuentra a alguien en peligro, recuerde la regla: "Alcanzar o lanzar, ¡nunca ir!" Lance un salvavidas, una rama o un bastón o forme una cadena humana que cruce el agua. Lo más importante que hay que recordar es que no se debe arriesgar la propia vida intentando salvar la de otro. Nunca deje que la persona en peligro tire de Vd. hacia el agua. Grite pidiendo ayuda, aunque crea que no haya nadie cerca.

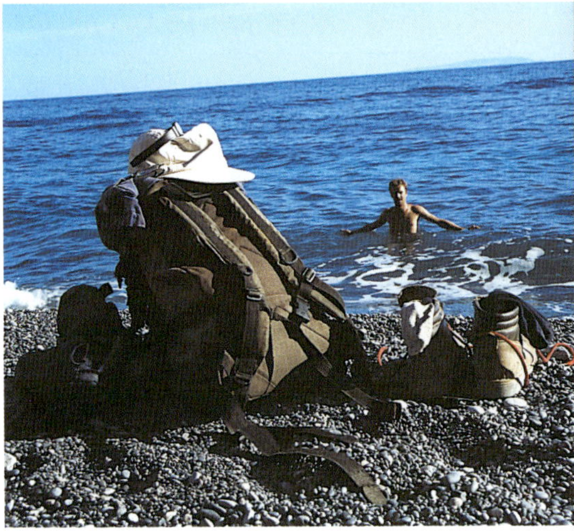

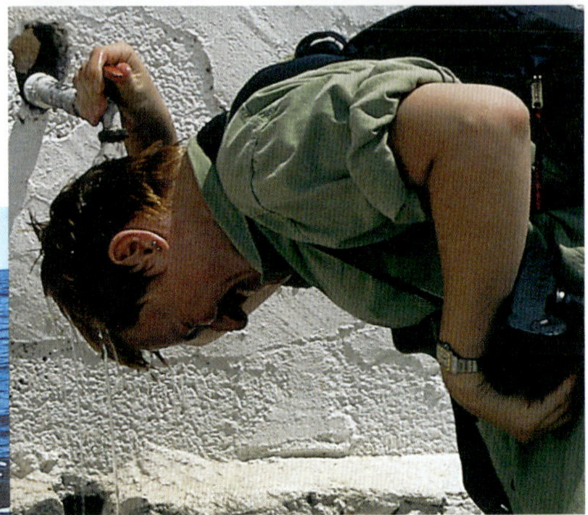

Refrescarse
En un día caluroso, fácilmente puede Vd. sufrir un exceso de calor al caminar. Beba abundantemente y refresque su cuerpo externamente dándose un chapuzón o mojándose la cabeza.

Caminar en climas cálidos

El buen tiempo y, si es verano, las tardes más largas, son fantásticos para caminar. Se tiene sensación de libertad al caminar con ropas ligeras y el calor del sol en la cara realmente levanta los ánimos. No obstante, tiene que ir preparado para caminar en condiciones calurosas.

Esté atento a su cuerpo

Escuche a su cuerpo y evitará forzarse en exceso. Lo más importante que debe recordar si camina en condiciones de calor es que necesita beber, beber y beber un poco más. El propio sistema de refrigeración del cuerpo trabaja secretando sudor por la piel. Éste se evapora al contacto con el aire, refrigerando así el exterior del cuerpo. Tenemos alrededor de 5 millones de glándulas sudoríparas que juntas pueden secretar hasta 1 o 2 litros (de 2 a 3 pintas) de sudor cada hora. Estos fluidos deben reponerse para evitar el recalentamiento y la aparición del agotamiento producido por una excesiva exposición al calor e incluso una insolación (ver páginas 116 a 117). Debería beber como mínimo 0,6 litros de agua antes de empezar y tras finalizar el ejercicio, y luego tanto como le resulte cómodo cada 15 o 20 minutos durante la caminata. Si camina más de una hora, considere la posibilidad de llevarse consigo una bebida energética para deportistas para reponer el sodio perdido con el sudor (vea página 93) o no olvide comer algún tentempié cuando beba. El sudor extra que produce en tiempo caluroso puede hacer que la ropa le resulte incómoda. No obstante, puede encontrar prendas fabricadas con fibras sintéticas que absorben el sudor de su piel y le ayudan a mantenerse fresco. Las prendas de algodón también son frescas en tiempo caluroso.

Esté atento al tiempo

Además de estar atento a su cuerpo, debe Vd. estar atento al tiempo y a cómo éste puede afectarle. La temperatura ambiente perfecta para su cuerpo es de 18°C (66°F). Entre 18°C (66°F) y 26°C (80°F) su cuerpo debería ser capaz de enfriarse suficientemente. Por encima de los 26°C (80°F) debería reducir el paso y llevar una marcha más suave, preferiblemente bajo la sombra de los árboles. Tampoco olvide hacer frecuentes paradas para enfriarse.

El sol, por supuesto, es el otro aspecto que debe observar, pues los rayos ultravioletas (UV) le queman la piel. Los rayos UV se dividen en tres frecuencias: UVA, UVB y UVC. Mientras que los rayos UVB tienen un efecto de quemado inmediato, los rayos UVA dañan la piel lentamente sin que Vd. note los efectos. Los rayos UVA son, de hecho, la causa principal de cáncer de piel y aparición de arrugas. Por ello debe procurarse filtros solares que filtren ambos tipos de estos rayos. Los rayos UVC no le dañarán, pues son filtrados por la atmósfera. Aplíquese filtro solar con un factor de protección solar (FPS) de 15 o más, lo que significa que puede estar al sol 15 veces más que sin protección. No siempre podrá afirmar que se está quemando simplemente mirándose la piel: presione fuerte con el dedo, y si la piel se vuelve muy pálida y luego roja, es probable que ya se haya quemado. Recuerde, también, que el sol no tiene que estar despejado para quemarle –las nubes sólo filtran algunos de los rayos. Las superficies reflectantes como el agua, la arena o la nieve reflejan la luz solar y aumentan las posibilidades de daño a causa del sol. En la página 114 encontrará consejos para tratar las quemaduras solares.

Cuanto mayor es la humedad atmosférica, más sudor producimos, pues no se evapora de la piel para mantenerle fresco. Ésta es la razón por la cual los días cálidos y húmedos resultan tan desagradables. En tales condiciones también los insectos pueden ser más que un problema (vea página 115). Si la temperatura ambiente es caliente y la humedad alta –por encima del 50 por ciento- quizá preferirá dejar la caminata para otro día. Si sopla una brisa fresca, sin embargo, puede ayudar, pues el aire en movimiento puede aumentar las posibilidades de evaporar el sudor de su piel.

✔ ¿CÓMO HAGO FRENTE AL CALOR?

- ❑ **Agua o bebidas energéticas.** Beba 0,5 litros antes de salir y al regresar, y luego cada 15 a 20 minutos durante la caminata.
- ❑ **Sombrero.** Lleve siempre un sombrero. La cabeza puede absorber más calor del que Vd. percibe, particularmente entre las 11 de la mañana y las 3 de la tarde, cuando el sol está alto.
- ❑ **Filtro solar.** Use un FPS 15 o superior, y no olvide aplicárselo en la nuca, la parte posterior de las piernas y la punta de las orejas.
- ❑ **Gafas de sol.** Cerciórese de que las lentes tienen protección UV, pues el sol puede dañar los ojos.
- ❑ **Ropa reflectante.** Lo preferible es mantener la piel cubierta cuando el índice UV es elevado. Algunas prendas están tratadas para ofrecer protección UV, y normalmente los tejidos blancos están tratados con agentes abrillantadores, que contribuyen a reflejar los rayos UV.

EL ÍNDICE UV

La intensidad del sol se mide con el índice UV. Éste viene condicionado por las condiciones atmosféricas y el lugar donde vive Vd. En un día de verano es improbable que supere el 8; en el Mediterráneo puede ser de 9 o 10, mientras que en el ecuador puede alcanzar el 16. Estas cifras se publican en la mayoría de periódicos en verano o aparecen en las previsiones meteorológicas de TV. Teniendo en cuenta su tipo de piel, use esta tabla para ver cuánto tiempo puede estar expuesto al sol sin protección en esos niveles.

Índice UV	**Tipo de piel**			
	Piel blanca que se quema fácilmente y no suele broncearse	**Piel blanca que se broncea con facilidad**	**Piel aceitunada**	**Piel negra**
De 1 a 2	☼	☼	☼	☼
3 a 4	☼☼	☼	☼	☼
5	☼☼☼	☼☼	☼	☼
6	☼☼☼☼	☼☼	☼☼	☼
7	☼☼☼☼	☼☼☼	☼☼	☼☼
8	☼☼☼☼	☼☼☼	☼☼	☼☼
9	☼☼☼☼	☼☼☼	☼☼	☼☼
10 o +	☼☼☼☼	☼☼☼	☼☼☼	☼☼

Lectura
☼ El sol no le dañará
☼☼ Tiempo hasta quemarse de 1 a 2 horas
☼☼☼ Tiempo hasta quemarse de 30 a 60 minutos
☼☼☼☼ Quemaduras graves en 20 a 30 minutos

Caminar en climas fríos

En invierno puede ser tentador acurrucarse delante del fuego, pero en realidad generamos más calor si nos mantenemos activos. Caminar es una fabulosa manera de mantener la temperatura corporal en condiciones atmosféricas frías. A una temperatura ambiente de 0ºC (32ºF), una persona vestida para esas condiciones pero que no se mueva no se sentirá más caliente que alguien que esté a temperatura ambiente de -10ºC (14ºF) y caminando vigorosamente. El ejercicio puede ayudarle a mantenerse en calor incluso cuando ya está de vuelta a casa, pues sigue activando su circulación.

Cómo se pierde calor

El cuerpo necesita mantenerse a una temperatura de 37ºC (98,4ºF) para funcionar con la mayor eficacia. Cuando el aire externo es fresco, el cuerpo pierde calor al irradiarlo a través de la piel y evaporarse a través del sudor y la respiración. Las extremidades del cuerpo –como las manos, pies y nariz- son particularmente vulnerables, porque el cuerpo reacciona al frío redirigiendo el suministro sanguíneo desde estas áreas a tejidos y órganos más importantes. Los vasos sanguíneos de la piel se cierran para prevenir la pérdida de calor. Esta constricción de los vasos sanguíneos puede provocar el picor, hinchazón y enrojecimiento de sabañones, mientras que caminar puede ayudarle a protegerse de esta dolencia al mejorar su circulación. En casos extremos, el desvío de sangre puede provocar congelación –una afección en que los tejidos de las extremidades se congelan. Si su temperatura corporal interna desciende por debajo de los 35ºC (95ºF), es probable que padezca hipotermia (vea página 116).

Mantenerse abrigado desde dentro

Su cuerpo cuenta con un gran número de sistemas para retener calor, y Vd. puede hacer mucho para ayudarle. Si tiene prevista una caminata en un día frío, asegúrese de comer suficientes hidratos de carbono (vea página 90). El cuerpo convierte el alimento en energía en forma de calor, y es preciso tener suficiente combustible para los músculos. No olvide beber mucha agua, también.

La actividad muscular es esencial para retener calor. Puede ser involuntaria, en forma de temblor, o voluntaria, en forma de movimiento. Si empieza a tiritar mientras camina, sin embargo, no es buen síntoma, pues indica un descenso grave de la temperatura corporal. Si ha parado a descansar, póngase a caminar de nuevo, pues la actividad hará aumentar su temperatura corporal. También es fácil olvidar que una vez ha terminado de caminar y está charlando con los compañeros de caminata, el cuerpo empieza a enfriarse rápidamente. Muévase, póngase más capas o resguárdese del viento –el aire en movimiento tiene un efecto de enfriamiento

la explicación **VESTIRSE POR CAPAS**

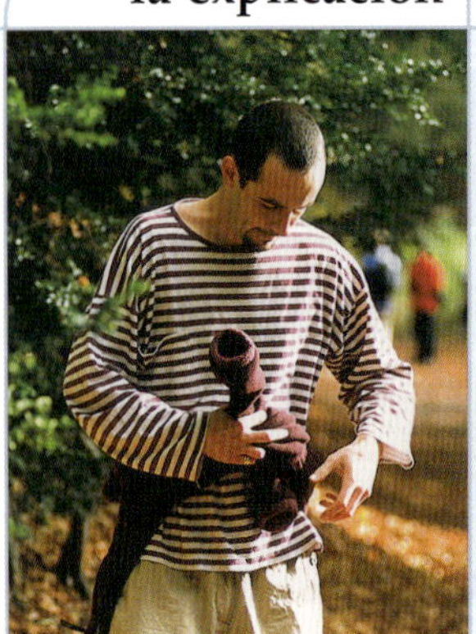

Vestirse utilizando varias capas de ropa es la clave para mantenerse abrigado en condiciones de frío, y llevar dos capas para el cuerpo hechas de material delgado le abrigarán mucho más que una sola capa gruesa. Esto es así porque las capas de materiales retienen aire entre ellas. Este aire se calienta con el calor de su cuerpo y le aísla del aire exterior, más frío. Un material a prueba de viento, como el forro polar, es ideal como capa exterior. Si coge calor al andar, las capas son ideales, pues puede quitárselas para enfriarse. Recuerde volver a ponerse las capas más exteriores cuando acabe la caminata o si hace una pausa de la duración que sea, pues el cuerpo puede perder calor rápidamente cuando no está en movimiento.

mucho mayor que el aire quieto, y esta sensación térmica puede hacer descender de verdad su temperatura. Recuerde, también, que necesitará calentar y enfriar más tiempo en días fríos, pues los músculos, articulaciones y tendones tardarán más en calentarse.

Vestirse para el frío

Llevar la ropa adecuada es el factor más importante para mantener el cuerpo abrigado. Lleve siempre capas de ropa (vea recuadro en la página opuesta) que pueda quitarse si coge demasiado calor y cuídese de los siguientes aspectos cuando se vista para el frío:

- **Manténgase seco.** El agua conduce el calor 26 veces más rápidamente que el aire. Por eso, en climas fríos debe Vd. mantenerse seco si quiere mantenerse caliente. Cuando la ropa se moja actúa como una enorme esponja, ya que todo el aire entre los puntos del tejido es sustituido por agua. Por esta razón una chaqueta impermeable que deje pasar el aire será una de sus mejores líneas de defensa contra el frío. Si aun así se moja, cámbiese y póngase ropa seca al llegar a casa o al coche.
- **Elija sintéticos.** Muchos tejidos de alta tecnología le mantendrán más caliente en caso de mojarse, al fin y al cabo, que las fibras naturales como el algodón. Esto ocurre porque se secan más rápidamente y tienden a absorber el sudor que, si permanece sobre su piel, conduce más calor desde su cuerpo. Las prendas de lana, sin embargo, son buenos sustitutos. Busque tejidos con una trama apretada para mantener fuera el máximo de viento posible; el forro polar es ideal por ser también ligero.
- **Lleve un gorro.** La mitad del calor corporal se pierde por la cabeza, así que llevar un gorro es imperativo.
- **Protéjase las extremidades.** La nariz y las manos son los primeros en padecer con el frío. Enróllese una bufanda o un cuello cubriéndose la nariz y póngase guantes que abriguen o, lo que es mejor, manoplas.
- **Caliéntese los pies.** Use calcetines hechos con un tipo de tejido de rizo (vea página 127) porque atrapan aire para retener el calor, pero también permiten que los pies respiren.
- **Manténgase estable.** El tiempo helado puede ser peligroso para caminar. Puede evitar resbalones si lleva tacos, que son como suelas extra hechas de cadena o caucho que se ponen sobre sus zapatos.

"El cuerpo que hace ejercicio es un horno."

ROALD AMUNDSEN
El primer hombre que alcanzó el Polo Sur.

¿CÓMO ME MANTENGO CALIENTE?

- ❑ **Ropa.** Lleve capas, así como guantes, un gorro y bufanda.
- ❑ **Resguárdese.** Elija una ruta resguardada del viento. Camine a favor del viento cuando empiece y vuelva con el viento de cara cuando haya entrado en calor.
- ❑ **Ropa seca.** Recuerde mantener piernas y pies secos, así como la mitad superior de su cuerpo utilizando pantalones y zapatos impermeables.
- ❑ **Actividad.** Estar parado aunque sea pocos minutos al término de la caminata provocará un descenso de la temperatura corporal. Siga moviéndose.
- ❑ **Comida.** Base su dieta en los hidratos de carbono y llévese un termo que contenga una bebida caliente si es probable que esté fuera más de 2 horas.

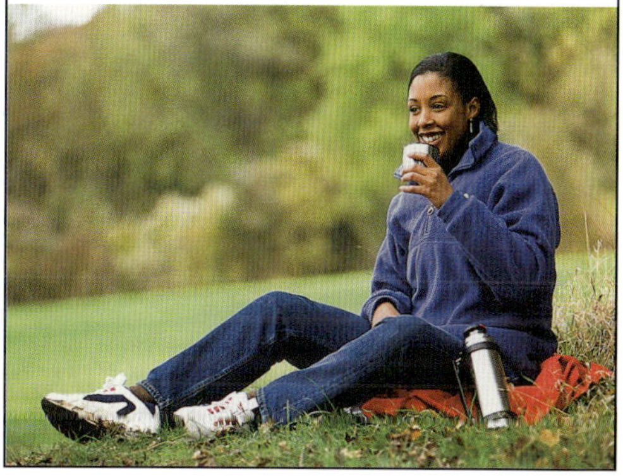

Consejos del caminante

SOBRELLEVAR LAS GRANDES ALTURAS

Poco a poco
Mantenga un ritmo pausado y escuche a su cuerpo. Los guías locales del monte Kilimanjaro dicen "pole, pole", que significa "poco a poco".

Suba alto, duerma bajo
Puede ascender más de 300 m (1.000 pies) por día si luego desciende para dormir a menor altitud. No duerma más de 300 m (1.000 pies) más arriba que la noche anterior.

Vigile su salud
Si tiene síntomas del mal de montaña agudo, no siga subiendo hasta que hayan remitido.

Manténgase bien hidratado
Beba como mínimo de 3,5 a 4,5 litros (de 6 a 8 pintas) de agua al día.

Coma energéticamente
Consuma muchos hidratos de carbono, así como tentempiés como pasas, frutos secos y barritas energéticas.

Maximice la respiración
Evite el alcohol y el tabaco porque reducen la absorción de oxígeno de su cuerpo.

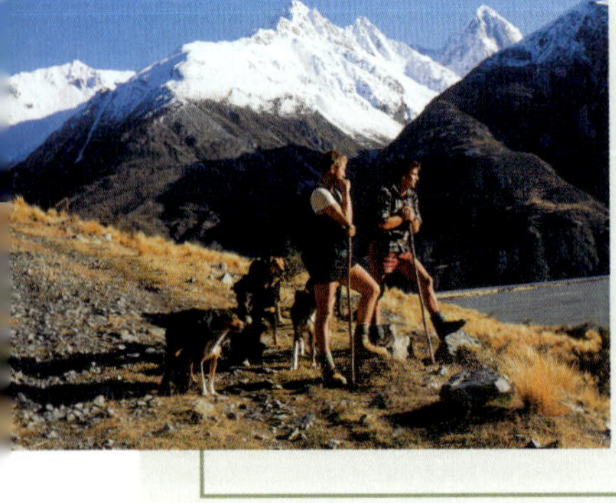

Caminar por cotas altas o bajas

El reciente auge de las vacaciones de aventura a lugares que suponen un desafío ha provocado que la probabilidad de encontrar buen número de personas en cotas bajas o elevadas haya aumentado considerablemente. Las cotas bajas plantean pocos problemas a los caminantes y hay pocas de estas zonas en el mundo. En las existentes, como el Valle de la Muerte o el Mar Muerto en Israel, lo principal que hay que tener en cuenta es el calor, que es más intenso por debajo del nivel del mar. Las grandes alturas, por el contrario, son más comunes y las hallará si va de excursión por zonas de alta montaña del mundo, como los Andes o el Himalaya. Estos lugares pueden resultar increíblemente excitantes y estimulantes, pues conocerá las vistas y disfrutará poniéndose nuevos límites. Sin embargo, es esencial prepararse adecuadamente. No dé por sentado que un agente de viajes puede suministrarle toda la información que necesita; haga cierta investigación previa Vd. mismo.

Comprender la altitud

Por grandes alturas solemos entender alturas de más de 2.500 a 3.000 m (de 8.000 a 10.000 pies). A estas altitudes debe estar atento al terreno accidentado, el viento, el frío, la exposición a los rayos UV, la dificultad de obtener agua limpia y los problemas asociados con los emplazamientos remotos, como la distancia hasta servicios médicos. Pero lo que supone un especial riesgo es la falta de oxígeno en el aire.

El aire a nivel del mar contiene aproximadamente un 20 por ciento de oxígeno. A medida que asciende del nivel del mar, el aire se vuelve menos denso, de modo que cada respiración contiene menos moléculas de oxígeno. A una altitud de 3700 m (12.000 pies) hay aproximadamente el 40 por ciento menos de moléculas de oxígeno en el aire que a nivel del mar. Esto significa que necesita respirar casi el doble de rápido para llevar la misma cantidad de oxígeno al torrente sanguíneo. Cuando camina, su necesidad de oxígeno para el corazón y otros músculos aumenta, de modo que su ritmo respiratorio debe incrementarse considerablemente para satisfacer el aumento de demanda.

Aprenda a aclimatarse

En el metabolismo corporal ocurren cambios sutiles para posibilitar su funcionamiento con menos oxígeno. Este proceso se llama aclimatación. Con el tiempo, el cuerpo es capaz de aclimatarse a altitudes sorprendentemente elevadas, lo que explica por qué poblaciones enteras pueden vivir bastante cómodamente a alturas de 4.500 m. Si, pese a todo, vive Vd. normalmente a nivel del mar y va Vd. rápidamente a las altas regiones del mundo sin aclimatación, puede pasar apuros. El ritmo al que su cuerpo se adapta no depende de la edad, el sexo, la raza o el nivel de forma física. La aclimatación es algo que todo el mundo debe hacer si visita estas áreas.

Si camina por altitudes, la clave está en ascender gradualmente. No viaje directamente a grandes alturas. Empiece por debajo de los 3.000 m y permanezca ahí un par de días antes de partir. Si aun así viaja Vd. directamente a gran altura, no haga nada agotador durante 24 horas por lo menos. Igualmente, conozca sus límites. A alturas por encima de los 3.000 m, limite el ascenso a 300 m al día, y por cada 1.000 m alcanzados, tómese un día de descanso.

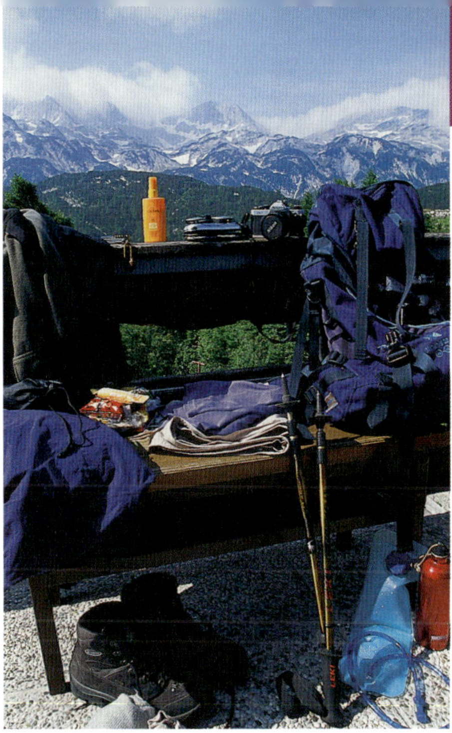

El equipaje para la montaña
Una mochila grande de un día es ideal para la ropa extra, los calcetines, la protección solar y los tentempiés que necesita. Una bolsa de agua es esencial para llevarse toda el agua que necesita.

Prepare su forma física muscular

Puede ayudar a adaptar sus músculos al exigente terreno de las montañas centrándose en caminatas por cuestas durante las semanas previas a las vacaciones. Las subidas empinadas trabajan los grandes músculos de delante de los muslos (cuadriceps) y de las nalgas porque tiene que levantar las piernas más que caminando por terreno llano. Las bajadas presionan las rodillas y espinillas. El entrenamiento extra le ayudará a evitar la tensión muscular, el dolor y los *shinsplints* (síndrome de estrés tibial medial). Intente llegar a un mínimo de 20 minutos de caminata cuesta arriba al día en la semana anterior a la partida.

Preparación

Siempre que se ciña a sendas marcadas y no visite áreas peligrosas, no necesitará un equipo demasiado especializado para andar por las montañas. Ello no obstante, deberá elegir cuidadosamente su ropa y sus botas. Unas buenas botas de excursionismo con sujeción del tobillo son imprescindibles, y debería llevarse siempre ropa impermeable de recambio. El tiempo puede cambiar rápidamente en las montañas. Protección solar y gafas de sol son esenciales, no sólo si camina cerca de la nieve, que refleja la luz, sino también porque los efectos de los rayos solares aumentan cerca de un 4 por ciento por cada 300 m de ascenso. Unos bastones le serán útiles para equilibrarse en bajadas pronunciadas.

SEGURIDAD ANTE TODO

Hasta el 75 por ciento de los que viajan a altitudes por encima de los 3.000 m sufren mal de montaña agudo (MMA), con los siguientes síntomas: dolor de cabeza, mareo, fatiga, falta de aliento o náuseas. Si los síntomas son leves, pasar 24 horas en el mismo nivel puede hacer que remitan. Si los síntomas no desaparecen o empeoran, debe descender, pues corre el riesgo de sufrir una enfermedad más grave.

VAYAMOS **MÁS LEJOS**

Una vez haya alcanzado un buen nivel de forma física, quizá querrá probar diferentes estilos de caminata. Esta sección le introduce en las modalidades de excursionismo, carrera de orientación, marcha y maratones.

Los estilos de caminar que describimos aquí suponen un reto físico bastante duro y pueden requerir que aprenda nuevas técnicas. Estas caminatas también aportan grandes beneficios cardiovasculares pero todavía sin el riesgo de lesiones que se suelen asociar con la carrera.

Excursionismo y caminata

Si quiere ampliar sus caminatas, el excursionismo o el senderismo pueden ser lo que busca. Esencialmente son lo mismo –caminatas de larga distancia en terreno natural- pero el senderismo implica distancias más largas, llevando todo el equipo necesario y viajando unos cuantos días seguidos. El excursionismo y el senderismo le permiten explorar lugares más distantes y gozar de los beneficios de estar al aire libre –viendo paisajes interesantes, descubriendo la vida salvaje y escapando de la rutina diaria un largo tiempo.

Planificación y preparación

Si nunca ha hecho excursiones antes, sea realista con sus expectativas. Si ha completado el Programa Intermedio de la página 152, probablemente disfrutará con una excursión moderada de día. Si está planificando una excursión más larga por terreno más desafiante, quizá como parte de unas vacaciones de aventura, gozará más de la experiencia si previamente se ha entrenado. Intente completar el Programa Avanzado de la página 154 y elija una excursión que permita optar por cambiar el ritmo y la ruta hasta que coja confianza con su capacidad. Practique la caminata como mínimo una hora con la mochila llena. ¿Es cómoda y se ajusta correctamente? ¿Necesita realmente todo lo que lleva en ella?

Antes de salir, asegúrese de haberse familiarizado con la ruta y que la ha planificado contando con todas las eventualidades. A menos que salga de excursión con un guía local, necesitará libros de guía de la zona actualizados. En la mayoría de los casos, lo más probable es que siga senderos marcados o sendas de larga distancia, pero si realmente quiere planificar su pro-

Equipo para excursión

Seguro que no desea cargar tanto la mochila que su excursión se convierta en una faena. Ropa ligera e impermeable; calzado cómodo y resistente; un botiquín básico de primeros auxilios; tentempiés energéticos; mucha agua y un buen mapa son básicos. Llévese un recambio de ropa y calzado para condiciones de humedad.

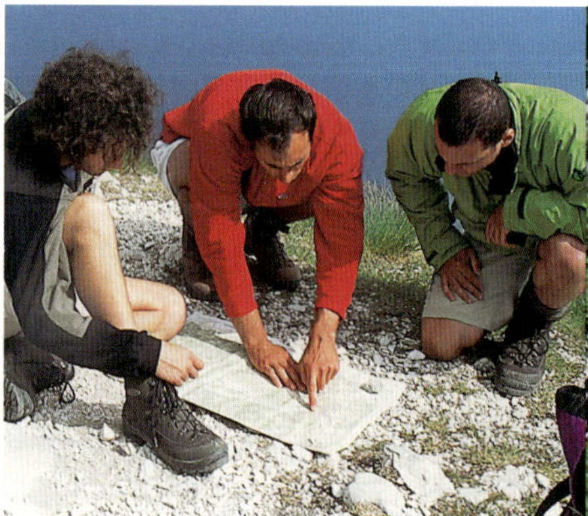

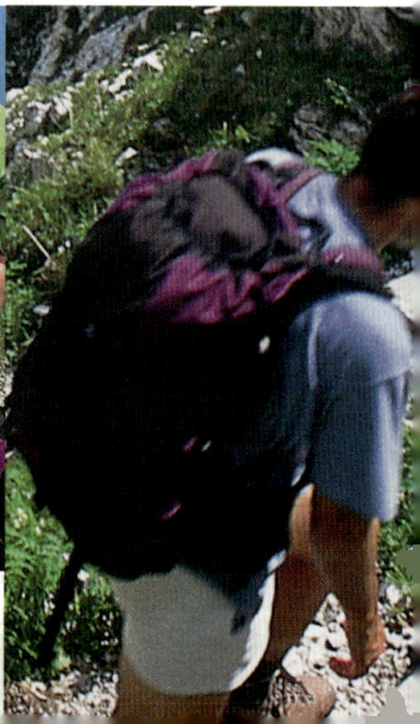

pia ruta necesitará un mapa cartográfico que obtendrá de un centro local de información turística o una biblioteca. Asegúrese de saber leer el mapa adecuadamente y de poder orientarse con brújula en caso de perderse (vea página 85). En concreto, es importante que entienda las curvas de nivel. Son las líneas marrones de un mapa que unen áreas de igual altura por encima del nivel del mar. Cuando las curvas de nivel están muy juntas y apretadas indica una zona de terreno con pendiente muy pronunciada y, como tal, representa una fase de la caminata particularmente exigente. Asegúrese también de saber lo que significan los distintos símbolos del mapa, saber medir distancias y calcular lo que tardará en cubrir una larga ruta.

Si es nuevo con las excursiones pero camina Vd. regularmente, puede esperar cubrir de 12 a 20 km al día –menos si el terreno es abrupto o en condiciones climáticas adversas. Si camina de subida, añada 30 minutos para cada 300 m recorridos. Recuerde tener en cuenta el tiempo que necesitará para volver al principio de la ruta y hacer paradas de descanso por el camino. Planifique llegar a destino como mínimo una hora antes del anochecer para permitir calcular el tiempo o posibles errores. Si planea aventurarse por una ruta establecida, deje el itinerario a alguien que sepa cuando tiene que estar de vuelta. Si tiene dudas sobre la ruta o su capacidad de leer el mapa, no salga de excursión solo. Recuerde que los teléfonos móviles a veces no funcionan en zonas remotas.

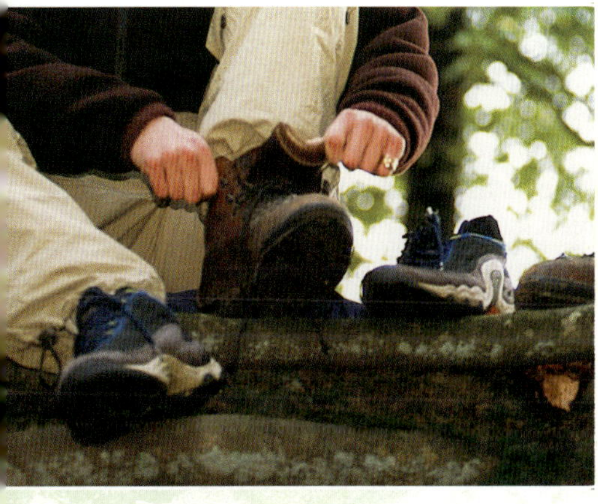

¿CÓMO ME MANTENGO CALIENTE?

- ❑ **Comida.** Lleve bocadillos, tentempiés ricos en hidratos de carbono y fruta. Necesitará más comida de la que suele consumir, y todavía más en tiempo frío.
- ❑ **Agua.** Necesita de 3,5 a 4,5 litros al día. Investigue la posibilidad de encontrar fuentes de agua en la ruta, o llévese un filtro de agua, así no tendrá que cargar con toda ella (vea página 132).
- ❑ **Ropa.** Llévese una capa extra impermeable.
- ❑ **Hornillo de camping.** Encender fuego puede ser peligroso en algunas zonas, así que un hornillo portátil es obligatorio para cocinar.
- ❑ **Artículos de emergencia.** Lleve consigo un teléfono móvil, navaja, botiquín de primeros auxilios y silbato –tres silbidos se consideran internacionalmente como una llamada de socorro.
- ❑ **Material de orientación.** Lleve brújula y un mapa, linterna y una bombilla de recambio.
- ❑ **Tienda y saco de dormir.** Elija artículos ligeros e impermeables que se adapten cómodamente a su mochila.

Calzado y ropa

Dado que las excursiones suelen hacerse por todo tipo de terreno y cubren terrenos agrestes, probablemente necesitará calzado todo terreno o de excursión, que dan más apoyo y protección (particularmente para los tobillos y las plantas de los pies) en terreno desigual. Las botas de excursionista de piel rígida ofrecen el máximo de estabilidad pero no mucha flexibilidad de talón a dedos (vea páginas 124 a 127 para más información). Cerciórese de que las botas no sean demasiado pesadas –en sólo 1,6 km por terreno llano sus piernas levantarán y apoyarán en el suelo sus botas unas 2.500 veces. Si sabe que el terreno será llano y hace una excursión corta de un día, un calzado todo terreno o parecido puede ser la mejor opción.

La elección de la ropa dependerá del clima y la duración de la excursión. Vea las páginas 128 a 131 para más detalles. Siempre peque por exceso de precaución y llévese una capa más de ropa en caso de cambio del tiempo.

la explicación CARRERAS DE ORIENTACIÓN

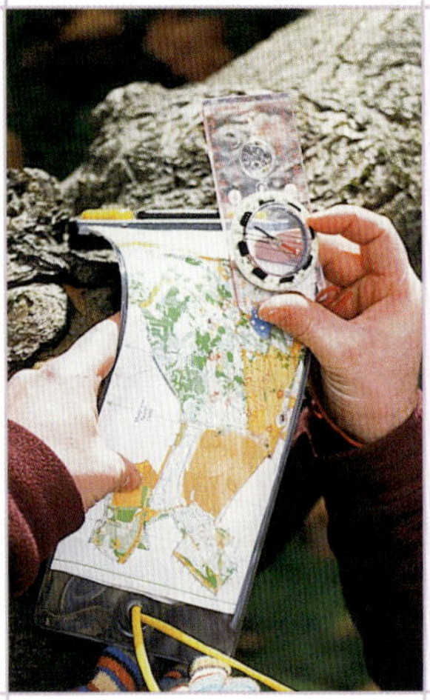

La carrera de orientación se ha descrito como "correr mientras se juega al ajedrez", porque es un reto tanto intelectual como físico. La carrera de orientación se puede practicar en muchos tipos de terreno –en bosques, parques, campos, desiertos e incluso esquiando por la montaña– y las carreras se pueden hacer andando o corriendo. Incluye el uso de un mapa detallado y brújula para orientar la propia ruta por un recorrido, con puntos de control establecidos que están dibujados en el mapa. En la carrera de orientación competitiva, el objetivo está en utilizar el menor tiempo posible para encontrar los puntos de control por orden numérico. La velocidad no es en absoluto el único factor, pues gran parte de la destreza reside en identificar la mejor ruta y encontrar las marcas de control. Si está buscando un modo de ir un poco más allá con sus caminatas, la carrera de orientación podría ser el deporte indicado para Vd. La British Orienteering Federation es una excelente fuente de información que incluye ideas para niños.

Comida y bebida

El excursionismo requiere una gran ingesta de calorías, y necesitará Vd. comer y beber abundantemente para mantener sus niveles de energía (vea páginas 90 a 93). Si realiza una excursión de más de un día, planifique la ruta pasando por pueblos o villas de modo que no tenga que cargar con todo lo que necesita. Necesitará como mínimo 3,5 litros de agua al día –más en tiempo cálido. Considere la posibilidad de llevar una bolsa de agua, que podrá llevar a la espalda y contendrá más agua que la mayoría de botellas. Coma regularmente o use bebidas energéticas para mantener sus niveles de hidratos de carbono y sales –sin energía, se cansará rápidamente y sin bebidas energéticas, puede tener calambres.

Si está planeando una excursión larga y no puede llevarse toda el agua que necesita, compruebe la disponibilidad de agua a lo largo de la ruta. Si duda, llévese tabletas purificadoras de agua o un filtro de agua portátil (vea página 132).

Pernoctaciones

En excursiones que duran más de un día, necesitará planificar cuidadosamente el alojamiento. En algunas rutas hay listas de alojamientos y guías disponibles, que resultan de gran valor si está planeando una larga caminata. Si no puede encontrar una lista específica de alojamientos, pregunte en el centro de información turística local o busque en una guía. En temporada alta, los hoteles, pensiones y campings se llenan rápidamente. Planifique bien y con antelación, y si va a utilizar campings, busque qué instalaciones existen y si hay comida disponible. La mayoría de ellos cuentan con lavabos y agua y son una fuente de información básica sobre la zona y condiciones meteorológicas. Mida las distancias y calcule si será capaz de alcanzarlos cómodamente por la tarde.

No es aconsejable acampar en zonas que no estén previstas para ello, pues todo territorio es propiedad de alguien. Sin embargo, si sabe donde quiere quedarse, puede ponerse en contacto con el propietario del terreno para pedirle permiso con antelación.

La elección de un mapa

Aunque planee seguir una ruta establecida y tenga una guía, o si va de excursión con un guía o un grupo, debería llevar siempre un mapa consigo y aprender a utilizarlo antes de partir. Puede ocurrir que un cruce haya sido arrasado o que haya caminos bloqueados y deban tener que encontrar una nueva ruta. Si ocurre un accidente, puede que tenga que abandonar el grupo e ir en busca de ayuda. Durante las paradas de descanso, compruebe el mapa para encontrar su localización, así se sentirá seguro de su posición en todo momento. Éste es también un excelente modo de descubrir nuevas rutas de caminatas para el futuro. Los mapas vienen en diferentes escalas. Los mapas cartográficos tienen indicaciones particularmente útiles para caminantes. Son adecuados para planificar una ruta, cuando necesita una visión general de toda el área. Podrá ver elementos como lugares de interés, lugares de acampada, información sobre senderos, carreteras principales y curvas de nivel. Los mapas de explorador están a una escala de 1:25.000 y representan 4 cm por 1 km. Éstos le ayudarán a ubicar con exactitud su localización cuando está de excursión, y tienen gran valor en una caminata rural.

Las tiendas de los campings venden mapas que cubren las rutas de excursionismo más populares, pero para mapas detallados puede que tenga que acudir a tiendas de la zona en concreto. Como alternativa, puede comprar mapas por Internet.

Utilizar la brújula

Si no puede ubicar con exactitud su localización o dirección utilizando hitos, use una brújula para orientarse (vea recuadro inferior). Al usar una brújula debe recordar que existe más de un norte. El norte verdadero es el polo norte geográfico, el norte magnético es el que viene determinado por el campo magnético terrestre y es el que leerá Vd. en una brújula y el norte de cuadrícula es la dirección a la que apuntan las líneas de los mapas. La diferencia entre estos nortes variará según en qué lugar del mundo esté. Su principal preocupación será con la diferencia entre el norte de cuadrícula y el norte magnético.

Una brújula señalará el norte magnético, que será ligeramente diferente del norte indicado por las líneas del mapa. Deberá sumar o restar esta diferencia a las mediciones que haga. La diferencia viene detallada en los mapas para exploradores. En Cornualles, por ejemplo, puede ser de unos 3 grados. Esto significa, por ejemplo, que si toma una medida del mundo exterior y lo remite a su mapa, debe añadir 3 grados a la cifra que haya obtenido. Por otro lado, si toma una medida de su mapa para remitirlo al mundo exterior, debe restar 3 grados a la cifra del mapa.

UTILIZAR UNA BRÚJULA

Coloque la brújula sobre el mapa con el borde de la placa base alineada con la línea de viaje deseada. Gire el anillo giratorio graduado de la brújula hasta que la N de la flecha de orientación apunte al norte del mapa. Asegúrese de que las líneas de orientación están en paralelo con las líneas longitudinales del mapa. Coja la brújula con la mano y gire su cuerpo hasta que la punta roja de la aguja magnética esté nivelada con la flecha roja de orientación. La parte anterior de la brújula está apuntando ahora hacia el destino deseado.

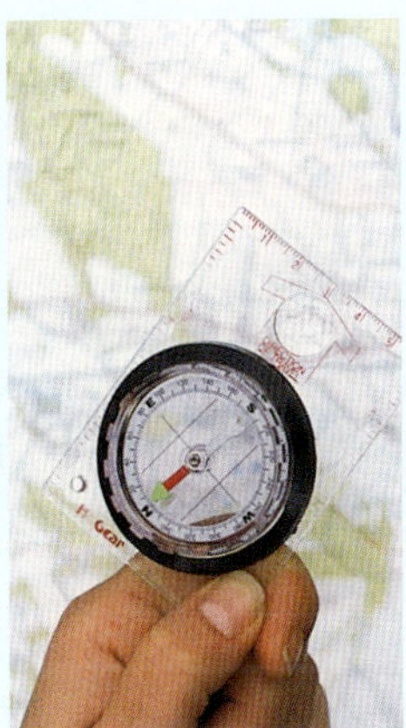

"Quiero ser capaz de dormir en un campo abierto, de viajar hacia el oeste, de caminar libremente de noche."

SYLVIA PLATH

La marcha atlética

Si bien actualmente la caminata ha sustituido a la carrera popular como un modo de mantener la forma, la marcha atlética sigue siendo un deporte bastante minoritario, y uno de los que recibe poca cobertura por parte de los medios. Sin embargo, es una actividad cuya popularidad va en aumento, pues cada vez más gente busca retos más exigentes al caminar.

La marcha de 50 km exige tanto como la carrera de maratón. Puede que una de las razones por las que no atrae la atención que merecería es porque los marchistas a menudo son ridiculizados por su extraño modo de andar (véase recuadro inferior). La marcha es un deporte exigente que requiere horas de práctica para perfeccionarlo y años de entrenamiento si quiere lograr altas velocidades de competición. La mayoría de buenos marchistas pueden caminar 1,6 km en menos de 10 minutos, y de 9,5 a 11 km en una hora. Si es Vd. de estilo competitivo, o quiere elevar el nivel de su caminata, plantéese unirse a un grupo de marcha atlética.

Maratón caminando (*walking marathon*)

Si busca el mayor reto en caminatas, no hay nada que dé más satisfacción que completar exitosamente un maratón. Los maratones caminando suelen hacerse con fines benéficos, lo que los hace doblemente gratificantes.

Los maratones caminando también se hacen sobre el mismo recorrido estándar de 42 km como la carrera maratón o carreras hechas a medida sobre distintas distancias. Cada vez es más común que las carreras de maratón ofrezcan categorías de caminantes –ejemplos de ello son los maratones de Pórtland y Vancouver- y no es raro ver participantes del maratón de Nueva York o Londres que hacen toda la carrera caminando. A menudo se organizan maratones caminan-

LA MARCHA ATLÉTICA

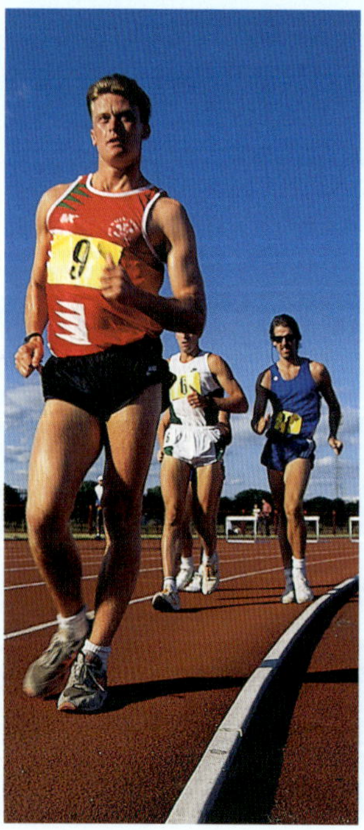

La marcha consiste en una sucesión de pasos en la cual no hay pérdida visible de contacto con el suelo. Esto significa que el pie dominante debe tomar contacto con el suelo antes de que el pie posterior se eleve; de lo contrario, oficialmente está Vd. corriendo. Es esta delgada línea entre correr y caminar la que hace que los marchistas de competición sean tan propensos a verse descalificados por "pérdida de contacto". Para marchar correctamente, debe dominar el movimiento rotatorio de la cadera, que es lo que propulsa el cuerpo hacia delante. Aunque todo modo de andar conlleva cierta rotación de la pelvis de la pierna, en la marcha esto se exagera. Inclinando la pelvis hacia abajo y alejándola de la pierna que carga con el peso, su centro de gravedad desciende. Esto reduce la elevación y el descenso vertical normal del cuerpo, que es contraproducente para la progresión hacia delante. Al inclinar la pelvis hacia delante, los marchistas también pueden colocar un pie casi justo delante del otro, como si caminaran siguiendo una recta. Esto reduce cualquier balanceo de lado a lado, lo que hace el paso más eficiente. La marcha ejerce una presión considerablemente mayor en las articulaciones que el caminar rápido ordinario (pese a conllevar un riesgo de lesiones menor que la carrera). Si adquiere correctamente el movimiento de cadera, será capaz de hacer marcha, pero consulte a su médico si tiene problemas de cadera o en la parte baja de la espalda.

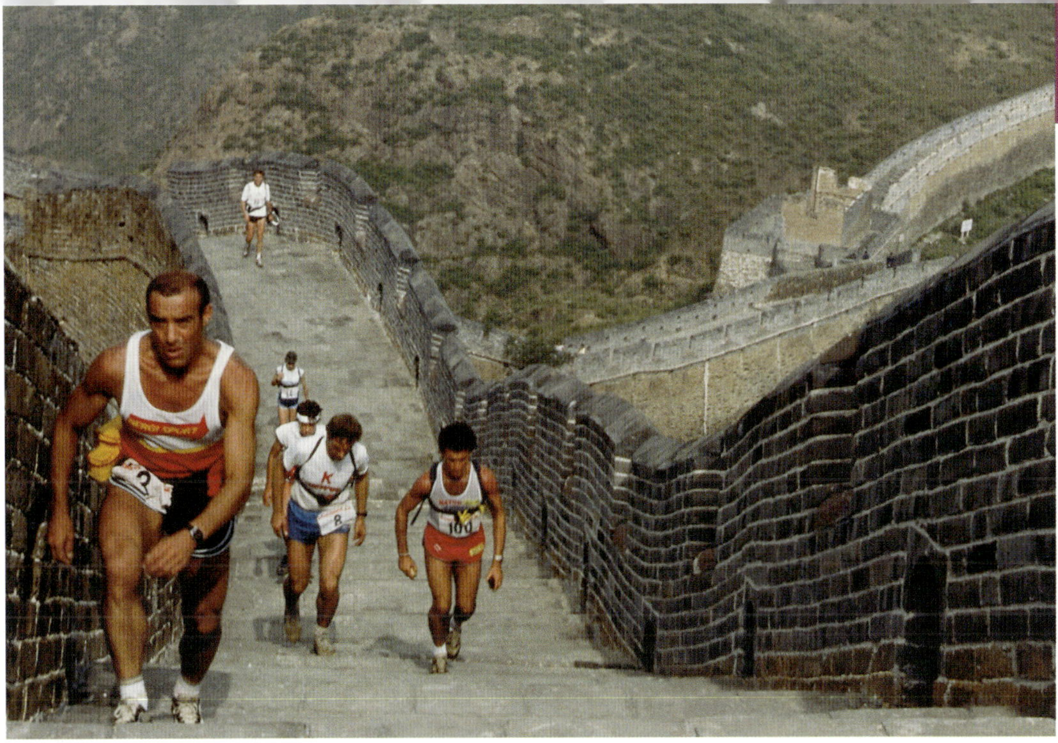

do más cortos de entre 5 y 20 km a lo largo de la carrera maratón completa en un recorrido cercano al maratón principal pero que no interfiere en éste.

La preparación es de suma importancia en un maratón caminando. Incluso si no tiene intención de completar el recorrido entero de un maratón, pero camina una larga distancia con fines benéficos, debe dedicar algo de tiempo y esfuerzo antes. Puede que acuda Vd. al gimnasio regularmente, pero eso no significa que esté plenamente preparado. Caminar hace trabajar unos músculos distintos de los que se utilizan para otras actividades físicas, incluso correr.

El entrenamiento básico requerido para una caminata de larga distancia consiste en aumentar gradualmente la distancia de una de las caminatas que realiza Vd. una o dos veces a la semana. Dada la difícil naturaleza de este tipo de caminata, necesitará introducir días de descanso en el calendario de entrenamiento. Cuando llegue a ser capaz de caminar como mínimo 30 minutos la mayoría de los días y de realizar una larga caminata de 90 minutos un día a la semana sin fatigarse ni sentir molestias, entonces estará preparado para empezar el entrenamiento. Si empieza desde cero y normalmente no camina en absoluto, dedique seis semanas a ir fortaleciéndose hasta llegar a los 90 minutos, añadiendo 15 minutos a la duración de su caminata cada semana. Necesitará de 15 a 18 semanas para prepararse para una prueba de caminata. Intente hacer tres días de entrenamiento "duro" a la semana, incluyendo una caminata de 45 a 60 minutos. Incorpore una caminata más larga, de 2 horas, la primera semana. Increméntela hasta 3 horas hacia la quinta semana y 5 horas hacia la semana 14.

PROGRAMA DE ENTRENAMIENTO TIPO DE SIETE DÍAS

La siguiente tabla representa un buen programa de entrenamiento semanal para prepararse para un maratón caminando. Está diseñado para alguien que ya camine como mínimo 30 minutos al día.

Día	Actividad
1	caminata de 45 a 60 minutos
2	caminata de 2 a 5 horas
3	descanso
4	caminata de 45 a 60 minutos
5	descanso
6	caminata de 45 a 60 minutos
7	descanso

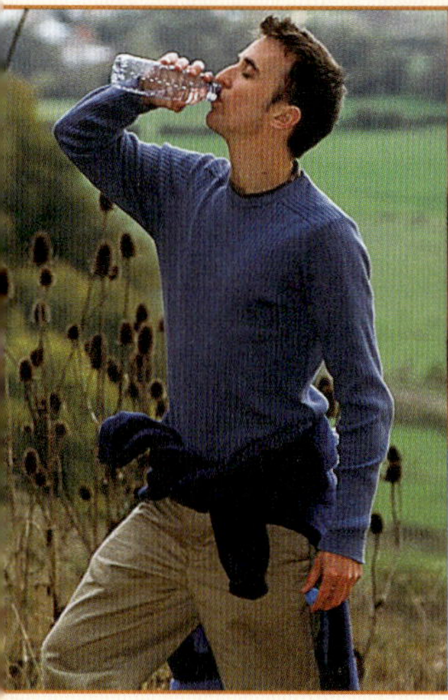
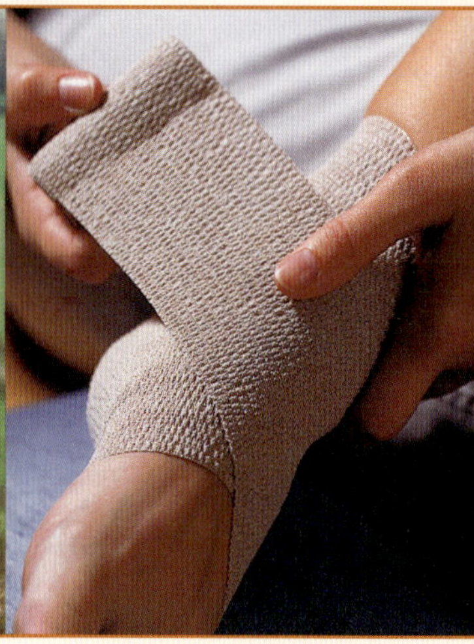
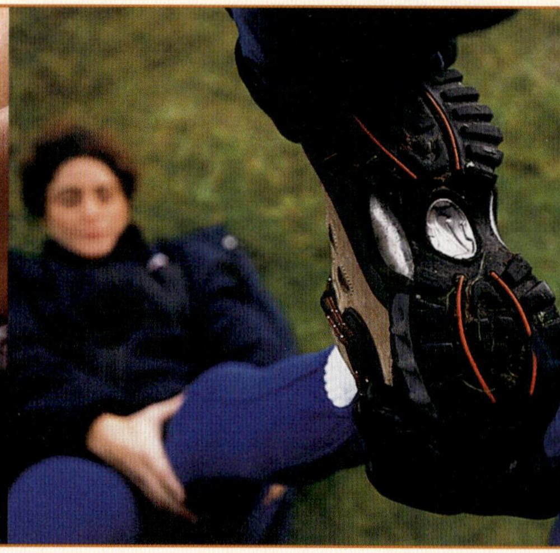

CUESTIONES **DE SALUD**

4

Lo que Vd. puede hacer para que su cuerpo siga trabajando en perfectas condiciones. Además, qué debe Vd. cuidar si tiene unas condiciones de salud específicas.

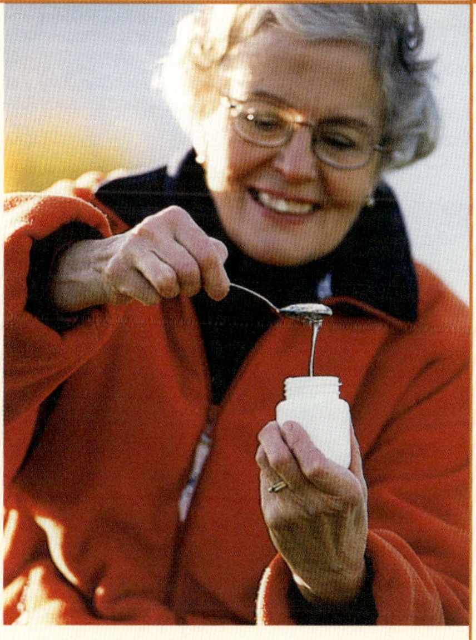

COMER Y BEBER

Caminar no exige grandes cambios de dieta, siempre que coma suficiente alimento para poder continuar y beba suficiente líquido para reponer lo que pierde con el ejercicio. Esta sección le explica lo que debe cuidar.

Empezar a caminar sin duda mejorará su salud y bienestar, pero si quiere sentirse más en forma en general y sacar el mayor rendimiento de sus caminatas, debería dedicar un poco de tiempo a pensar en el estado de su dieta.

Comer para obtener energía

Tanto si camina distancias cortas como si anda períodos más largos, necesita energía en forma de alimento para que sus músculos puedan trabajar. Sin embargo, a menos que realice una caminata que dure más de 2 o 3 horas, esto no significa que necesite comer grandes cantidades antes de salir. Tampoco tiene que tomar cualquier tipo de alimento para obtener energía; algunos aportan energía mucho más saludable que otros. Una dieta diaria basada en comidas ricas en hidratos de carbono le aporta energía suficiente para gran parte de la caminata.

Alimentos que aportan energía saludable

Los hidratos de carbono son esenciales si quiere la energía necesaria para una caminata exigente (vea recuadro inferior). Basar las comidas en buenas fuentes de hidratos de carbono y mantener bajo el consumo de grasas le ayudará a obtener de su caminata los mayores beneficios para la salud.

Los mejores hidratos de carbono son los azúcares y féculas naturales, más que los azúcares y féculas refinados (como pan blanco, arroz blanco y pasta, galletas, pastelería y dulces). Las opciones que indicamos a continuación son excelentes:

- **Azúcares naturales** Fruta fresca y seca, zumo de fruta y algunas verduras.
- **Féculas naturales** Pan y pasta integral, cereales de grano entero, arroz integral, patatas, guisantes, alubias y otras legumbres, frutos secos, patatas, plátanos y algunas verduras.

Si su nivel energético parece disminuir durante las caminatas, puede ser debido a sus patrones alimentarios y el tipo de comida que consume. Probablemente tiene que incrementar la can-

la explicación **HIDRATOS DE CARBONO**

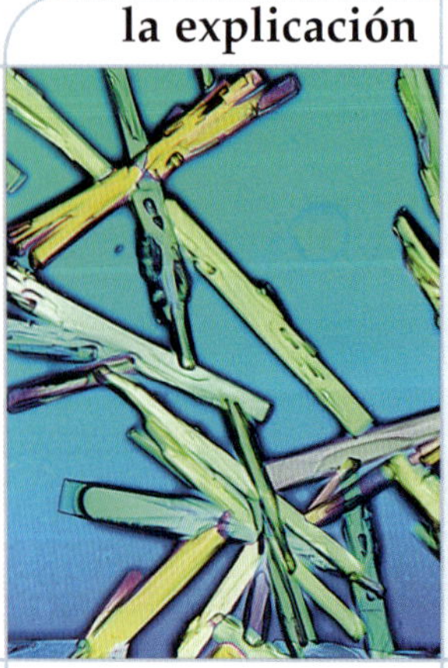

Cuando se digieren los hidratos de carbono, se convierten en glucosa –un tipo de azúcar que el cuerpo puede utilizar como combustible. Todo exceso de glucosa que el cuerpo no utiliza inmediatamente se convierte en glucógeno, almacenado en los músculos y el hígado. Si el cuerpo requiere más carburante, este glucógeno puede convertirse de nuevo en glucosa. Cuanto más lentamente libera el cuerpo este azúcar, más estables son sus niveles energéticos. Por esta razón los hidratos de carbono constituyen un suministro de energía mejor que las versiones refinadas –el cuerpo necesita más tiempo para descomponerlas. Con los hidratos de carbono refinados, parte del proceso de descomposición lo han realizado los fabricantes- por ejemplo, cuando se quita la cáscara del arroz integral para hacer arroz blanco.

tidad de hidratos de carbono de la dieta. Aumentar el consumo de estos alimentos también añadirá fibra a su dieta, lo que ayudará a su sistema digestivo a trabajar con mayor eficacia y a reducir el riesgo de cáncer de colon. Asegúrese de aumentar el consumo de fibra gradualmente o padecerá dolor abdominal, flatulencia e hinchazón. También es vital incrementar el consumo de líquidos.

Comer para perder peso

Administrar comida al cuerpo es tan importante como caminar en un esfuerzo por controlar el peso –si recorta demasiado el aporte de alimento sólo conseguirá sentirse aletargado e incapaz de realizar ejercicio adecuadamente y anulará cualquier beneficio de pérdida de peso que pueda aportarle la caminata. Haga cambios en su dieta reduciendo las grasas y los azúcares y féculas refinados y aumentando el consumo de hidratos de carbono no refinados –éstos, al liberar energía más lentamente, le harán sentirse menos hambriento. Opte por la fruta y las barritas de cereales como tentempié y, si no puede quitarse la comida de la cabeza, utilice la caminata como distracción.

Prepárese para las caminatas

Si sale a hacer una caminata de un día entero, tendrá que planificar el menú de ésta. Empiece con un desayuno alto en hidratos de carbono –cereales de grano entero y pan de harina integral son lo mejor- unas 2 horas antes de empezar la caminata. Mientras camina, probablemente necesitará alimentarse cada 2 o 3 horas. Los bocadillos ideales incluyen los de crema de cacahuete, atún o jamón con pan integral, bollos o pan árabe. Llévese panecillos integrales, fruta fresca y seca, pretzels, nachos, barritas de cereales o verdura cruda, como palitos de zanahoria, a modo de tentempié. Beba agua, zumo de fruta, zumos vegetales o cosas suaves. Comer "poco y a menudo" (picar) aportará a su cuerpo una fuente de energía constante para sus músculos activos y es perfecto si no quiere detener el viaje para hacer una comida formal. Picar también puede ayudar a controlar los niveles de concentración de azúcar en la sangre y colesterol y estimulará su metabolismo, lo que ayuda a quemar más calorías. Coma siempre una comida o un tentempié sustancioso en las 2 horas siguientes al término de la caminata.

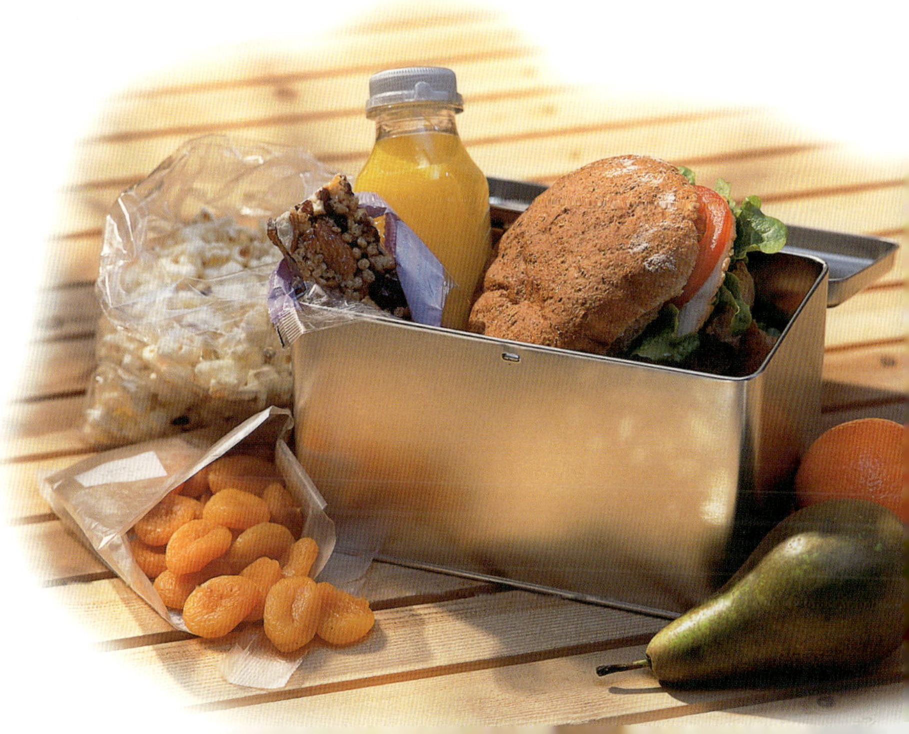

Fuentes de energía sanas
Cuando prepare la comida para llevar, asegúrese de incluir algunos hidratos de carbono naturales para mantener altos sus niveles de energía sin ganar peso.

Contar con los líquidos

El agua es esencial para la vida y constituye del 50 al 70 por ciento del total de su peso corporal. El cuerpo de los hombres, con sus reservas de grasa corporal más reducidas, contiene más líquido que el de las mujeres. Sin embargo, un consumo de líquidos adecuado es vital para ambos sexos para hacer posible que el cuerpo funcione eficazmente. El agua tiene varias funciones (vea recuadro inferior), y si el cuerpo no recibe los líquidos suficientes para seguir trabajando eficazmente, empieza a deshidratarse. Los síntomas de deshidratación incluyen: fatiga, mareos, dolores de cabeza y sensación general de "bajón". Si alguna vez ha experimentado alguno de ellos, es el momento de centrarse en los líquidos.

¿Cuándo debo beber?

Muchas personas beben sólo cuando tienen sed. Éste no es siempre el mejor método para controlar las necesidades de líquidos, porque para cuando está Vd. sediento ya está empezando a deshidratarse. Puede comprobar si está bebiendo suficientemente por la cantidad y color se su orina. Si es prácticamente incolora y hay mucha, está tomando suficiente líquido. Si es amarilla o de un color más oscuro, es momento de beber. Su necesidad básica de líquidos es de unos 2,5 litros de agua al día, equivalente a ocho vasos de agua de 225 ml.

Cuando realiza ejercicio, sin embargo, necesita más que esta cantidad, porque cualquier forma de actividad aumenta la expulsión corporal de líquidos. Siempre que sus músculos trabajan, tanto en un paseo de tarde de domingo como en una excursión de un día por el campo, producen calor. Este calor necesita perderse a través de la transpiración para mantener la temperatura corporal regulada y prevenir el agotamiento producido por una excesiva exposición al calor (vea página 116). La evaporación del sudor enfría la piel, la cual, a su vez, enfría la sangre y el cuerpo. Cuanto más suda, más necesita beber para recuperar líquidos corporales.

"Todos los pensamientos realmente grandes se conciben caminando."

FRIEDRICH NIETZSCHE

AGUA: *beneficios para la salud*

➤ Beber regularmente ayuda al cuerpo a eliminar desechos y toxinas y mantiene la piel sana y brillante.

➤ Los órganos dependen de un agua adecuada para funcionar debidamente, particularmente los riñones, donde previene una infección del tracto urinario, como cistitis, y los intestinos, donde reduce el riesgo de infección y estreñimiento.

➤ El agua es necesaria para producir enzimas digestivas, las cuales ayudan a distribuir por todo el cuerpo todas las vitaminas esenciales, azúcares y nutrientes que obtiene Vd. de la comida.

➤ Beber es particularmente importante en un día caluroso, pues ayuda a regular la temperatura corporal.

➤ Estar hidratado le hará sentirse más atento y con más energía.

➤ Si se deshidrata, puede tener dolor de cabeza; beber agua regularmente puede prevenir esta circunstancia.

Debe planificar qué, cuándo y cuánto beberá antes de empezar a caminar. Si sale sólo para una caminata de 10 a 20 minutos, beba uno o dos vasos de agua, zumo o bebida energética antes de salir. Si planea una caminata más larga, beba dos o tres vasos 2 horas antes de salir, uno o dos vasos justo antes de salir, y tanto como le resulte cómodo cada 15 a 20 minutos durante la caminata. Sea prudente si hace calor y humedad –esto aumentará su necesidad de líquidos, porque el cuerpo no se enfría tan eficientemente con calor y tiene que trabajar más duro para mantener su temperatura media a 37ºC.

¿Qué debo beber?

El agua está bien si va a hacer una caminata corta de una hora o menos; simplemente bebe Vd. para mantenerse bien hidratado más que para proporcionar alimento a su cuerpo. Si prefiere el sabor de la leche, el zumo de frutas o agua con sabores, son buenas alternativas. Todas las bebidas cuentan para su aporte de fluidos, incluso el té, el café o la cerveza. Por supuesto, las bebidas con cafeína o alcohólicas deben consumirse con moderación, porque las sustancias químicas y los aditivos que contienen potencian la deshidratación. Si decide parar para tomar un tentempié, asegúrese de tomar líquidos con la comida. Recuerde también comprobar el color de su orina regularmente.

Para deportistas

Puede que también desee tener en cuenta los niveles de azúcar y sal de sus bebidas. En caminatas que duren más de una hora, las bebidas isotónicas para deportistas, que contienen hidratos de carbono, pueden ayudarle a elevar sus reservas de combustible y darle un poco de energía extra. Una bebida de 225 ml que contenga de 50 a 80 calorías de azúcar puede reducir la fatiga y ayudar al cuerpo a retener líquido. Si camina de 4 a 8 horas, debería buscar bebidas energéticas para deportistas que contengan sodio (sal), pues el ejercicio le hace perder sodio a través del sudor. Las bebidas energéticas son fáciles de conseguir, particularmente en gimnasios y centros deportivos. Mire la etiqueta para ver cuánto azúcar y sal contienen. Como alternativa, puede elaborar su propia bebida energética isotónica. Simplemente, mezcle 1 litro de puro zumo de fruta con 1 litro de agua. Luego añada 2,5 ml (1/2 cucharadita) de sal y remueva.

Consejos del caminante

MANTENERSE HIDRATADO

Prepárese
Llévese una botella de agua en caminatas más largas de 20 minutos.

Disfrútelo
Elija una bebida que le guste –todas las bebidas cuentan para su ingesta de líquidos y son mejor que no tomar nada.

Anticípese
Beba antes de tener sed –la sed significa que probablemente ya esté deshidratado.

Impóngase un ritmo
Beba a sorbos frecuentes y cortos durante toda la caminata.

Esté atento al tiempo
Consuma más líquido en días calurosos y húmedos, y evite llevar ropa pesada o inadecuada, que incrementará la transpiración.

Refrésquese
Mantenga las bebidas frescas con un termo o cubriendo la botella con una funda para bebidas.

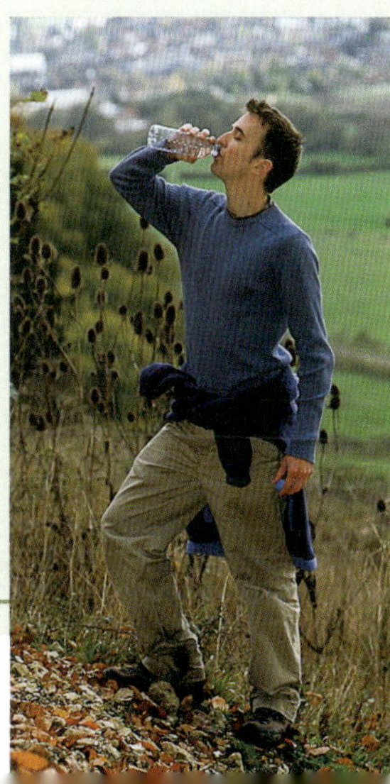

SEGURIDAD PERSONAL

Tanto si camina regularmente por ciudad como por suburbios o zonas rurales, debe tomar medidas para salvaguardar su persona y sus pertenencias. Esto es particularmente importante si camina cuando ya ha anochecido.

Siempre es mejor, desde el punto de vista de la seguridad, caminar con algún compañero –esto vale tanto para hombres como para mujeres, que pueden ser igualmente objeto de un ataque. Sin embargo, es casi inevitable que tenga que caminar solo alguna vez. Con un poco de idea y una evaluación realista de los riesgos, se puede minimizar la probabilidad de sufrir un ataque.

Comunique

Diga siempre a alguien adonde va. Comunique a un familiar, vecino o amigo la ruta que piensa hacer y a qué hora espera estar de vuelta a casa. Si no hay nadie en casa, deje una nota o un mensaje en el contestador. Llévese un teléfono móvil en la mochila o riñonera, y cerciórese de que está cargado. Si no tiene teléfono, vale la pena adquirir uno.

Vístase sabiamente

Si camina al anochecer o más tarde, o con niebla, asegúrese de vestir algo blanco o de llevar alguna prenda de ropa de color vivo que tenga material reflectante. Deje los objetos de valor y el dinero en casa, y no lleve demasiadas joyas –aunque no tengan valor, pues podría parecerlo. Evite utilizar un aparato de audio portátil de noche; no sólo es un objetivo para los ladrones, sino que puede que le impida oír el tráfico o a alguien que se le acerque por la espalda. Igualmente, siempre que sea posible no vaya cargado. Si llueve, no lleve paraguas sino un anorak impermeable. Lleve las pertenencias en una mochila, de modo que le queden las manos libres.

Por otro lado, asegúrese de llevar algún tipo de identificación consigo, y lleve toda información médica especial, como si tiene alergia a alguna medicación, padece alguna dolencia como epilepsia o tiene que tomar alguna medicación especial.

✔ ¿ESTÁ VD. PROTEGIDO?

- ❑ **Dinero y joyas.** No lleve muchas joyas visibles y llévese solo calderilla.
- ❑ **Silbato o alarma.** Lleve consigo algún artículo para poder dar la alerta y llévelo en un lugar accesible.
- ❑ **Ropa reflectante.** Si sale de noche, asegúrese de que puede ser visto.
- ❑ **Entrénese.** Considere la posibilidad de acudir a clases de autodefensa para aumentar su confianza y aprender técnicas.
- ❑ **Dé información.** Diga a alguien dónde estará y llévese identificación personal e información médica.

Reconocimiento del terreno

Conozca sus rutas. Va de maravillas para su confianza y por la sensación de seguridad; las zonas poco familiares pueden parecer y pueden ser amenazadoras. Intente conocer nuevas zonas con luz diurna, antes de aventurarse en ellas de noche. Fíjese en cualquier obstáculo, cruces peligrosos o zonas particularmente apartadas. Varíe el momento del día y los lugares por los que camina tanto como le sea posible, de modo que no se convierta en un posible objetivo. No camine solo por la noche por zonas solitarias. Si sólo tiene tiempo de caminar cuando ya ha anochecido, considere la posibilidad de unirse a un grupo o caminar por un centro comercial (vea página 70). Intente caminar únicamente por zonas bien iluminadas y evite los callejones oscuros, caminos jalonados por setos altos y zonas pobremente iluminadas. Esté alerta en todo momento.

Autodefensa de supervivencia

Saber cómo cuidar de uno mismo en cualquier situación da confianza. Considere la posibilidad de apuntarse a un curso que le enseñará a reconocer las situaciones peligrosas y lo básico para enfrentarse a un posible atacante, como la técnica defensiva, explicada abajo.

Camine con la espalda erguida y con confianza; según muchos expertos en autodefensa, cuanto menos vulnerable parezca, menos vulnerable es. Evite confrontaciones con otros caminantes, patinadores o ciclistas que pueda encontrar por el camino. No mire a las personas de un modo desafiante.

No es aconsejable llevar ningún tipo de arma, pues podría ser usada en su contra. Además, correría el riesgo de ser enjuiciado por llevar armas peligrosas. Sin embargo, puede utilizar una "fuerza razonable" para defenderse. Esto incluye el uso de objetos cotidianos, como llaves, una linterna o un teléfono móvil para golpear a su atacante. La mejor opción, sin embargo, es llevar un fuerte silbato o una alarma contra violadores; esto suele bastar para ahuyentar a un atacante y debería llamar la atención de los transeúntes. Asegúrese de llevar todo ello en un lugar accesible, pues seguramente no desea andar buscando las cosas a tientas y perder unos segundos vitales.

Si le amenazan con cualquier tipo de arma o le roban las pertenencias, no intente luchar. Tome nota mental del rostro de su atacante, así como de su ropa y cualquier marca distintiva, incluidos su voz y su acento, y comunique sus observaciones inmediatamente a la policía.

DEFENDERSE DE UN ATAQUE POR LA ESPALDA

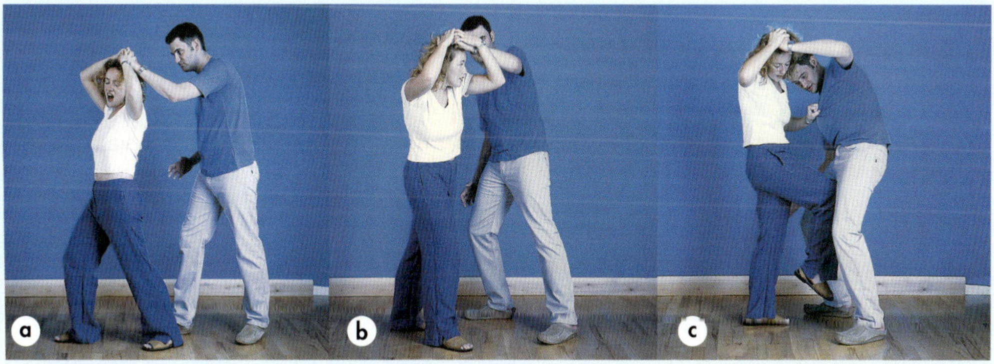

Si un atacante le agarra por el pelo, grite inmediatamente y pida ayuda. Luego plante los pies con firmeza, mientras agarra la mano del atacante con ambas manos. Presione fuerte sobre la cabeza con ambas manos **a**.

Al tiempo que sujeta firmemente la mano del atacante encima de su cabeza, utilice la fuerza de las piernas para darse la vuelta y ponerse de frente a su atacante –esto puede desequilibrarle **b**. Coloque las piernas separadas aproximadamente el ancho de los hombros, con las rodillas ligeramente dobladas para mantener el equilibrio.

c. Ahora utilice las rodillas, pies o manos para defenderse hasta que pueda escapar. Si su atacante tiene las piernas separadas, dele un rodillazo o un puñetazo en la zona de la entrepierna con toda la fuerza posible.

ESTAR ATENTO AL CUERPO

La decisión de ponerse a caminar es importante. Si su objetivo es estar en forma para toda la vida, significa que el ejercicio regular debe convertirse en una parte esencial de su vida, sea cual sea su estado de salud actual.

Decidir empezar a hacer ejercicio es uno de los pasos más importantes que puede dar para mejorar su salud. Caminar puede ayudarle a lograr una mejor forma física y bienestar y evitar enfermedades. Notará los beneficios tanto en el cuerpo –una mayor flexibilidad, fuerza muscular y resistencia a la enfermedad- y la mente –mayor autoestima y menos ansiedad.

A diferencia de otros tipos de ejercicio, caminar es algo que casi todo el mundo puede hacer, en cualquier estadio de su vida y sea cual sea su estado de salud. Sólo existen unas pocas dolencias y enfermedades que pueden hacer que un médico le desaconseje caminar (vea página 119) y, de hecho, caminar puede ser muy beneficioso para muchas otras. Un estudio realizado en 2001 y publicado en los *Archives of Internal Medicine* estudiaba los efectos del ejercicio en un grupo de 2000 personas con enfermedades crónicas, como presión arterial alta, diabetes, cardiopatías y colesterol alto. Al cabo de tres años de estudio, los que habían realizado 30 minutos de ejercicio suave a la semana, como caminar dando la vuelta a la manzana, tenían la mitad de probabilidades de morir que los que no realizaron ejercicio cada semana. Esta sección explica exactamente cómo caminar puede ayudar en las enfermedades específicas de cardiopatía, embarazo, asma, osteoporosis, osteoartritis y diabetes, y le aconseja en torno consideraciones especiales que debe tener en cuenta cuando realiza ejercicio.

Piense positivamente

Si tiene un problema médico, concéntrese en los modos en que la actividad física puede aliviárselo, más que utilizarlo como excusa para permanecer inactivo. A menudo, la voluntad de superar una enfermedad es más poderosa que la medicina usada para tratarla. Una mente sana es una de sus mejores armas en la lucha contra la infección en el camino que lleva a la recuperación total.

Adopte su propio ritmo

Su cuerpo tiene una capacidad asombrosa de luchar contra la enfermedad, recuperarse de una herida o adaptarse a nuevos entornos y condiciones, y lo mejor siempre es estar funcionando entre los extremos del demasiado y el demasiado poco. Esto es cierto para el caminar como para cualquier otra actividad. Para sacar lo mejor de su asombroso cuerpo, necesita comprenderlo debidamente y aprender a responder a sus necesidades. No castigue a su cuerpo con demasiado ejercicio, pero no descuide sus necesidades con una actividad insuficiente.

MANTENER LA INDEPENDENCIA

Un estudio reciente realizado en la Universidad de California halló que cuanto más activo se es más allá de los 65 años, menos probabilidades se tienen de perder la independencia. Un estudio realizado con 6000 mujeres mayores de 65 años descubrió que cuanto más regularmente caminaban o subían escaleras, más posibilidades tenían de estar alerta, tanto mental como físicamente. En el grupo inactivo, el 24 por ciento presentaba un considerable deterioro cerebral, mientras que sólo el 17 por ciento del grupo activo tenía síntomas similares.

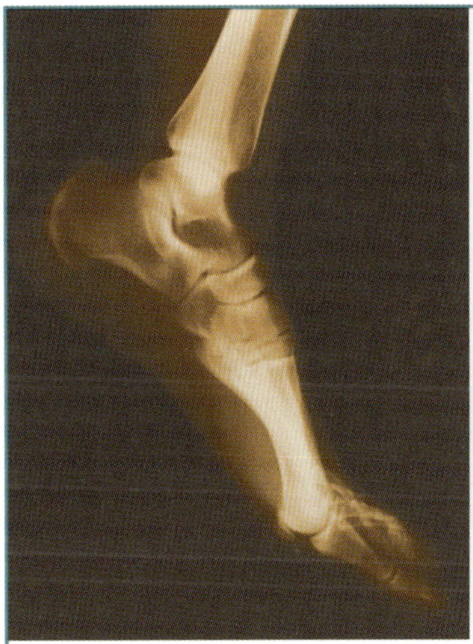

¿Está Vd. en forma para caminar?

Si está planeando empezar a hacer ejercicio, necesitará saber si está físicamente preparado para ello. Este cuestionario está diseñado para ayudarle a decidir esto. Conteste a las siguientes preguntas lo más sinceramente posible. Si responde "sí" a alguna de ellas, probablemente está capacitado para empezar a caminar, pero debe consultar con su médico antes de empezar. Él o ella le ayudarán a estructurar un programa de ejercicios seguro y efectivo. Si responde "no" a todas ellas, está preparado para empezar; no obstante, consultar con su médico antes de empezar cualquier programa de ejercicios nuevo siempre es una excelente idea.

- ❑ ¿Su médico ha dicho alguna vez que padezca Vd. una cardiopatía, como angina, miocarditis o fibrilación atrial –su corazón tiene una ligera arritmia– o ha padecido alguna vez un infarto o tenido un coágulo?
- ❑ ¿Alguna vez siente dolor de pecho o en la parte superior del cuerpo cuando camina, o en cualquier otro momento?
- ❑ Durante el último mes, ¿ha sentido dolor de pecho o dolor en la parte superior del cuerpo estando físicamente inactivo?
- ❑ ¿Alguna vez se siente mareado, pierde el equilibrio, tiene vahídos o ha perdido el sentido?
- ❑ ¿Tiene algún problema óseo o de articulaciones, como artritis reumatoide o tendinitis, que podría empeorar al caminar?
- ❑ ¿Su médico le prescribe actualmente alguna medicación para la presión arterial alta o alguna cardiopatía?
- ❑ ¿Ha sufrido alguna intervención en los tres últimos meses?
- ❑ ¿Padece alguna epilepsia difícil de controlar?
- ❑ ¿Padece diabetes?
- ❑ ¿Está embarazada de gemelos o está teniendo complicaciones en su embarazo? (Vea recuadro página 100)
- ❑ ¿Padece alguna enfermedad aún por diagnosticar?
- ❑ ¿Padece alguna otra dolencia médica que crea Vd. que pueda impedirle realizar ejercicio?

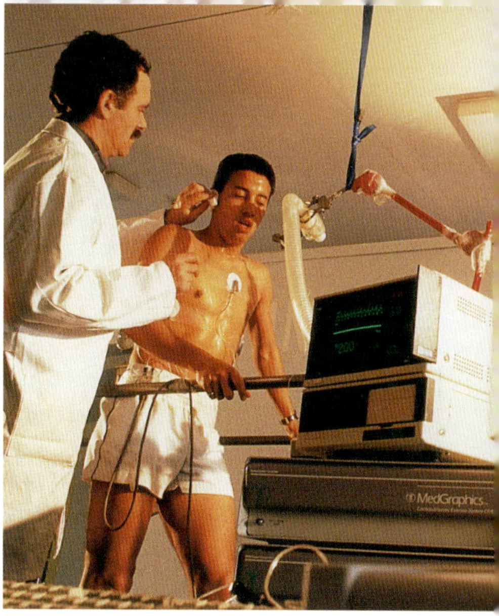

Comprobar el estado físico
Tras un infarto, el estado físico puede monitorizarse caminando en una cinta para andar.

Caminar con cardiopatías

Si tiene la presión arterial alta, angina o ha sufrido alguna vez un infarto o insuficiencia cardiaca, cirugía cardiaca o fibrilación atrial –cuando el corazón padece una ligera arritmia- el aumento de actividad física resultará beneficioso. Caminar es el modo más fácil, seguro y efectivo de fortalecer el corazón.

Presión arterial alta

Según la Blood Pressure Association, cerca de 10 millones de personas en el Reino Unido tienen la presión arterial alta (hipertensión). La mayoría de ellas son de mediana edad o tienen de 75 años en adelante. Dado que la presión arterial alta constituye un importante factor de riesgo tanto de infarto como de derrame cerebral –un bloqueo o la rotura de un vaso sanguíneo en el cerebro- es importante controlarlo.

La presión arterial alta no exige restricciones en las caminatas si no es de 200/110 o más (vea recuadro inferior), nivel al cual debe consultar con su médico antes de emprender una actividad. Caminar regularmente reduce la presión arterial y previene su aumento.

Angina

Se trata de un dolor de pecho que aparece cuando la arteria coronaria que lleva sangre al músculo cardiaco se estrecha, reduciendo el oxígeno que llega al corazón. Cerca del 4 por ciento de hombres y el 3 por ciento de mujeres tendrán angina en algún momento de sus vidas. Caminar ayuda a reducir el riesgo de padecer angina al aumentar la fuerza del corazón y al permitir que se transfiera oxígeno al músculo con mayor facilidad. Si siente dolor de pecho mientras camina, pare. Si ha sido tratado de angina de pecho y lleva su medicación consigo, tómela en seguida. El dolor debería disminuir y Vd. podrá continuar caminando, a un ritmo un poco más lento. Si el dolor continúa más de 15 minutos o va acompañado de sudor o una sensación de mareo, busque asistencia médica inmediatamente.

la explicación **PRESIÓN ARTERIAL**

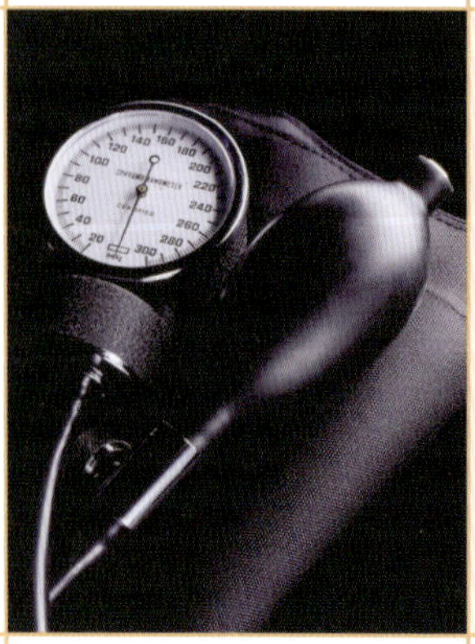

Las lecturas de presión arterial indican la elasticidad y salud de sus arterias. Una lectura da dos mediciones, por ejemplo 120/70. El primer número es la medición sistólica y hace referencia a la presión máxima ejercida sobre las arterias, cuando el músculo cardiaco se contrae y la sangre es impulsada a través de ellas. El segundo número es la medición diastólica, y hace referencia a la presión mínima ejercida sobre las arterias, cuando el corazón se relaja. Si tiene una presión arterial alta de 150/95, por ejemplo, puede bajarla a una lectura sanguínea más normal realizando ejercicio regularmente y reduciendo la ingestión de sal.

Infarto

En el Reino Unido, cada año padecen un infarto cerca de 125.000 personas. La mayoría están causados por el bloqueo de la arteria coronaria que suministra sangre al músculo cardiaco. Una sección del músculo deja de trabajar y, aunque otras partes del músculo asumen el trabajo temporalmente, puede llegar a hacer que el corazón se detenga.

Hay muchas cosas que puede hacer para reducir el riesgo de padecer un infarto, incluyendo dejar de fumar y reduciendo la cantidad de grasas saturadas y sal de su dieta, pero aumentar la cantidad de ejercicio que realiza es una de las mejores medidas de protección. Esto no es sólo porque así refuerza el músculo cardiaco, sino también porque aumenta el suministro de sangre al corazón, alivia el estrés, reduce la presión arterial y los niveles de colesterol y reduce la capacidad que tiene el cuerpo de formar los coágulos sanguíneos que pueden provocar un infarto.

Si ha padecido Vd. un infarto, caminar puede suponer un gran paso en su camino hacia la recuperación. Durante las primeras pocas semanas siguientes a un infarto, su equipo de rehabilitación cardiaca le aconsejará sobre la cantidad de actividad física que le conviene. Una vez reciba el alta, puede incorporar poco a poco las caminatas en su rutina y reducir así el riesgo de sufrir otro ataque.

Es posible que crea que necesita aumentar su confianza tras el programa de rehabilitación al tiempo que su cuerpo y su mente se recuperan de tan grave dolencia. Empiece lentamente, caminando sólo 10 minutos al día, y aumente el ritmo hacia un ritmo moderado durante las ocho semanas siguientes. Recuerde que no debe esforzarse excesivamente y deténgase si siente algunos de los síntomas indicados en el recuadro superior derecho. Vea en las páginas 156 y 157 un programa que ayudará a su corazón.

¿QUÉ SIGNOS INDICAN QUE HAY QUE PARAR?

- ❑ **Dolor o malestar.** Tiene lugar en el pecho o la parte superior del cuerpo, particularmente el brazo izquierdo.
- ❑ **Falta de aliento.** Será incontrolable y costará que remita.
- ❑ **Vahídos o náuseas.** Es una señal de alarma si empezaron durante la caminata.
- ❑ **Mareos.** Tenga cuidado con ellos antes o inmediatamente después de la actividad.
- ❑ **Palpitaciones.** Un latido cardiaco rápido o irregular es señal de peligro.

Otras enfermedades coronarias

La fibrilación atrial es una afección común que provoca una ligera arritmia en el corazón. Caminar es una excelente actividad para ayudar a mejorar el ritmo irregular del corazón. Controle su pulso al caminar utilizando un monitor de ritmo cardiaco o tomándose regularmente el pulso (vea las páginas 141 y 144). Si encuentra que los síntomas empeoran al caminar y que pierde latidos con mayor frecuencia, acuda a su médico.

Tras cualquier operación importante tendrá que ser prudente al reanudar el ejercicio. Aumente la actividad lentamente. Su cardiólogo le aconsejará la cantidad de actividad que le conviene.

"En resumen, todo se reduce a esto:
Camina y sé feliz;
Camina y mantente sano.
El mejor modo de alargar
nuestros días es caminar con paso seguro
y con un propósito."

CHARLES DICKENS

Caminar y embarazo

Planear tener un hijo y tenerlo es una época ya suficientemente confusa sin todos los consejos contradictorios sobre qué ejercicio es beneficioso o no lo es. En términos generales, caminar es una excelente actividad antes y durante el embarazo, aunque por supuesto la cantidad e intensidad de caminatas que realizará dependerá del estadio específico de su embarazo.

Forma física previa al embarazo

Si se está planteando crear una familia, plantéese al mismo tiempo la forma física. Formar su salud y resistencia no sólo preparará su cuerpo para el trabajo extra que tendrá que hacer cuando sean dos, sino que también puede ayudar a potenciar su fertilidad. Caminar puede ayudarle a mantener un peso saludable y, con ello, un ciclo menstrual regular, y potenciar la relajación y aumentar los niveles de energía también favorecerá su deseo sexual. Asegúrese de que su compañero comprende la importancia de la forma física previa al embarazo, también caminar regularmente mantendrá su peso a un nivel saludable y puede mejorar su recuento de espermatozoides.

Cuanto mayor sea su forma física aeróbica, menos cansada se sentirá cuando esté embarazada, una época en que su cuerpo debe soportar dos corazones latiendo y dos sistemas circulatorios, por no mencionar el peso extra que llevará. El embarazo, el trabajo del parto y las noches de insomnio tras el parto son momentos de un inmenso esfuerzo físico y mental. Un nivel alto de forma física cardiovascular les aportará enormes beneficios a Vd. y a su bebé.

El ejercicio durante el embarazo

La mayoría de actividades físicas beneficiarán a una mujer embarazada; los únicos riesgos corresponden a esos deportes que implican contacto físico o riesgo de caídas. Consulte con su médico cuáles desea realizar. Caminar es un excelente ejercicio para el embarazo, pues está relativamente exento de riesgos, y existen únicamente unas pocas situaciones en las que su médico puede desaconsejarle caminar (vea recuadro de la izquierda). Igualmente, caminar puede ayudar en dolencias específicas –puede reducir la hinchazón de los tobillos y reducir el dolor de las venas varicosas. Estas dos afecciones pueden empeorar durante esta época.

Caminar también puede aportar beneficios a la mente. Ésta es una época de su vida que supone un gran reto, y puede haber momentos en que se sienta abrumada. Escapar a una zona tranquila donde pueda deambular y pensar claramente puede ayudarle a ver las cosas con objetividad.

SEGURIDAD ANTE TODO

Su médico le indicará si es aconsejable caminar si su embarazo se ve complicado por una de las siguientes circunstancias:

- Múltiples partos
- Hemorragia, particularmente tras la semana 16
- Presión arterial alta o hinchazón considerable de tobillos y dedos
- Un parto prematuro anterior
- Retraso del crecimiento del feto

Escuche a su cuerpo

Es importante estar activa, pero también debe tener en cuenta las necesidades y cambios de su cuerpo. Habrá momentos en que se sentirá muy cansada. No intente combatirlo. Concédase un descanso cuando lo necesite. Si tiene que elegir entre descansar o caminar, simplemente escuche lo que dice su cuerpo. Durante el embarazo y los tres meses posteriores al parto, también tendrá que ir con cuidado con la postura al caminar y realizar estiramientos. Esto se debe a que la hormona relaxina, que ablanda el tejido conectivo de las articulaciones y músculos, se prepara para el parto y puede hacer que estas zonas se vuelvan más propensas a las lesiones.

- **Primer trimestre (de la semana 1 a la 13).** En esta época probablemente se sentirá cansada y tendrá mareos matutinos. Si estaba en forma antes del embarazo, ahora disfrutará de los beneficios, pues su corazón trabaja más duramente para suministrar sangre a la placenta que se está formando. Sin embargo, no es demasiado tarde para ponerse a caminar, no puede aliviar las náuseas en sí, pero puede distraerle de los síntomas. Si disfrutaba con deportes más duros o retos físicos, puede que tenga que moderarse y cambiar a actividades menos exigentes. Caminar es ideal para mantenerse activa durante esta época. Simplemente, no se exija demasiado ni se extenúe.
- **Segundo trimestre (de la semana 14 a la 26).** Sin tantas náuseas ni cansancio puede sentirse capaz de aumentar el nivel de actividad. Muchas mujeres siguen corriendo y yendo en bicicleta con seguridad durante esta época, así que no piense que estas actividades pueden dañar al bebé. Si su nivel de forma física era bueno antes del embarazo, adelante.
- **Tercer trimestre (de la semana 27 a la 40).** Ahora puede notar que el cansancio vuelve. Continúe caminando regularmente, pero deje que su cuerpo dicte el ritmo y la distancia. Puede que cada vez le falte más el aliento durante este período. Esto es porque el bebé presiona sobre el diafragma y porque aumentan los niveles de una hormona llamada progesterona. En este estadio, es importante llevar calzado adecuado, porque los ligamentos y el arco del pie se volverán menos tensos y menos capaces de sostenerle debido al mayor peso que sus pies deben soportar. Un zapato con un arco de soporte es ideal. Cuando llegue a los primeros estadios del parto, su comadrona puede aconsejarle que camine por el hospital o en casa para ayudar a que la cabeza del bebé se encaje. También le da algo que hacer.

ELEVACIÓN DE PANTORRILLAS

Este ejercicio refuerza los músculos de sus pantorrillas y ayuda a mejorar la circulación de las piernas. Encontrará esto particularmente beneficioso si padece de venas varicosas. Sitúese de pie frente a una pared, a unos 0,6 m de distancia, con los pies ligeramente separados y las rodillas sueltas. Con la espalda erguida, inclínese ligeramente hacia delante y apoye las manos suavemente en la pared. Mire al frente, apretando los abdominales y con la pelvis inclinada **a**. Con el peso uniformemente distribuido, elévese lentamente sobre los dedos de los pies, elevando el arco de los pies tanto como le sea posible **b**. Compruebe que tiene el peso hacia delante y que el pecho está elevado. Mantenga esta posición un par de segundos y luego baje ambos talones lentamente, asegurándose de no apoyarlos bruscamente en el suelo. Empiece con 2 tandas de 8 repeticiones, y siga hasta 3 tandas de 16 repeticiones una vez se sienta cómoda con el ejercicio.

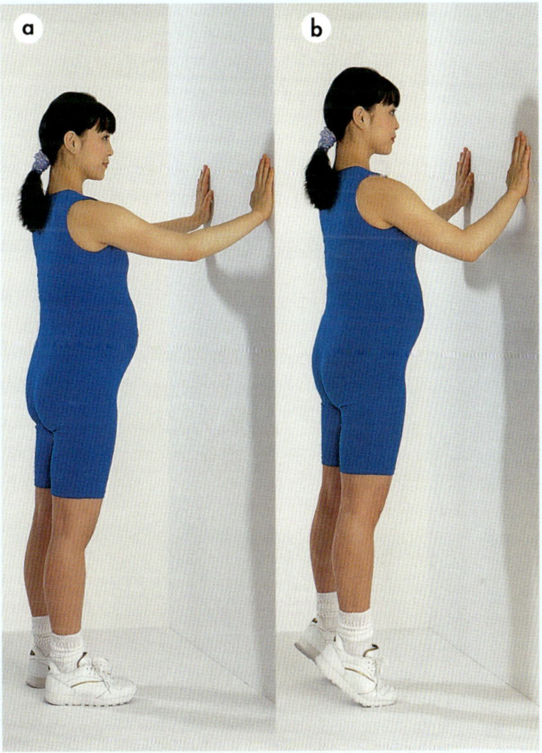

Caminar con asma

El asma no es un obstáculo para estar activo; de hecho, cuanto más activo sea, mejor será su forma física y más capacidad tendrán sus pulmones de sobrellevar su afección. Si empieza ahora con el ejercicio, caminar es uno excelente para empezar.

Comprender el asma

La dolencia más común es resultado de que los pequeños conductos respiratorios o vías respiratorias de los pulmones se estrechan, con lo cual puede pasar menos aire por ellos. Las paredes de los conductos se hinchan e inflaman, la mucosidad (flema) tapona el interior de los conductos y los músculos que envuelven los conductos se tensan.

La mayoría de personas que padecen asma necesitan utilizar tanto un inhalador preventivo como un inhalador calmante. El inhalador preventivo reduce la hinchazón y la formación de mucosidad de los conductos respiratorios, y debe utilizarse diariamente. Los inhaladores preventivos más comunes son los esteroides (como la beclometasona), que puede utilizarse de una a dos pulverizaciones de vez en cuando, cuatro veces al día. El inhalador calmante (como el salbutamol) es una "solución rápida" que reduce la tensión de los músculos que envuelven los conductos respiratorios, pero no reduce la hinchazón ni la formación de mucosidad. Debe utilizarse como alivio esporádico de un ataque. Muy recientemente se han desarrollado las pastillas contra el asma (antagonistas del receptor de leucotrienos). Si se toman diariamente, pueden prevenir la aparición de los síntomas del asma.

Existe también una evidencia creciente de que la relajación puede ser útil para aliviar la aparición y los síntomas del asma, y caminar constituye una excelente forma de relajar tanto el cuerpo como la mente. Los beneficios añadidos que tiene caminar, como calentar el cuerpo y mejorar la circulación, pueden tener asimismo un impacto positivo sobre el asma.

Unas palabras de aviso

Si bien caminar es ideal para las personas con asma, sepa que cualquier tipo de ejercicio exige algo al cuerpo. Al caminar a paso ligero, inspira más aire que en reposo, y puede resultar una ten-

Consejos del caminante

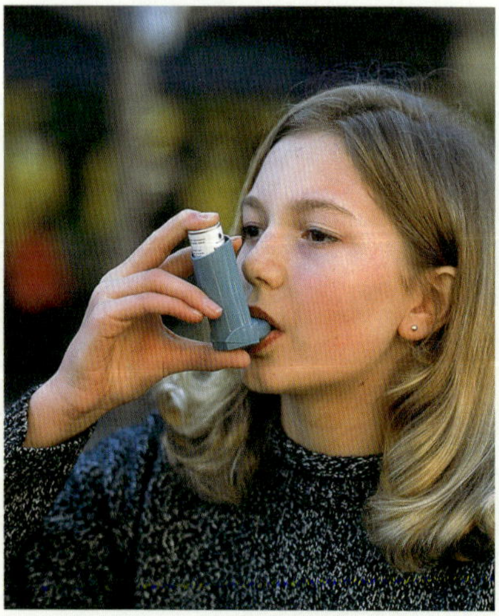

PREVENCIÓN DE ATAQUES

Realice un buen calentamiento

Diez minutos de ejercicio de calentamiento suave ayudan a crear un ritmo respiratorio lentamente.

No olvide el inhalador

Si padece asma inducido por el ejercicio, use su inhalador calmante como mínimo 30 minutos antes de salir.

Consulte el tiempo

Los días fríos y secos pueden agravar el asma, pues su cuerpo necesita más tiempo para calentar el aire que inhala. Tómeselo con calma o use una bufanda (vea página opuesta, arriba).

Programe su caminata cuidadosamente

Los niveles de contaminación se hallan en su nivel más bajo por la mañana temprano o por la tarde, antes y

CAMINAR EN INVIERNO

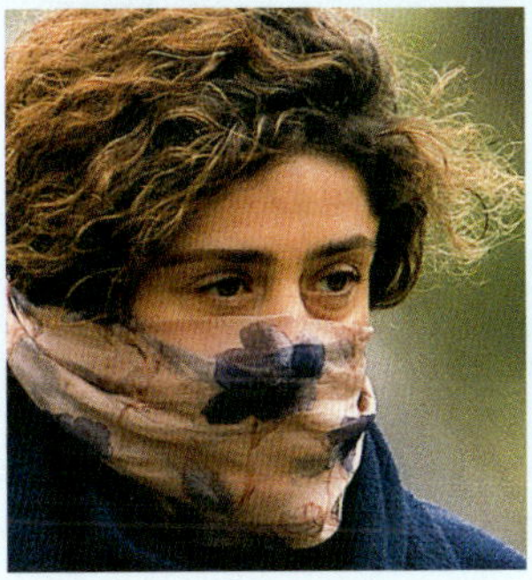

El tiempo más problemático para los asmáticos es un día frío y seco. Normalmente, al pasar el aire a través de la nariz hacia los pulmones, es calentado por la nariz y el cuerpo. Pero en un día frío, puede que Vd. camine más distancia y respire más fuerte, a menudo por la boca, por lo que el aire no tiene tiempo de calentarse. Esto constriñe sus vías respiratorias bronquiales. Respirar a través de una bufanda que no sea fibrosa –por ejemplo, forro polar o seda– o con la mano delante de la boca puede ayudar. Si sigue teniendo dificultades para respirar, aminore el paso y prepárese para utilizar el inhalador.

tación respirar por la boca, evitando así el vello de la nariz que calienta el aire entrante. Esto puede provocar tos, jadeo, tensión pectoral y dificultad respiratoria al ir fatigándose hacia el final de la caminata. Para ayudar a evitar esto, asegúrese de utilizar su inhalador calmante como mínimo media hora antes de salir y llevar un inhalador calmante consigo en caso de necesidad. Asegúrese de realizar un calentamiento adecuado –le ayudará a aumentar el ritmo respiratorio lentamente y es particularmente importante si el aire es frío. Tampoco debe pasar por alto el enfriamiento.

El factor contaminación

Por lo general, la contaminación ambiental no supone un problema serio para las personas que padecen asma, tal y como cree mucha gente. En realidad, los niveles de muchos contaminantes pueden ser más elevados dentro de su hogar que fuera. Sin embargo, algunos contaminantes externos como el polen, el ozono (el ingrediente principal de la niebla tóxica), los humos del tráfico y las partículas microscópicas producidas por la industria y los vehículos diésel pueden provocar síntomas y deben evitarse siempre que sea posible. Los niños son más vulnerables a los niveles elevados de ozono, particularmente cuando realizan ejercicio.

Cuando los niveles de estos contaminantes son elevados, como cerca de una carretera o durante el verano, tenga la precaución de modificar la ruta de su caminata y el nivel de actividad. Aléjese de las carreteras y evite campos donde puedan utilizarse productos químicos. Los informes meteorológicos de los periódicos, la televisión y los sitios web le darán información sobre los niveles de contaminación en la ciudad.

después de las horas punta, así que estos son buenos momentos para salir a caminar.

Respire por la nariz

Su vello nasal calienta el aire y facilita la respiración.

Compruebe el índice de concentración de polen en el aire

Si también padece alergia al polen, camine por interiores los días en que el índice de concentración de polen en el aire sea elevado.

Elija bien la ruta

Manténgase alejado de calles muy transitadas para reducir la exposición a la polución de los vehículos.

Alergia al polen y asma

Si es Vd. alérgico a un tipo de polen, use el inhalador y plantéese si toma un antihistamínico justo antes de la temporada de polen para ayudar a potenciar su resistencia. Las previsiones de polen suelen considerar el alérgeno más común, el polen de la hierba, pero hay muchos otros en el ambiente en diferentes épocas del año, y Vd. puede percibir un patrón de su propia respuesta durante la primavera y el verano. El polen de los árboles aparece en primavera. El polen de la hierba aparece a principios de verano. El polen de la mala hierba domina el resto del verano y las esporas de los hongos aparecen en otoño. El ciclo vuelve a empezar en primavera. Si la alergia al polen hace que su caminata resulte incómoda, busque otros lugares para caminar, como centros comerciales.

EJERCITE LA MENTE

La reciente investigación Fitness Artritis and Seniors Trial (FAST), realizada por la American Medical Association, estudió los efectos del ejercicio aeróbico y los ejercicios de resistencia en adultos mayores con osteoartritis de rodilla. Se animaba a los participantes a caminar más, junto con otros ejercicios físicos, o a continuar con su nivel habitual de escasa actividad física. Al cabo de un año, los que caminaban más sentían menos dolor y molestias y necesitaban menos medicación y cirugía que sus homólogos.

Caminar con osteoartritis y osteoporosis

Se puede pensar que cuanto más utilizamos las articulaciones y huesos, más rápidamente se desgastarán y provocarán dolor. De hecho, la realidad es todo lo contrario. Hay que admitir que los atletas de elite que se ejercitan con gran intensidad y someten a sus articulaciones a presión constante pueden padecer desgaste a una edad temprana, pero para la mayoría de nosotros, cuanto menos usemos las articulaciones, más débiles se volverán los músculos de soporte, y más se tambalearán y gastarán nuestras articulaciones. De modo parecido, si no mantenemos un peso sobre nuestros huesos, éstos perderán densidad y serán más propensos a las roturas.

A nuestras articulaciones no les gusta cargar con mucho peso extra. Si tiene Vd. sobrepeso y además está inactivo, sus rodillas o caderas empezarán a quejarse, y se desarrollará osteoartritis. Nunca es demasiado tarde para mejorar la flexibilidad y fuerza de las articulaciones, protegiéndose y reduciendo así los efectos de la osteoartritis, y caminar es uno de los mejores modos de hacerlo. Caminar regularmente también es ideal para mantener la densidad de los huesos, ayudando así a compensar los efectos de la osteoporosis. Si padece la afección, más seria, de artritis reumatoide, debería consultar con su médico antes de empezar un programa de caminatas.

Cómo el caminar ayuda en la osteoartritis

La osteoartritis es el resultado del desgaste natural de las articulaciones. Suele darse cuando los músculos que envuelven la articulación se debilitan por falta de uso. Esto provoca que la arti-

la explicación **DENSIDAD ÓSEA**

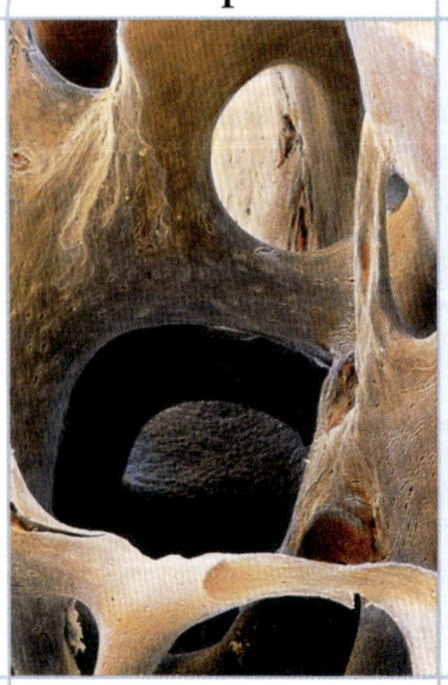

Unas células llamadas osteoclastos liberan minerales, como calcio, de los huesos cuando otras partes del cuerpo necesitan estos minerales. La densidad mineral ósea (DMO) se mantiene cuando otras células de los huesos, llamadas osteoblastos, reemplazan a estos minerales perdidos. Cuando la DMO es normal, los huesos están fuertes y las fracturas poco importantes son reparadas con facilidad. Al principio de la treintena, el cuerpo empieza a volverse menos efectivo reemplazando los minerales perdidos y los huesos se vuelven gradualmente porosos y más propensos a las fracturas. Osteoporosis significa, en realidad, "hueso poroso". El hueso tiene una estructura de panal, como se muestra a la izquierda. Cuando un hueso se vuelve osteoporótico, las paredes del panal se vuelven más delgadas. La actividad física puede reducir esta pérdida de densidad ósea, particularmente los ejercicios de carga, porque ejercen una moderada presión sobre los huesos.

culación se vuelva inestable y se desgaste más rápidamente, causando inflamación, hinchazón y dolor. Los calmantes pueden aliviar, pero Vd. puede hacer mucho para ayudar a la artritis de un modo natural, sin medicación.

Tener sobrepeso añade todavía más presión a las articulaciones, de modo que una ligera dieta combinada con un programa de caminatas regulares hará mucho para aliviar el dolor. Los ejercicios para los músculos del muslo son buenos porque incrementan la fuerza de los músculos que soportan la rodilla. Esto significa que los músculos, más que las articulaciones, son los que soportarán la mayor parte del estrés y la presión del ejercicio. La rodilla no oscilará y la artritis no empeorará. La acupuntura también puede aportar un alivio considerable, como lo hacen también los estiramientos y el yoga. Puede ser que prefiera utilizar un bastón u otro soporte cuando inicie un programa de caminatas regulares.

Cómo caminar ayuda en la osteoporosis

Esta enfermedad tiene lugar cuando la densidad de los huesos disminuye. Los huesos de todas las personas se vuelven más delgados al principio de la treintena, pero algunas padecen osteoporosis a edad mucho más temprana. La osteoporosis en sí es indolora; son las pequeñas fracturas que ocurren en la columna como resultado de la osteoporosis lo que provoca dolor y encorvamiento. Un hueso de cadera que se vaya volviendo delgado también aumenta las posibilidades de sufrir una fractura.

Los huesos se desarrollan constantemente, como el resto del cuerpo, y necesitan ejercitarse regularmente. El período crítico para el crecimiento óseo es la adolescencia y el principio de la veintena –la masa ósea máxima se alcanza a principios de la treintena. La actividad física desempeña un papel crucial en la detención del adelgazamiento del hueso. Si padece Vd. osteoporosis, las únicas actividades físicas que tiene prohibidas son los deportes de contacto y actividades que conlleven riesgo de caídas. La clave reside en aumentar la cantidad de ejercicio de soporte de cargas que realiza. Caminar conlleva soporte de cargas, pues los huesos soportan la "carga" del tirón de los músculos y la fuerza de gravedad sobre el cuerpo. Los huesos necesitan gran variedad de cargas breves y frecuentes durante el día para mantener la fuerza y densidad.

También puede mejorar la fuerza ósea aumentando la ingestión de calcio y vitamina D, manteniendo bajos los niveles de alcohol, evitando consumir bebidas que contengan cafeína con las comidas, pues reducen la absorción de calcio de la comida, y reduciendo la sal, pues ésta puede hacer que el cuerpo excrete más calcio. Las mujeres que pierden mucho peso y dejan de menstruar regular-

Consejos del caminante

PROTEGER LOS HUESOS

Elija una superficie ideal
Dado que las rocas y surcos aumentan las posibilidades de sufrir una caída, permanezca en terrenos llanos.

Adopte su propio ritmo
Empiece caminando lentamente y mantenga este ritmo tanto como desee.

Escuche a su cuerpo
Aumente la distancia gradualmente. No hay ninguna prisa.

Juegue seguro
Lleve un vendaje u otro soporte para la articulación inflamada y tómese los calmantes necesarios como mínimo una hora antes de la caminata.

Pida consejo a un experto
Lleve suelas buenas para caminar con ortopedia, preferiblemente según consejo de un podólogo.

Corto y frecuente
Camine distancias cortas cada día más que distancias más largas una vez a la semana.

Camine con tiempo templado
Intente realizar caminatas más largas cuando el tiempo sea seco, soleado y templado. Este tiempo es mejor para las articulaciones doloridas.

Ayúdese
Pierda peso si nota que le impide progresar.

Tenga paciencia
Transcurrirán de dos a tres meses hasta que empiece a notar los beneficios.

mente no producen suficiente estrógeno para proteger sus huesos, y en los hombres que realizan excesivas dietas, los niveles de testosterona pueden descender a niveles muy bajos, lo que causa una pérdida de densidad ósea. De modo que abandone los regímenes muy estrictos.

Caminar con diabetes

Como ejercicio aeróbico con un bajo índice de lesiones y beneficios cardiovasculares sustanciales, caminar regularmente es uno de los mejores tratamientos para la diabetes. A menudo, la diabetes puede tratarse simplemente con ejercicio regular y una dieta sana, que a veces evitan la progresión hasta llegar a las inyecciones de insulina. Sin embargo, debería consultar con su médico antes de empezar un nuevo programa de ejercicios.

La diabetes tiene lugar cuando hay un trastorno del delicado equilibrio de azúcar (glucosa) e insulina en el cuerpo. La glucosa es la forma simple de hidratos de carbono que nos da energía (vea recuadro, página 90); la insulina es una hormona que ayuda a controlar los niveles de concentración de azúcar en la sangre y es producida por células especiales del páncreas. Cuando los niveles de glucosa aumentan, el páncreas produce insulina extra para retirar esta glucosa del torrente sanguíneo y almacenarla en el hígado. No obstante, si el páncreas no puede producir suficiente insulina para mantener este equilibrio, entonces puede producirse diabetes.

- **Diabetes de tipo I.** Se produce sobre todo inicialmente en personas menores de 35 años. Se desconoce la causa exacta, aunque puede ser el resultado de una infección vírica que destruye las células productoras de insulina, dejando al cuerpo incapaz de producir insulina. Los niños pueden desarrollar una elevada concentración de azúcar en la sangre bastante repentinamente y tienen que empezar un tratamiento con insulina inmediatamente.
- **Diabetes de tipo II.** Se da a una edad más avanzada, principalmente hacia los 40 años o más. Su aparición, por la cual el cuerpo se va volviendo incapaz de utilizar o producir insulina, es más gradual y puede diagnosticarse en un examen médico rutinario. Asociada con la obesidad, a veces puede ser tratada con una dieta estricta en lugar de medicación, o con ambas.

La combinación de glucosa y oxígeno en nuestros cuerpos libera la energía que necesitamos para ejercitar nuestros músculos y hacernos funcionar. Si la cantidad de glucosa es demasiado baja, puede ocurrir un episodio hipoglucémico (un "hipo"). Esto ocurre cuando la con-

Consejos del caminante

CONOCIMIENTO DE LA INSULINA

Planifique cuidadosamente

Decida exactamente cuándo hará la caminata y planifique las inyecciones de insulina en función de ella. Como caminar consume glucosa, su dosis normal de insulina puede ser demasiado elevada y puede que necesite compensarla.

Aplace la absorción

Si va a salir a caminar poco después de una inyección de insulina, inyéctesela en músculos alejados de las piernas. De este modo la insulina no es absorbida demasiado rápidamente por los músculos que se utilizan durante el ejercicio, lo que puede provocar una hipoglucemia.

Compruebe la concentración de azúcar en la sangre

Empiece con una caminata de unos 15 minutos y controle su concentración de azúcar en la sangre antes de empezar y aproximadamente 1 hora después de haber terminado. Si su concentración de azúcar cambia considerablemente, consulte a su médico antes de emprender una caminata más larga.

Lleve glucosa consigo

Asegúrese de llevar glucosa líquida o en tabletas consigo. Si tiene signos de una hipoglucemia, siéntese y tómese la glucosa.

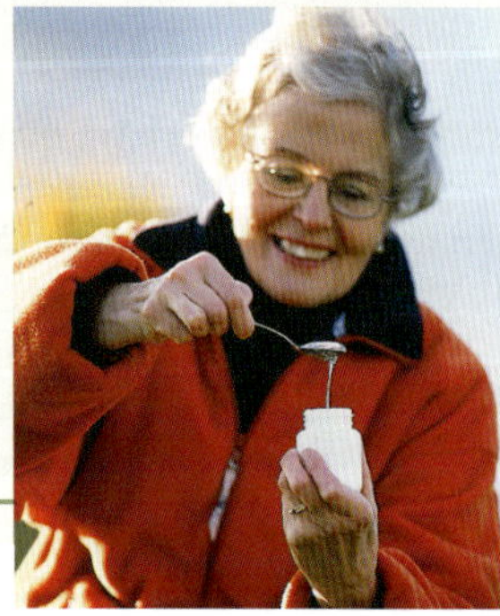

centración de azúcar en la sangre ha bajado a un nivel al cual el cerebro se ve afectado y se produce debilidad, confusión, mareo y transpiración. Normalmente es resultado de haber tomado demasiada insulina. Una hipoglucemia se trata rápidamente tomando glucosa en forma de comidas o bebidas ricas en azúcar.

Cómo el caminar ayuda

El cansancio, provocado por un trastorno del equilibrio de los niveles de concentración de azúcar en la sangre e insulina, es uno de los síntomas más comunes de la diabetes. Caminar ayuda a controlar los niveles de concentración de azúcar en la sangre porque, como cualquier ejercicio, quema el azúcar del torrente sanguíneo mediante la actividad muscular.

Si tiene Vd. diabetes de tipo II, es Vd. más propenso al exceso de grasa corporal, que disminuye la sensibilidad de su cuerpo a la insulina. Esto significa que necesita más insulina de lo normal para mantener bajos los niveles de concentración de azúcar en la sangre. Por desgracia, el aumento de producción de insulina provoca una presión arterial más elevada e incrementa los niveles de colesterol, que pueden ocasionar problemas cardiacos. El caminar, al ayudarle a deshacerse de esta grasa adicional, aumenta la sensibilidad de su cuerpo a la insulina, de modo que necesita menos. También puede encontrar que las inyecciones de insulina provocan un aumento de peso, de modo que una actividad física regular ayuda también a combatir esto.

La cantidad ideal

Intente llegar a realizar un programa de 30 minutos al día, cinco días a la semana. La caminata debe ser lo bastante exigente como para aumentar su ritmo respiratorio. Esto hará quemar azúcar, reduciendo así su necesidad de insulina y el colesterol. No olvide que los beneficios de una caminata sólo duran unos pocos días, de modo que no abandone su plan de caminatas.

Es importante que revise sus pies con regularidad cuando camine (vea abajo). Los pies pueden infectarse más fácilmente si tiene diabetes a causa de la pobre circulación y la pérdida de sensibilidad, de modo que un calzado bien adaptado y cómodo es esencial.

Si padece hipoglucemias frecuentes pero no experimenta signos de alarma, camine con un amigo que pueda vigilarle. Si está Vd. con alguien que cree que está sufriendo una hipoglucemia, intente hacer que tome un poco de glucosa líquida o tabletas ricas en glucosa tan pronto como sea posible antes de que parezca confundido.

El cuidado de los pies

Los pies trabajan duro al caminar, por lo que hay que prestarles un poco de atención.

a Mire diariamente si sus pies presentan cortes, ampollas, hinchazón o están adoloridos. Visite a su doctor si tiene alguna de estas heridas que no sana.

b Lávese los pies diariamente con agua templada, no caliente. Séquelos bien, particularmente entre los dedos.

c Suavice bien los callos y callosidades con piedra pómez. Mantenga la piel suave aplicándose loción para la piel encima y debajo de los pies, pero no entre los dedos.

d Córtese las uñas regularmente. Córtelas en línea recta de lado a lado, usando cortaúñas, no tijeras, y suavice los extremos con una lima de esmeril.

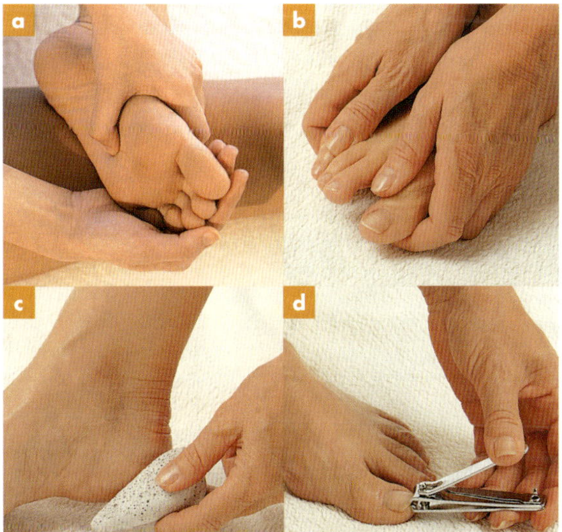

PRIMEROS AUXILIOS

Para un caminante comprometido, es lógico ir equipado con un botiquín básico de primeros auxilios y saber utilizar su contenido. Esta sección describe las afecciones más comunes y le explica cómo aplicar un tratamiento básico.

Caminar es una de las formas de ejercicio más seguras. Nuestros cuerpos están diseñados para caminar, de modo que deberíamos encontrarla una actividad completamente natural y exenta de lesiones. Sin embargo, como ocurre con todo ejercicio físico, existen ciertos riesgos. Es aconsejable tener siempre un botiquín de primeros auxilios en casa y llevarse uno para caminatas de más de un par de horas o así, particularmente si va en grupo. Estas páginas también le enseñan como tratar muchas de las lesiones leves más comunes y algunas de las más graves que pueden ocurrir al caminar.

Prevención de caídas

El terreno desigual y difícil es la causa de muchas caídas al caminar, pero éstas también pueden ser consecuencia de una forma física pobre. Afortunadamente, la mayoría de caídas pueden prevenirse simplemente mirando por donde se anda y evitando o yendo más lento en los lugares difíciles. Éste es el motivo por el que ayuda el familiarizarse con la ruta antes de realizarla a un ritmo rápido. Evite los tramos resbaladizos de hielo o nieve y la hierba húmeda, las hojas o el musgo si no se siente seguro. Si se encuentra en un parque o un bosque, vigile con las rocas, raíces de los árboles y agujeros cavados por animales. En las ciudades, las aceras desiguales o en mal estado son más que un problema, y debe ir con cuidado en zonas que estén siendo cavadas o reparadas. Los perros, particularmente los más amigables, pueden suponer un peligro si saltan por sorpresa.

A veces las caídas son provocadas por factores internos –consecuencia de un pobre equilibrio o flexibilidad o articulaciones o músculos débiles. Caminar le ayudará a mejorar la forma física en todas estas áreas, y Vd. puede ayudarse más si realiza estiramientos regularmente (vea páginas 39 a 41) y haciendo ejercicios específicos (vea páginas 178 a 181). Igualmente, si se cae, se recuperará más rápidamente.

El botiquín de primeros auxilios

Los artículos básicos para caminar se señalan en el recuadro de la página opuesta y son todo lo que se necesita para la mayoría de situaciones. Aunque la mayoría de sus caminatas no duren más de una hora y Vd. crea que no necesita llevarse un botiquín, como mínimo debería tenerlo

PREVENCIÓN DE CAÍDAS

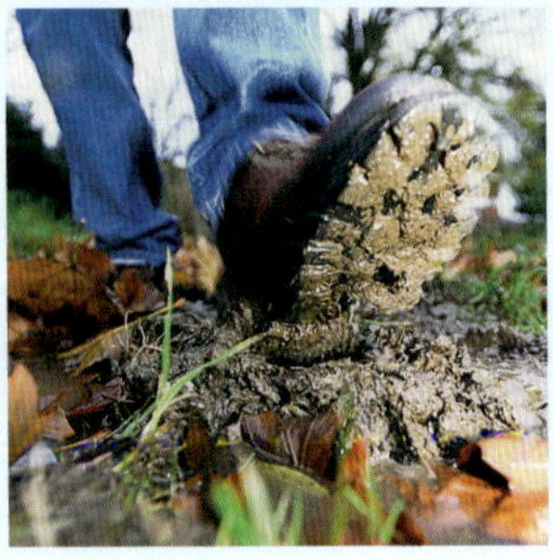

Aunque a veces es necesario aminorar el paso en terreno resbaladizo o desigual, si da pasos muy cortos y coloca cada pie con cuidado lo más probable es que ponga en peligro su equilibrio, resbale y caiga. En lugar de ello, avance con confianza. Cada vez que apoye el talón en el suelo, hágalo con energía y positivamente. La mayoría de pequeñas ramas y lodo blando cederán bajo el peso de su cuerpo y Vd. podrá seguir caminando a su ritmo y equilibrio naturales. Si lleva zapatos o botas con un dibujo profundo y ranuras hacia varias direcciones en las suelas, también esto ayudará a prevenir los resbalones.

en casa. Si compra un botiquín ya preparado en una tienda, compruebe que contiene todos los artículos. Los elementos extra, como artículos para las ampollas, repelente contra insectos o cremas contra picaduras, pueden ser útiles si espera encontrar alguno de los peligros de los que se habla en el resto de este capítulo.

Para caminatas que duren un día o más, o cuando se aventure en climas o entornos extremos, necesitará un botiquín más completo, específicamente adaptado a sus necesidades. Por ejemplo, tendrá que plantearse si lleva bengalas, tablillas, una manta y una linterna. Pida consejo en una tienda de equipos para el aire libre.

Muchas vendas y artículos de primeros auxilios incluyen instrucciones de uso. Debe familiarizarse, sin embargo, con el contenido del manual del botiquín de instrucciones y tenerlo en casa en un lugar fácilmente accesible en caso de emergencia o, lo que es mejor, asistir a un curso de primeros auxilios.

Seguridad ante todo

Tenga un cuidado especial con los antiinflamatorios, como el ibuprofeno, o los calmantes, como el acetaminofeno. Los antiinflamatorios pueden resultar peligrosos si los toma una persona que padezca asma, pues pueden provocar un ataque.

No se deben dar calmantes a alguien que haya sufrido un colapso o pueda necesitar cirugía –por ejemplo, por un hueso roto– pues la cirugía sólo se puede realizar a un individuo que no haya tomado nada de comida o bebida en las 4 horas previas.

¿QUÉ NECESITO EN UN BOTIQUÍN?

- ❑ **Apósitos adhesivos.** Incluya cierta variedad de formas y medidas en su botiquín para utilizar con heridas leves.
- ❑ **Apósitos no adhesivos.** Asegúrese de que son estériles y de que los haya de diferentes medidas.
- ❑ **Cabestrillo.** No es sólo para fracturas y esguinces, sino también para elevar brazos o manos con cortes.
- ❑ **Vendaje elástico.** Utilice esto o un vendaje tubular para sujetar esguinces y mantener los apósitos en su sitio.
- ❑ **Imperdibles.** Utilice imperdibles o clips para fijar los vendajes.
- ❑ **Esparadrapo.** Utilice esparadrapo para mantener los apósitos en su sitio. Algunas personas son alérgicas a algunos tipos de esparadrapo.
- ❑ **Gasas.** Incluya un paquete de 10 para utilizar como apósito o para acolchar o limpiar.
- ❑ **Toallitas antisépticas.** Utilícelas para heridas pequeñas.
- ❑ **Crema antibiótica.** Previene infecciones.
- ❑ **Antihistamínicos.** Pueden reducir una reacción por mordedura o picadura.
- ❑ **Tijeras.** Asegúrese de que tienen la punta roma.
- ❑ **Manta térmica.** Se trata de una manta de papel de aluminio que retiene el calor.
- ❑ **Silbato.** Constituye un excelente medio para llamar la atención.

Problemas de pies y uñas

Los pies son la parte del cuerpo más vulnerable a las lesiones cuando se camina. A continuación describimos algunas de las dolencias que se dan con mayor frecuencia asociadas con el caminar, así como algunos consejos sobre cómo prevenirlas y tratarlas.

Ampollas

Una de las afecciones más comunes asociadas con el caminar, las ampollas pasan a ser realmente un problema sólo en cuanto haya empezado a caminar grandes distancias. Están provocadas por la fricción que se produce cuando la piel sudada es frotada por el calzado.

Uno de los mejores modos de evitar las ampollas es asegurarse de que el calzado se adapta bien. Al caminar largas distancias los pies se expanden, de modo que el calzado de travesía debe ser media talla más grande de lo normal (vea página 123). Compruebe que no haya costuras que friccionen las zonas donde se pueden formar ampollas. Cuando utilice calzado nuevo asegúrese de ablandarlo lentamente para que se adapte a la forma de su pie y pierda rigidez.

EL PRINCIPIO *RICE*

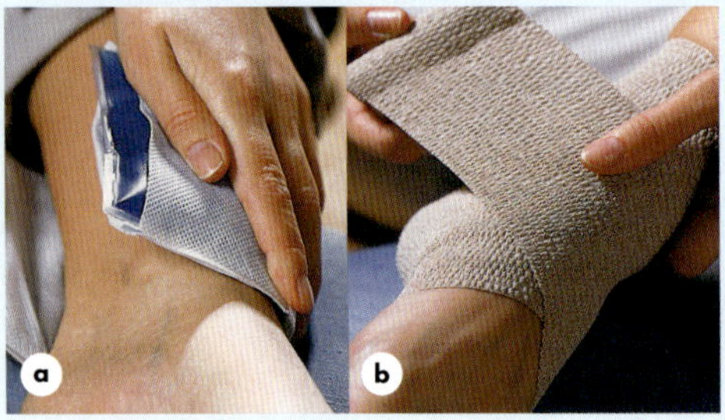

Para tratar los esguinces, descanse la zona afectada, cúbrala con hielo **a**, como guisantes congelados o nieve compactada, luego haga un vendaje compresivo para reducir la inflamación **b**. Finalmente, eleve la zona. Recuerde:
Rest (descanso)
Ice (hielo)
Compression (compresión)
Elevation (elevación)

Si la piel de sus pies es dura y no está dolorida, resista la tentación de utilizar piedra pómez o suavizantes para la piel, pues esta piel dura le evitará desarrollar ampollas en estas zonas. Si la piel está seca, agrietada y dolorida, sin embargo, entonces aplique una crema para suavizar la piel en la zona tras haberla lavado para aliviar el dolor.

Al caminar, mantenga los pies secos utilizando calcetines que absorban la humedad de la piel (vea página 127). Los calcetines delgados utilizados debajo los calcetines normales son ideales, pues la fricción se da entre ambos calcetines más que entre el calcetín y la piel. En una caminata larga, lleve calcetines de recambio para cambiarse si se le mojan los pies.

Si se le forma una ampolla, cubra la zona con un vendaje adhesivo o algún artículo para las ampollas. Existen varios tipos de artículos para las ampollas, con varios nombres de marca. Moleskin y otros apósitos adhesivos, están hechos con plástico o tejido suave con adhesivo detrás, lo que protege frente a más fricciones de la zona afectada. Spenco 2nd Skin, y otras almohadillas para las ampollas, son de gel líquido y blandas que acolchan la zona. Pueden sujetarse para que no se muevan mediante esparadrapo del botiquín o cinta adhesiva industrial. Llévese artículos para las ampollas para una caminata larga o para ablandar zapatos nuevos. Trate siempre un "punto caliente" tan pronto como lo note para evitar que se forme una ampolla.

Si tiene una ampolla pequeña, lo mejor es no hacer nada –pronto desaparecerá. De hecho, endurecerá la piel al curarse. Si es una ampolla grande, será mejor drenarla. Primero frote la piel con alcohol y luego frote una aguja para esterilizarla. Drénela ejerciendo una leve presión y cubra la zona con un vendaje. No retire la piel, pues protegerá la carne viva de las capas inferiores.

Fascitis plantar (dolor en el talón)

Resultado de haber ganado peso o de llevar zapatos con poco "resorte" de margen, esta es una afección que puede llegar a ser muy dolorosa en una caminata. La fascia plantar es una larga hilera de fibras que se extienden desde la parte inferior del hueso del talón hasta la base de los dedos de los pies. Dada su posición, sufre bastante paliza cuando caminamos. Si las fibras se irritan o inflaman, surge un profundo dolor en el talón y puede sentir como si tuviera una piedra en el zapato. El dolor es peor por la mañana, porque la fascia plantar se acorta y tensa por la noche. Las personas que tienen los pies planos, arcos altos o tendones de Aquiles tensos son particularmente propensas a esta dolencia.

El dolor puede durar hasta seis meses pero normalmente desaparece por sí solo antes. Para prevenir y aliviar esta dolencia, lleve zapatos bien adaptados y utilice ortopedia o almohadillas para los talones que absorben el choque. Intente hacer caminatas más cortas y por suelo blando. Practicar el principio *RICE* (del inglés Rest, Ice, Compression, Elevation; vea recuadro superior) le aliviará algo, como también lo hará estirar los músculos de la pantorrilla y los músculos y tendones del pie. Para estirar el pie, siéntese y envuélvase los dedos de los pies con una toalla. Agarrando ambos extremos, tire los dedos hacia Vd.

Metatarsalgia (dolor en la parte anterior del pie)

Éste es un término general para indicar dolor en la parte anterior de la planta del pie (la región metatarsal) que a veces da la sensación de tener muchas piedrecitas en los zapatos. Es una afección común que tiene lugar cuando las articulaciones y tendones justo debajo de la base de los dedos se inflaman, normalmente a causa de un largo período de presión excesiva –es un problema característico de mujeres que llevan zapatos de tacones altos durante largos períodos. Como con la fascitis plantar, el mejor modo de curarlo es dejar de llevar los zapatos que pueden estar provocando el problema. Lleve zapatos de tacón bajo que se doblen por la parte anterior de la planta del pie y que tengan la puntera ancha para permitir que los dedos se extiendan. Las plantillas y almohadillas ortopédicas pueden repartir el peso más uniformemente por los pies y aliviar el dolor en gran medida.

Uñero

Es una afección dolorosa provocada por llevar zapatos mal adaptados que aprietan los dedos o por haber cortado la uña de modo incorrecto. Suele ocurrir en el dedo gordo, y el dolor es consecuencia de la uña que penetra en la piel por los lados. Puede haber enrojecimiento, sangrado e infección asociados. Caminar puede agravar el dolor.

Trate los dedos doloridos e inflamados dándoles un baño con agua salada templada y luego cubriendo la uña con un apósito tipo gasa. Al cortar las uñas de los pies, asegúrese de hacerlo en línea recta en lugar de hacerlo en curva por los extremos.

Uña negra

Ocurre cuando se forma una ampolla de sangre debajo de la uña por haberse dado en el dedo del pie o haberle caído algo encima o porque el dedo topa con la punta del zapato. Los caminantes son particularmente propensos a la aparición de uñas negras cuando caminan cuesta abajo. Si la uña se le vuelve negra, puede caérsele. Sin embargo, probablemente volverá a crecer sin daño permanente. Como alternativa, visite a un médico, que podrá drenar la sangre de debajo de la uña de un modo seguro.

Para prevenir las uñas negras, tenga en cuenta lo siguiente:

- **Buenos zapatos.** Asegúrese de colocar el pie hacia atrás, alejándolo de la puntera, cuando se ate los cordones (vea página 123). Algunas tiendas especializadas tienen rampas donde puede probar si los zapatos le van bien.
- **Calcetines gruesos.** Lleve calcetines gruesos y buenos, o dos pares de calcetines para evitar que

Consejos del caminante

ATACAR LAS AMPOLLAS

Endurecer los pies
Darse un baño de pies en té frío -10 bolsas de té en un pequeño barreño de agua- dos veces a la semana durante tres semanas va muy bien para endurecerse la piel.

Mantenerlas secas
Lleve calcetines que absorban la humedad de los pies y cámbieselos cuando se humedezcan. Igualmente, espolvoréese los pies con polvo de talco o aplíqueles un antitranspirante para las axilas.

Lubrique la zona
Reduzca la fricción frotándose los pies con vaselina o una crema protectora. Repita la aplicación cada hora en caminatas largas.

Cúbralas
Proteja la ampolla o el "punto caliente" con productos para las ampollas o vendajes adhesivos.

Doble capa
Póngase dos pares de calcetines: los más finos debajo de los que utilice normalmente.

No haga nada
Si se le forma una ampolla, lo mejor es dejarla estar y permitir que sane sola

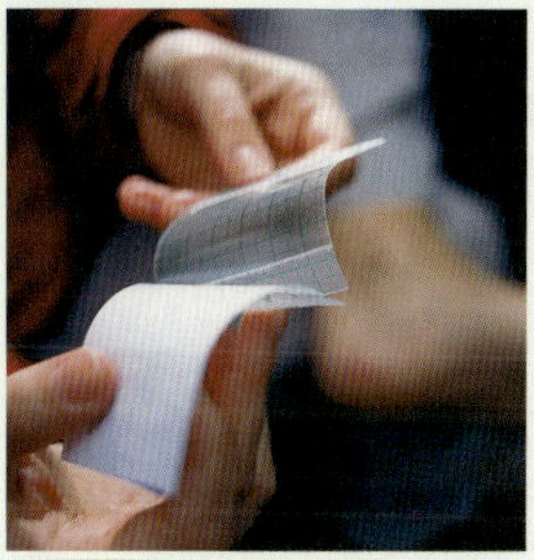

los dedos topen con la punta de los zapatos. Asimismo, elija calcetines que mantengan el pie seco de modo que no resbalen demasiado.

- **Cómo atar los cordones.** Ate los cordones como si fuera para pie estrecho (vea página 125), pues así evita que la mitad inferior de los cordones se afloje.
- **Ortopedia.** Las plantillas que soportan los arcos de los pies ayudarán a evitar que el pie resbale hacia delante.
- **Esparadrapo en los dedos.** Envuelva los dedos de los pies en cinta adhesiva industrial o esparadrapo de botiquín para aliviar la presión que soportan.

Pie de atleta

Se trata de un hongo que aparece como manchas de piel roja y escamada que escuece, especialmente entre los dedos. A veces la piel puede agrietarse causando dolor. Los caminantes suelen padecer pie de atleta porque el hongo crece con fuerza en la atmósfera caliente y húmeda del interior del zapato. Su farmacéutico le podrá ofrecer polvos de talco, cremas y sprays especiales para tratar esta afección.

Minimice las posibilidades de desarrollar pie de atleta lavándose los pies con frecuencia. Séquelos bien y utilice polvos, especialmente entre los dedos, y cámbiese de calcetines y zapatos a menudo. Si es necesario, utilice sandalias para caminatas para permitir que el aire circule entre los dedos.

Callos y callosidades

Son afecciones muy parecidas, que consisten en una acumulación en el pie de células de la piel muertas y duras. Son consecuencia de una fricción o presión regular en la zona y suelen estar provocadas por un calzado inadecuado. Los callos acostumbran a salir en los dedos, mientras que las callosidades son más comunes en talones y la parte anterior de la planta del pie. Muchos callos, y algunas callosidades, tienen un núcleo que puede ejercer presión sobre los nervios y provocar dolor. Para la mayoría de las personas, ninguna de las dos dolencias es grave y pueden desaparecer cambiando de zapatos o utilizando almohadillas u ortopedia que alivian la presión sobre la zona afectada. Resista la tentación de cortar la piel dura, pues ello puede empeorar el problema. Si es Vd. diabético, visite a su médico para cualquier afección en los pies.

Músculos, articulaciones y huesos

Si se fuerza Vd. demasiado rápidamente o no calienta antes de una caminata rápida, corre Vd. el riesgo de hacerse un esguince muscular o lesionarse los tendones o articulaciones. Existen varias dolencias a las que los caminantes son propensos.

Esguinces musculares

Suelen darse en las pantorrillas o los músculos de detrás de los muslos (los bíceps femorales). El músculo en sí dolerá al ejercer presión. La mayoría de esguinces no son graves y podrá Vd. seguir caminando lentamente. Mantenga el músculo caliente haciendo fricciones musculares o utilizando una bolsa de agua caliente o una almohadilla térmica. Tome un antiinflamatorio en caso necesario. La dolencia suele curarse en dos semanas, pero si continúa o le impide caminar, puede que tenga un desgarro parcial del músculo y debe acudir al médico.

Rigidez

Si realmente se fuerza en una caminata larga o rápida, puede notarlo a la mañana siguiente. Esta sensación de rigidez se debe a pequeños desgarros en los músculos. Las pastillas de árnica pueden ayudar, pero es todavía mejor terminar con el problema antes incluso de que aparezca calentando y enfriando correctamente (vea páginas 34 a 41). Igualmente, tómeselo con calma durante un día o dos tras una caminata extenuante para dar tiempo a los pequeños desgarros a curarse.

Torcedura o esguince de tobillo

Éste es un riesgo en terreno desigual, particularmente si tiene los tobillos débiles o ha padecido un esguince de tobillo con anterioridad. Minimice el riesgo protegiendo la zona con un

CÓMO TRATAR LOS CALAMBRES

Estos dolorosos espasmos musculares pueden aparecer tras el ejercicio por una acumulación de sustancias químicas en los músculos o por pérdida de sal y agua con la transpiración. Estirar el músculo y hacer ejercicio ayudará a aliviar el dolor. Para los calambres en el pie, estire la planta del pie poniéndose de pie y ejerciendo el peso de su cuerpo sobre los dedos de los pies. Para los calambres en las pantorrillas, siéntese, estire la pierna y tire los dedos de los pies lentamente hacia Vd. para estirar la pantorrilla. Un amigo puede presionarle suavemente los dedos de los pies para ayudarle. Para los calambres de la parte posterior de los muslos, túmbese y eleve la pierna. Estire la pierna suavemente y masajee el músculo.

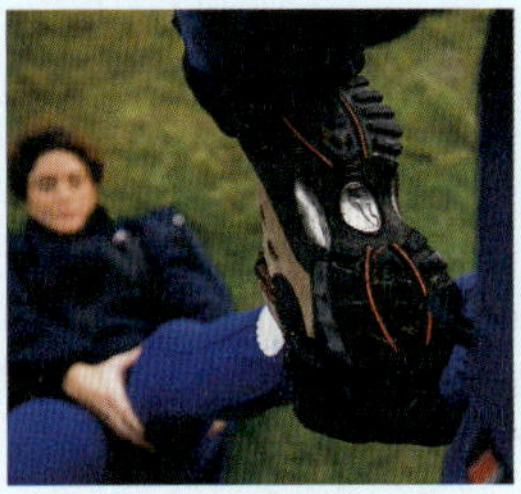

vendaje de soporte, disponible en farmacias o tiendas deportivas, o llevando botas que cubran el tobillo y tengan la puntera fuerte (vea página 124).

Hay tres niveles de lesiones de tobillo. Una lesión de primer grado es cuando los ligamentos se estiran pero no se desgarran. Habrá algo de dolor al moverlo pero poca inflamación ni moretón. Podrá seguir caminando y el dolor debe desaparecer en una semana. Las lesiones de tobillo de segundo grado ocurren cuando los ligamentos se desgarran parcialmente. Hay inflamación y dolor y probablemente cojeará. La curación puede durar hasta seis semanas. Las lesiones de tercer grado son desgarros completos del ligamento. Será incapaz de mover el pie y la inflamación será intensa. Probablemente oirá un chasquido en el momento de lesionarse y puede que necesite cirugía. Sea cual sea el nivel de su lesión, practicar el principio *RICE* (vea página 110) tan pronto como sea posible minimizará la hinchazón y el dolor.

Shinsplints *(síndrome de estrés tibial medial)*

Es un término general que se refiere a un dolor agudo de la parte inferior de la pierna, que tiene lugar justo por debajo de la rodilla (vea también página 55). Normalmente el dolor aumenta gradualmente y desaparece al reposar. Esta afección generalmente es consecuencia de aumentar el ritmo demasiado rápidamente o al incorporar cuestas en las caminatas antes de estar preparado para ello. Para prevenir el problema, reduzca las caminatas, asegúrese de llevar un buen calzado, caliente y enfríe adecuadamente (vea de la página 34 a la 41) y examine su técnica (vea de la página 25 a la 27).

Tendinitis

Esta afección es un poco más grave que un esguince muscular. Se manifiesta como una sensación de dolor en una zona o un hueso, como el lado de la rodilla, la cadera o el tendón de Aquiles. Generalmente aparece lentamente y puede ir acompañado de enrojecimiento e hinchazón.

La tendinitis suele estar provocada por una falta de simetría postural: por ejemplo, si una pierna es ligeramente más corta que la otra. Esto crea tensión en el punto en que el tendón se une al hueso. También puede aparecer si empieza Vd. un programa de ejercicios cuando no está acostumbrado a realizar ejercicio. Si siente dolor transcurridas dos semanas, consulte a su médico, que tratará el problema inmediato. El tratamiento a largo plazo puede requerir ortopedia especialmente diseñada para corregir su postura.

Fracturas de fatiga

Se trata de pequeñas fracturas en la capa externa de un hueso del pie y ocurren si se ha forzado a ir demasiado fuerte o rápido, particularmente si camina por superficies duras. Si siente un punto específico de dolor intenso al pasar la mano por la espinilla, o sufre hinchazón y dolor en la parte anterior del pie, probablemente tiene una fractura de fatiga. Una línea de dolor horizontal, más que vertical, es otro indicativo. Necesitará un escáner óseo para obtener un diagnóstico adecuado. La fractura probablemente se curará por sí misma con un reposo adecuado, pero puede que necesite escayola. Para prevenir las fracturas de fatiga, asegúrese de aumentar el entrenamiento gradualmente y sustituir los zapatos antes de que se desgasten demasiado (vea página 126).

Problemas dermatológicos

Su piel se puede irritar fácilmente con factores como la ropa, el sol o plantas venenosas cuando sale a caminar, particularmente en tiempo caluroso. Estas dolencias raramente son graves y normalmente se pueden tratar en casa.

Roces

Ocurren cuando la ropa o la piel frotan la piel sudada. El sudor, si está concentrado, puede constituir un irritante considerable, de modo que asegúrese de beber adecuadamente en cualquier caminata. Utilice polvo de talco para reducir la fricción y mantener la piel seca. Si aplica un desodorante, hágalo con una barra seca más que con un *roll-on* líquido, que puede volver la piel pegajosa. Otro buen consejo es aplicar vaselina, particularmente bajo los brazos y entre los muslos.

Quemadura solar

Padecer una quemadura solar no tiene excusa, pues es fácilmente evitable. Cúbrase con ropa y aplíquese protección solar de como mínimo factor 15 para adultos y factor 30 para niños antes de salir. No olvide las orejas, nariz, nuca, la parte posterior de las piernas y la coronilla (o use sombrero). Estas zonas suelen olvidarse y pueden doler en caso de quemarse. Recuerde que puede quemarse en días nublados. Trate la quemadura solar inmediatamente con loción de calamina, compresas frías y gel de aloe vera. Beba mucho líquido y manténgase fresco.

Reacciones a plantas

Aunque raramente es grave, una erupción por ortigas, polen o esporas de hongos puede ser irritante. Si se pincha, una crema antihistamínica le aliviará el picor y el enrojecimiento, y los síntomas deberían remitir en pocas horas. Las hojas de acedera alivian de inmediato las picaduras de ortigas, porque el pelo urticante contiene un ácido y la hoja de acedera, un álcali.

Comunes en las Américas, la hiedra venenosa y el zumaque venenoso tienen la savia venenosa que puede provocar picor, enrojecimiento y escozor de la piel uno o dos días después del contacto. Si sospecha que ha tocado alguno de ellos, puede llegar a prevenir la reacción del modo siguiente: quitándose toda la ropa y el equipo que hayan entrado en contacto con la savia, lavándose la piel con jabón y agua fría y luego frotando con alcohol las partes de piel afectadas. Si tiene una reacción, puede tratarse con loción de calamina, una pasta de bicarbonato de sosa y agua o una crema antihistamínica. Intente no rascarse y no se toque con las manos los ojos, la boca ni la cara. Si el auto-tratamiento falla, acuda a un médico. Por supuesto, las plantas pueden afectarle de otros modos: para información sobre el índice de concentración de polen en el aire y cómo tratar la alergia al polen, vea la página 103.

Cortes y contusiones

Si se hace un pequeño corte, lávelo con agua y jabón y aplique crema antiséptica antes de cubrirlo con un vendaje adhesivo. Si la hemorragia es realmente grave, ejerza una presión firme y aguante un vendaje encima del corte durante 10 minutos al tiempo que eleva la zona para reducir el flujo sanguíneo. Si la hemorragia continúa, apriete el corte con fuerza, sin cortar el aporte sanguíneo, y busque asistencia médica.

EXTRACCIÓN DE VENENO POR PICADURA

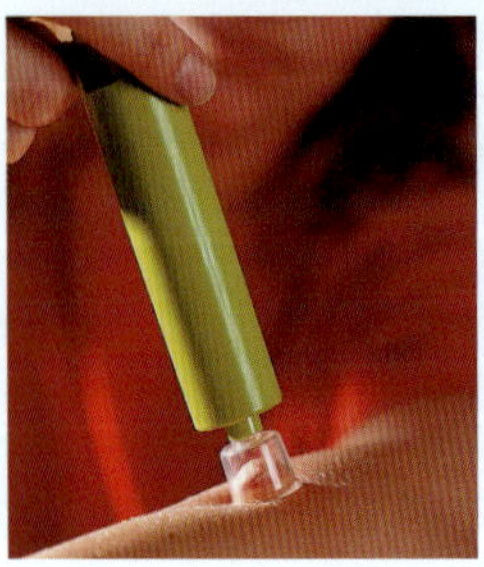

Existen unas bombas especiales que pueden extraer rápidamente el veneno de una mordedura o una picadura. Funcionan como una ventosa que succiona rápidamente el veneno de la piel. Son efectivas contra las picaduras de avispa, abeja, mosquito, hormiga y araña y las mordeduras de serpiente, y su uso es seguro para niños. Las bombas suelen venir con numerosas cápsulas extractoras de distintas medidas, de modo que puede elegir la medida de cápsula que mejor se adapte a cada tipo de herida. Es importante señalar que estos aparatos extraerán únicamente el veneno líquido y no el propio aguijón, que habrá que extraer con pinzas. Utilice la bomba inmediatamente después de la mordedura o el aguijonazo, pero acuda siempre a un médico si también nota que la reacción es grave.

La mayoría de contusiones son inofensivas y no precisan tratamiento. La crema o las tabletas de árnica resultan útiles para reducir el dolor y la gravedad de la contusión. Puede reducir algo el morado con crema de vitamina K. Si tiene una gran contusión que sea dura, dolorosa y parezca más oscura de lo normal, puede que haya quedado sangre atrapada en el músculo y debe buscar atención médica.

SEGURIDAD ANTE TODO

A pesar de que la mayoría de picaduras son relativamente inofensivas, existe el riesgo de que puedan provocar un shock anafiláctico –una reacción alérgica grave potencialmente fatal. Los síntomas aparecen en cuestión de minutos e incluyen: hinchazón de cara y cuello, dificultad respiratoria y piel enrojecida y llena de manchas. Telefonee pidiendo asistencia médica inmediatamente. Ciertas personas conocen su propensión y llevan una inyección de adrenalina (Epi-Pen) que puede Vd. ayudar a inyectar.

Mordeduras y aguijonazos

Las mordeduras y aguijonazos de insectos, animales marinos y serpientes inyectan un veneno que puede resultar doloroso y pueden provocar hinchazón y picor en la piel. También conllevan el riesgo de provocar reacciones alérgicas e infecciones. Para todas las mordeduras, la primera preocupación debe ser lavar la zona con agua y jabón antes de aplicar crema antibiótica y un vendaje. En los aguijonazos, utilice hielo para calmar la hinchazón y una crema antihistamínica para aliviar la irritación. También puede utilizar un extractor de veneno (vea recuadro, página opuesta) para ciertos tipos de aguijonazos. Estas medidas ayudarán a reducir el dolor y la hinchazón, pero hay que acudir a un médico si existe infección o reacción alérgica –que vienen indicadas por la hinchazón y la dificultad respiratoria (vea recuadro a la derecha).

Minimice el riesgo de sufrir mordeduras o picaduras utilizando prendas de manga larga y pantalones largos en lugar de pantalones cortos, y aplicándose un repelente de insectos que contenga DEET químico sobre la piel y la ropa. Los aceites esenciales tipo citronela, aceite de cedro, eucalipto o romero también pueden resultar efectivos. Evite llevar perfumes, colonias o spray para el pelo, pues atraen a los insectos.

Picadura de abeja

Si Vd. o un compañero sufren una picadura, en primer lugar debe retirar el aguijón si todavía sigue en la piel. Tire de él suavemente con unas pinzas o con la uña. Intente no apretar el aguijón, pues liberaría más veneno dentro de la piel. Lave la zona afectada y aplique crema antibiótica. Reduzca el dolor y la hinchazón con una bolsa de hielo. Si no es alérgico a las picaduras de abeja, la irritación será mínima. Para evitar tentar a las abejas, no lleve productos de perfumería ni ropas de colores llamativos –las abejas tienen predilección por el azul.

Picadura de araña

Las picaduras de ciertas arañas, como la viuda negra, pueden provocar náuseas, fiebre y, en casos extremos, pueden ser fatales. Si sufre una picadura de araña debe mantener la zona de la picadura quieta y colgando hacia abajo. Lávese normalmente y aplique una bolsa de hielo antes de acudir a un médico. Puede ser que le receten antibióticos.

Garrapatas

Constituyen un riesgo porque muchas garrapatas pueden causar la enfermedad de Lyme –una afección grave que provoca inflamación del cerebro. Debe buscar asistencia médica tan pronto como sea posible si sufre la picadura de una garrapata. No utilice nunca el dedo para quitarse una garrapata de la piel, pues esto puede propagar la infección. En lugar de ello, quítela rascando con una piedra o un palo. Si realiza una caminata por una zona donde se sabe que existe la enfermedad de Lyme, normalmente puede protegerse vacunándose.

Mordeduras de serpiente

Sólo el 15 por ciento de las mordeduras son de tipo venenoso, pero si no puede Vd. identificar a la serpiente, debe considerar que es venenosa. Si un compañero sufre la mordedura de una serpiente, en primer lugar tranquilice a la persona y manténgala quieta. Intente identificar a la serpiente, pero no pierda tiempo si ha desaparecido. Aplique un vendaje apretado de 4 a 5 cm por encima de la mordedura, pero no restrinja el flujo sanguíneo. Busque asistencia médica inmediatamente.

Si está caminando por zonas remotas donde hay serpientes venenosas, llévese un extractor de veneno (vea cuadro en la página opuesta). Si no cuenta con el equipo, succione el veneno con la boca y escúpalo. Asegúrese de enjuagarse luego la boca, y nunca chupe el veneno si tiene un corte o una llaga en la boca. Asegúrese de llevar a la víctima al hospital dentro de las 4 horas siguientes a la mordedura para que le administren una inyección antiveneno.

Problemas médicos graves

Todos tenemos la responsabilidad de aprender todo lo que podamos sobre las dolencias más graves que pueden afectarnos a nosotros o a nuestros compañeros de caminata. La probabilidad de que alguna de estas dolencias ocurran durante la caminata es extremadamente baja, pero saber lo que hay que hacer en caso de emergencia puede salvar una vida. Considere la posibilidad de apuntarse a un curso de primeros auxilios.

Agotamiento por exposición excesiva al calor

Cuando realizamos un ejercicio producimos sudor, que se evapora y refresca nuestra piel. Si realizamos un esfuerzo excesivo en días cálidos y húmedos, sin embargo, la pérdida de agua y sales por una sudoración excesiva puede acarrear agotamiento producido por una excesiva exposición al calor. Los síntomas son dolor de cabeza, mareos, piel fría y sudorosa, boca seca, calambres musculares, vahídos y, eventualmente, un colapso. El tratamiento es sencillo: apartarse del sol, recuperar líquidos y sales e intentar refrescarse.

Golpe de calor

Ésta es una afección mucho más grave que suele ser resultado de un agotamiento por exposición excesiva al calor no tratado. Puede ocurrir de repente. La sudoración se detiene y el cuerpo no puede enfriarse más por evaporación. La temperatura corporal sube rápidamente a niveles de 45ºC. Cuando una persona padece un golpe de calor se siente muy confundida y mareada, tiene el pulso acelerado, las pupilas dilatadas y la piel caliente y seca. El afectado también puede padecer alucinaciones y convulsiones y puede sufrir un colapso y quedar inconsciente.

Tiene que refrescar a la persona tan rápidamente como sea posible. Quítele la ropa y cubra a esa persona con una sábana húmeda y fría. Si no dispone de una sábana, abanique al afectado y pásele una esponja con agua fría. Esté preparado para realizar una reanimación cardiopulmonar en caso necesario (vea recuadro inferior). En cuanto la temperatura de la persona afectada descienda a un nivel seguro –por debajo de los 38ºC– continúe controlándola de cerca hasta que llegue la ayuda.

la explicación **REANIMACIÓN CARDIOPULMONAR**

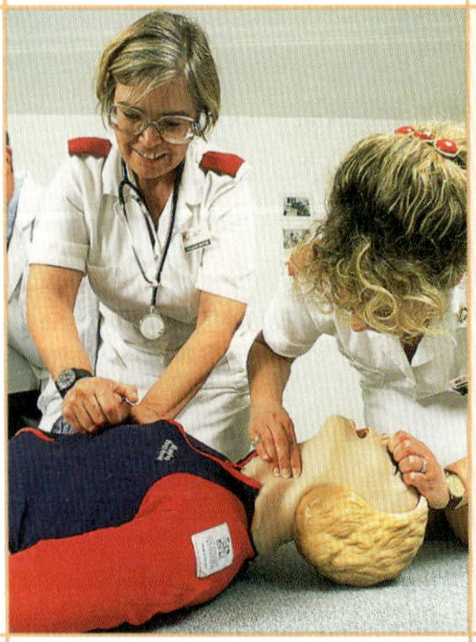

La reanimación cardiopulmonar (RCP), consistente en la respiración boca a boca y masaje cardiaco, es una de las técnicas para salvar vidas más importantes que puede Vd. aprender. Puede resultar vital para salvar una vida si tiene lugar una emergencia médica importante en una excursión larga, en que puede estar caminando por una zona aislada, lejos de asistencia e instalaciones médicas. Si dirige Vd. un grupo de caminantes, la formación en reanimación cardiopulmonar es para Vd. obligatoria. Una adecuada formación en primeros auxilios sólo puede ser dispensada por un instructor cualificado. Existen cursos ofrecidos por varias compañías e organizaciones, incluida la Cruz Roja. Los cursos generales suelen enseñar técnicas para tratar otras dolencias graves, como fracturas o shocks.

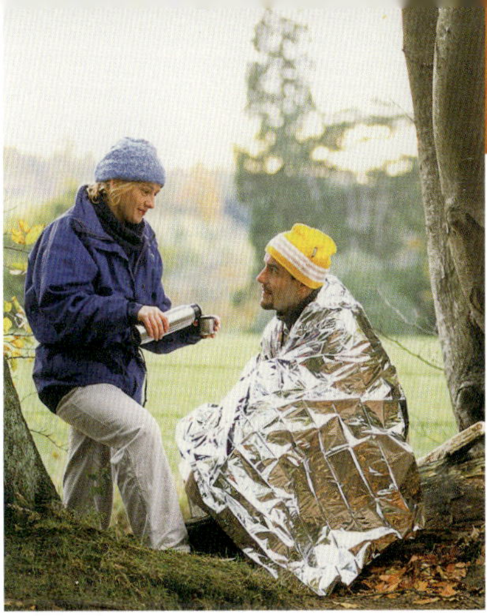

Hipotermia

Envuelva a la persona en una manta térmica de papel de aluminio para retener el calor y háblele calmada y tranquilizadoramente hasta que llegue la ayuda.

Hipotermia

Ocurre como consecuencia de un descenso repentino de la temperatura corporal, pero es poco probable que ocurra a menos que esté Vd. herido o sea incapaz de moverse o se moje en condiciones atmosféricas de frío y viento. Cuando una persona sufre hipotermia, la sangre es desviada de las extremidades al tronco para mantener calientes y llenos de sangre los órganos vitales. Inicialmente, el afectado temblará, al tiempo que la temperatura corporal bajará a 35°C, y luego estará somnoliento y confundido. A una persona afectada deberá tratarla del modo siguiente:

- **Quitarle la ropa mojada.** E inmediatamente envolver a la persona con ropa seca.
- **Darle bebidas calientes.** Esto hará subir la temperatura corporal interna.
- **Moverse lentamente.** Si intenta buscar refugio, mueva a la persona afectada lenta y cuidadosamente.
- **Calentar al afectado de cualquier forma posible.** Mantenga a la persona tan seca, protegida y caliente como sea posible, incluso utilizando su propio calor corporal siempre que Vd. no corra riesgo. No dé sus ropas al afectado, pues se pondría Vd. en situación de riesgo.

Fracturas óseas

Los huesos con mayor probabilidad de fracturarse al caminar son los de la muñeca, la cadera, la pierna o el tobillo. Hasta una fractura de muñeca puede provocar un shock (vea más abajo), de modo que debe mantener a la persona abrigada e inmóvil mientras Vd. va en busca de ayuda. Las de cadera o pierna son fracturas más graves. La persona suele notar mucho dolor si se la mueve, pero el dolor puede desaparecer si está tumbada e inmóvil. Una señal obvia de fractura de cadera es que cuando la persona afectada está tumbada, una pierna parece más corta que la otra y el pie mira hacia fuera. Busque ayuda y mantenga a la persona abrigada con una manta térmica. No dé al afectado nada de comer ni beber.

Shock

Una persona se halla en shock médico cuando su presión arterial desciende bruscamente. Esto puede estar provocado por una hemorragia interna, una infección de la sangre, una herida, un hueso roto o deshidratación. La persona presentará la piel fría, sudorosa y de color gris azulado, pulso rápido pero débil, seguido de debilidad, mareos y náuseas. La víctima también puede jadear por falta de aire, sufrir un colapso y perder la conciencia.

Para tratar el shock, tumbe a la persona sobre una manta con las piernas levantadas para hacer que el suministro sanguíneo fluya hacia el cerebro. Afloje las ropas apretadas que restringen el cuello, el pecho y la cintura y mantenga a la persona abrigada con capas de ropa y una manta térmica. Busque asistencia médica inmediatamente.

✔ ¿QUÉ DETALLES DEBO EXPLICAR?

- ❑ **Dónde.** Explique al operador exactamente dónde se halla la persona que necesita ayuda, incluyendo el nombre de la carretera y cruces, hitos o detalles de planos.
- ❑ **Quién.** Indique al operador el nombre del accidentado, así como el sexo y la edad de éste, y dé su propio nombre.
- ❑ **Cómo.** Proporcione detalles breves de lo que ha provocado la dolencia o lesión.
- ❑ **Qué.** Dé tantos detalles como pueda sobre la dolencia del accidentado, incluyendo lo que Vd. cree que le ocurre y si el accidentado está consciente y respira.
- ❑ **Cuándo.** Haga saber al operador cuánto ha tardado Vd. en ponerse en contacto con él.
- ❑ **Detalles de contacto.** Deje su número de teléfono y localización en caso de que el operador precise ponerse en contacto con Vd.

RESOLUCIÓN DE PROBLEMAS DE **SALUD**

Caminar es seguro para casi todo el mundo, pero consulte con su médico antes de iniciar un programa. Esta sección contempla algunas cuestiones de salud típicas.

Padezco artritis reumatoide. ¿Es seguro reanudar las caminatas?

La artritis reumatoide es una dolencia muy distinta de la osteoartrits y no se recomienda caminar cuando las articulaciones están particularmente inflamadas. Deje que sus articulaciones descansen cuando empeoren –un incremento de la actividad sólo logrará hacerlas más dolorosas.

Tengo una afección cardiaca y querría saber si es peligroso empezar a caminar

Caminar es la más segura de las actividades físicas. Sin embargo, si tiene Vd. alguno de los siguientes síntomas, sería aconsejable que visitara a su médico antes de comenzar a caminar:

- Incomodidad en el pecho (o la parte superior del cuerpo) provocada por el ejercicio
- Dificultad respiratoria al realizar ejercicio
- Mareos o náuseas al realizar ejercicio
- Sensación de mareo durante una actividad física o después de ella
- Palpitaciones (pulso cardiaco rápido o irregular) durante la actividad

Durante muchos años no he realizado ejercicio pero ahora quiero empezar. ¿Qué me preguntará el doctor cuando valore si estoy suficientemente en forma?

Su médico debe conocer su historia clínica. Si no es así, le preguntará si ha padecido alguna enfermedad grave como un coágulo sanguíneo reciente, diabetes o algún problema cardiaco, o si existe algún antecedente familiar de cardiomiopatía (una enfermedad hereditaria rara del músculo cardiaco). Entonces su médico le tomará el pulso y la presión sanguínea, le auscultará el corazón en busca de un soplo, le auscultará los pulmones en busca que líquido y le pedirá un análisis de sangre y puede que un electrocardiograma (ECG) para asegurarse.

He oído que no es recomendable que los atletas entrenen cuando padecen dolor de garganta. ¿Se aplica esto a los caminantes?

Es cierto que los atletas que se sobreejercitan cuando tienen dolor de garganta pueden llegar a tener el sistema inmunológico debilitado y padecer infecciones víricas continuadas. Caminar es menos exigente que correr, así que no hay problema en caminar con dolor de garganta. La regla general es que si padece Vd. una enfermedad que afecte al cuello o más arriba (picor de garganta, dolor de cabeza), caminar no supone ningún problema, pero si la enfermedad se sitúa más abajo (como tos de pecho), debería evitar caminar hasta haber superado la dolencia.

¿Qué enfermedades debo consultar con mi médico antes de ponerme a caminar?

Existen unas pocas enfermedades que son incompatibles con el caminar. Tome esta lista como una guía, pero si no está seguro, consulte con su médico de nuevo.

- Angina inestable (angina que empeora)
- Estenosis de aorta (estrechamiento de la válvula aórtica)
- Derrame cerebral, infarto o coágulo sanguíneo reciente en el pulmón o la pierna
- Epilepsia mal controlada
- Una operación reciente (hasta 3 meses)
- Todo pulso irregular, particularmente si está provocado por la actividad
- Miocarditis o pericarditis (infección del músculo cardiaco por un virus)
- Diabetes inestable (cuando el nivel de concentración de azúcar en la sangre es difícil de controlar)
- Articulaciones inflamadas por artritis reumatoide u otras formas de artritis inflamatoria (no osteoartritis)
- Presión arterial muy alta (más de 200 / 105)
- Cualquier enfermedad todavía por diagnosticar

Estoy tomando medicamentos para controlar la presión arterial y el colesterol. ¿Necesito consejo médico antes de ponerme a caminar?

La actividad física raramente afecta a la eficacia de los medicamentos, del mismo modo que por lo general los medicamentos no obstaculizan su capacidad de realizar una actividad física. Si está tomando bloqueadores beta, su corazón irá más lento de lo normal cuando realice una actividad. Esto no significa que no pueda seguir caminando, pero significa que su ritmo cardiaco no representará una medición exacta de su forma física. Si está tomando un anticoagulante, ponga especial atención a cualquier corte o contusión –la pérdida de sangre puede ser en realidad mayor de lo que parece por la fluidez de la sangre.

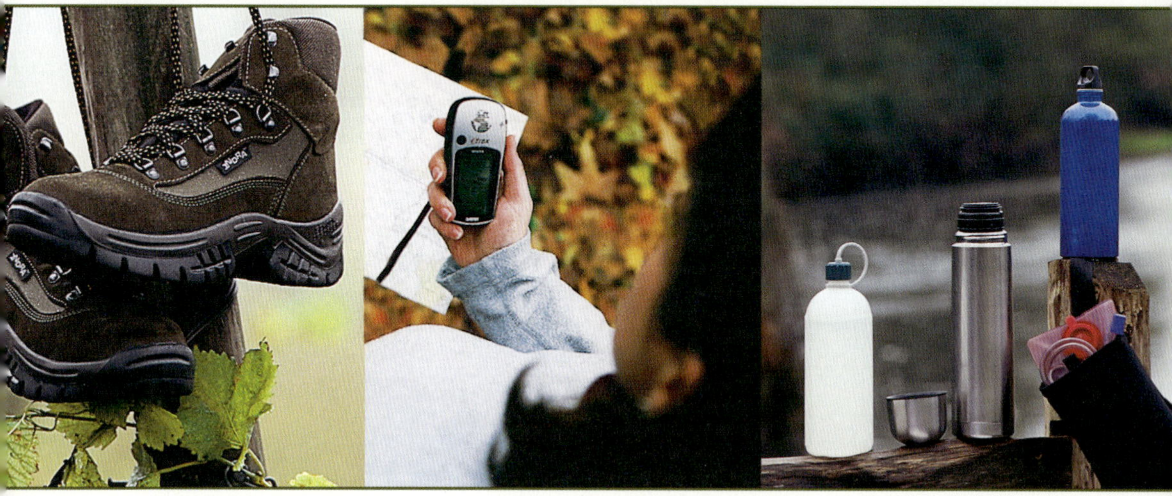

EL EQUIPO

5

El calzado, la ropa y los accesorios que necesita para tener la garantía de caminar con seguridad y cómodamente y para ayudarle a mejorar la técnica.

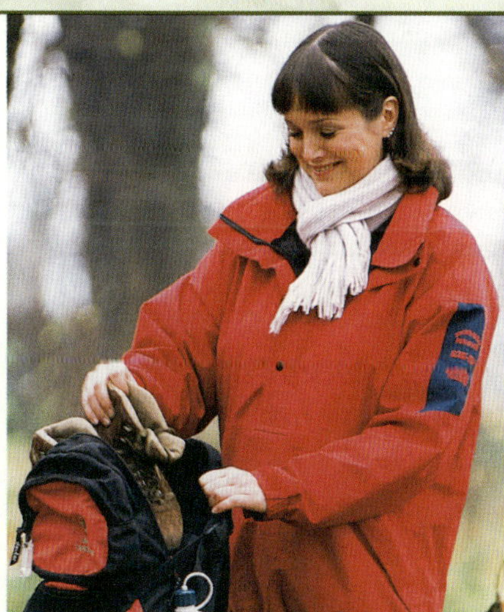

PONERSE EN **MARCHA**

Si ha decidido Vd. patearse las calles o pisar fuerte los montes, es el momento de considerar el equipo que hará cómoda y agradable su experiencia caminando. Este capítulo se centra en la ropa, el calzado y los accesorios.

Cuando elija la ropa y el equipo, deberá tener el cuenta las condiciones atmosféricas, el terreno y el tipo de caminata a los que serán destinados. Durante los meses de verano debería vestirse con materiales sintéticos ligeros que absorban la humedad de la piel (vea página 76). En invierno, debería vestirse por capas con una chaqueta impermeable y una chaqueta de forro polar o una sudadera debajo (vea página 78). Una serie de capas le mantendrá abrigado y evitará el calor excesivo. Los zapatos y las botas deberían proporcionar soporte suficiente, permitiendo siempre que los pies respiren.

Si es adicto a los artilugios, hay cantidad de accesorios ingeniosos, como cantimploras y termos para agua, riñoneras, podómetros, monitores de ritmo cardiaco y bastones de senderismo. Éstos responden a sus distintas necesidades durante la caminata: algunos permiten maximizar la eficacia y la comodidad; otros aportan un rápido "control de avance", y otros, como los palos y bastones de travesía, le echan una mano durante la caminata.

Dónde comprar

Las tiendas locales de equipos para el aire libre son un buen lugar para empezar a buscar el equipo para la caminata. Tanto si forman parte de una gran cadena como si son de propiedad privada, las tiendas especializadas tienen gran cantidad de ropa, calzado y accesorios, así como personal con conocimientos que le serán de gran ayuda. Los grandes almacenes con departamentos constituyen otra opción, aunque puede ocurrir que los vendedores no sean muy expertos en los productos.

Conéctese a la red

Internet es un lugar perfecto para comprar cómodamente. La mayoría de grandes empresas de equipos para el aire libre tienen sus propios sitios web. Si no tiene en mente a ningún fabricante en especial, simplemente teclee "equipos para el aire libre" en un motor de búsque-

Equipo básico

No necesita mucho equipamiento para empezar a caminar. Lo básico es: una sudadera o forro polar que sea lo bastante ligero para llevar, pero que le mantendrá caliente; calzado cómodo y adecuado para el terreno; una mochila de un día para poder tener los brazos y las manos libres; y un impermeable plegable.

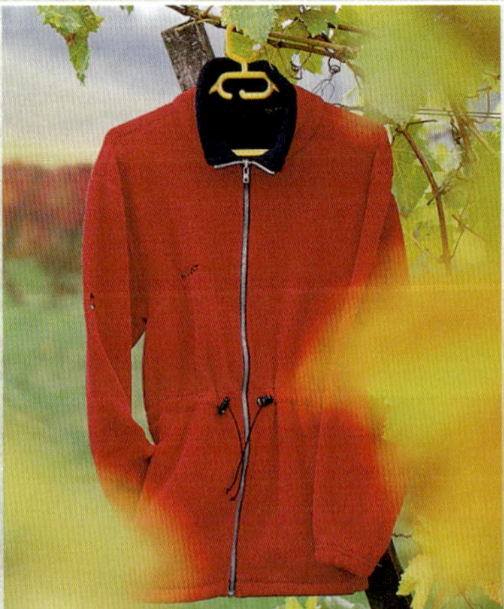

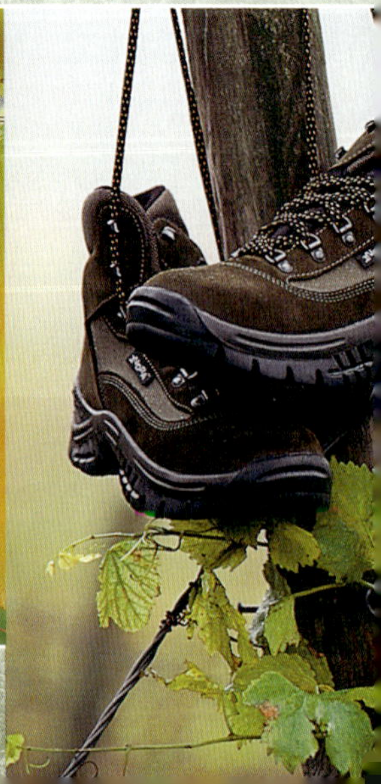

da y éste le llevará a un gran número de sitios útiles. Desde allí encontrará direcciones y podrá ponerse en contacto con numerosas tiendas de su zona. Muchas empresas venden sus equipos a través de la red, lo que puede ahorrarle tiempo y frustración si no tiene tiendas cerca. Pero algunos artículos es mejor comprarlos personalmente, habiéndoselos probado, particularmente si se trata de calzado. Si prefiere no comprar a través de la red, Internet también puede ser útil para encontrar información sobre productos antes de visitar una tienda.

Comprar por correo

Ésta es otra buena manera de "mirar antes de comprar" y es particularmente bueno si busca ropa fuera de temporada, porque las empresas de venta por correo tienen existencias todo el año. Muchas de las grandes cadenas de equipos para el aire libre y algunos fabricantes publican catálogos; póngase en contacto con cada oficina central para más detalles.

¿Cuál es mi marca?

Nunca es mala idea mirar las marcas más importantes –suelen tener éxito por alguna razón. Sin embargo, esto no significa que deba descartar a otros fabricantes sólo porque sus nombres no le resultan familiares. Algunos de los fabricantes más pequeños hacen equipos muy buenos, y la información que proporciona su personal puede ser de especial ayuda para guiarle en el sentido correcto.

Calzado

La comodidad es el factor más importante al elegir el calzado. Por descontado, son el estilo y el color lo que hacen que una bota o un zapato en particular resulten atractivos, pero olvídese de la comodidad y su estiloso zapato perderá rápidamente su atractivo.

Para una caminata larga, es mejor que no utilice las zapatillas de deporte o de correr o no le proporcionarán el apoyo que necesita. Para un resumen sobre qué buscar en zapatos o botas de travesía, vea la página 126.

Cuestiones de tallas

La talla correcta de los zapatos o botas de travesía puede no ser la misma que su talla de zapatos normal. La razón es que caminar durante una hora o así puede hacer que los pies se hinchen hasta media talla más. Por ello, es mejor probarse las botas o zapatos a última hora del día, cuando los pies hayan estado "trabajando" un buen rato.

Al probarse un calzado, pruebe un zapato cada vez. Con los zapatos desatados, levántese y golpee el suelo con la puntera de uno de los zapatos para hacer que el pie se deslice hasta delante. Mientras el pie se apoya en la puntera, debe haber espacio suficiente para introducir un dedo entre el talón y la parte posterior del zapato. Átese los cordones y el pie se deslizará un poco hacia atrás. Ahora el talón no debería moverse más de 1 cm en ninguna dirección. No obstante, el zapato no debe quedar demasiado apretado por el talón, pues podría provocarle ampollas. Debe tener espacio delante para mover los dedos –esto evita que los dedos topen contra la puntera del zapato al caminar cuesta abajo. También debería poder doblar el pie y el tobillo cómodamente. Los

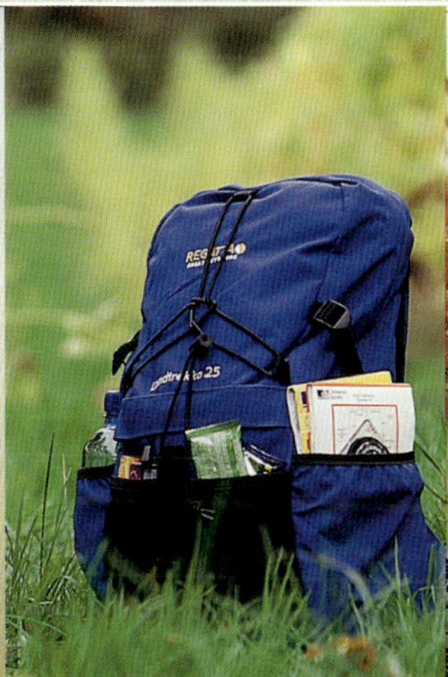

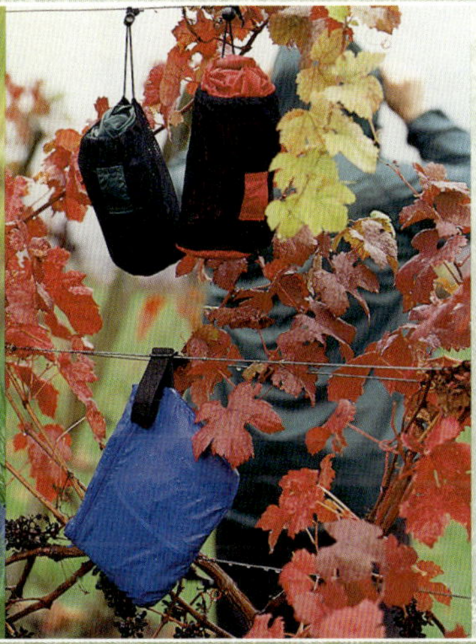

zapatos de mujer suelen tener talones que son más blandos o en forma de V, porque los tendones de Aquiles de las mujeres están expuestos más abajo en el tobillo que los de los hombres.

Unos zapatos que no se adapten bien pueden provocar problemas como ampollas o uñas negras (vea página 110). Si sus zapatos le van demasiado sueltos y los talones se salen, añada plantillas blandas. Las plantillas deberían substituirse un par de veces a lo largo de la vida de sus zapatos, porque se deforman y pierden la capacidad de amortiguar y soportar el pie.

Tejidos para los pies

Al elegir los zapatos, tenga en cuenta los materiales. Por lo general, los productos naturales, como la piel, son mejores para los pies que los sintéticos, y esto se debe en gran parte a que permiten que el pie "respire". Las suelas de goma hacen de "muelle" para evitar sacudidas a los pies y permiten un buen agarre en terreno resbaladizo. Algunos materiales sintéticos, no obstante, tienen ventajas. Los contrafuertes de nylon y cordura, por ejemplo, son flexibles. En combinación con piel de grano entero se adaptan bien a la forma del pie. Los materiales sintéticos también son ligeros, baratos y permiten la aireación, de modo que liberan el exceso de calor. Una capa de Gore-Tex hace que el calzado sintético y de piel sea impermeable, pero también hace subir el precio.

Técnicas para atar los cordones

Comprar la talla de zapato correcta constituye su primera prioridad, pero en realidad puede solventar algunos problemas de adaptación ajustando la atadura de los cordones. Afloje siempre los cordones para introducir el pie en los zapatos para evitar forzar los ojillos, y nunca deje los cordones demasiado largos porque pueden hacerle tropezar. El método convencional de

ANATOMÍA DE UN ZAPATO

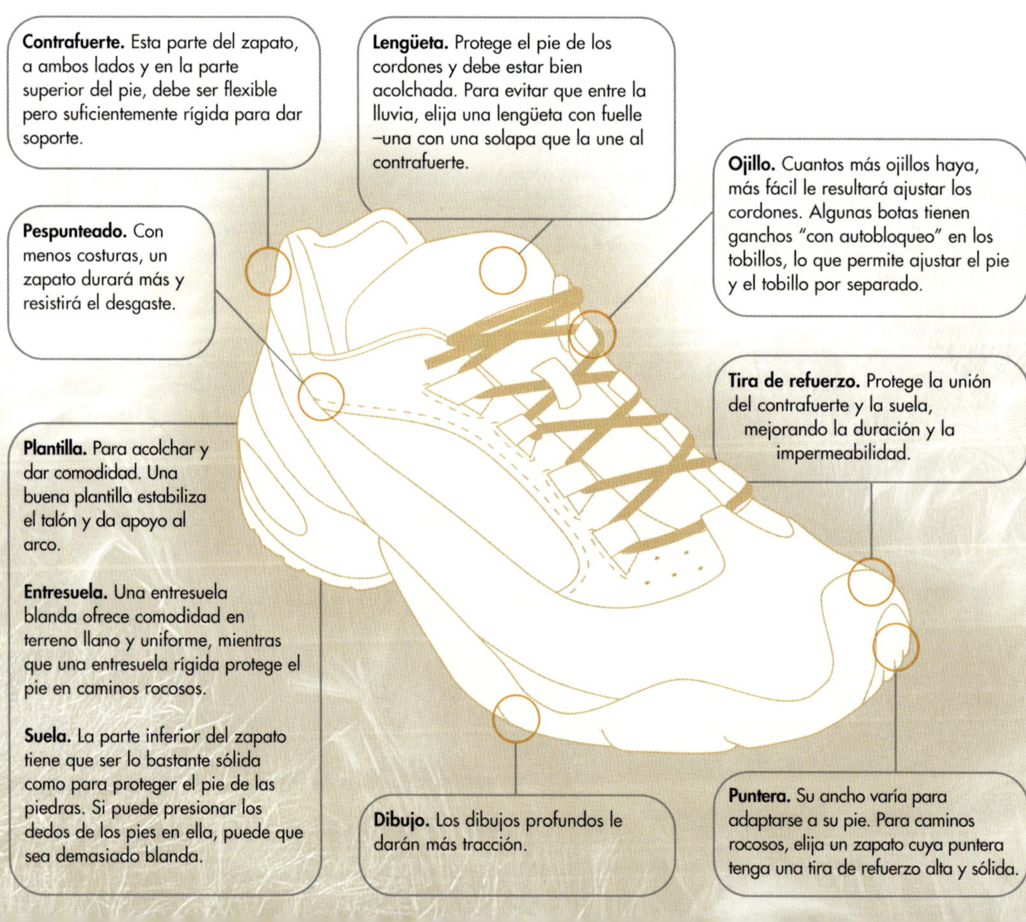

BIEN ATADO Y ADAPTADO

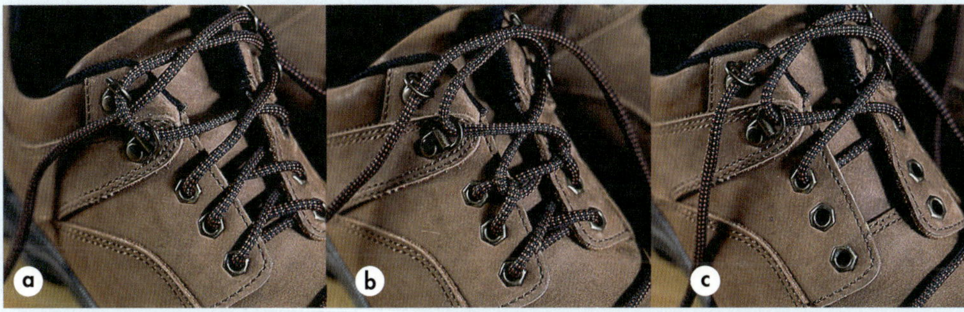

Para evitar que el talón se salga. Ate los cordones normalmente hasta el antepenúltimo ojillo. Luego pase el cordón directamente por el último ojillo del mismo lado para formar dos lazadas. Pase cada cordón hacia el lado opuesto y páselo a través de las lazadas que ha formado **a.**

Para pies delgados. Haga el "bloqueo de cordones" como en la técnica para evitar que el talón se salga, pero forme las lazadas en los ojillos centrales. Siga atando normalmente hasta arriba **b.** Si sus zapatos tienen dos o más hileras de ojillos, use las más externas para obtener un ajuste cómodo.

Para pies anchos. Si tiene la parte anterior del pie ancha, deje los primeros ojillos sin atar **c.** Si tiene el pie ancho por encima del arco, sáltese una o dos parejas de ojillos de la parte central del zapato.

atar los cordones, cruzados hasta arriba del zapato, es lo que va mejor para la mayoría de las personas, aunque ciertas adaptaciones pueden ser de ayuda en determinados problemas de ajuste (vea cuadro superior).

Plantillas y ortopedia

Todo el calzado de travesía viene con sus propias plantillas extraíbles. Éstas ofrecen cierta absorción de golpes, pero puede ocurrir que Vd. necesite un nivel de soporte mayor, particularmente si tiene un arco bajo o le suele doler la parte anterior de la planta del pie o los talones. En tal caso, sustituya las plantillas por una de las siguientes opciones:

- **Suelas acolchadas de espuma.** Son particularmente buenas para caminantes de más edad, porque las plantas de los pies suelen hacerse más delgadas con los años.
- **Plantillas ortopédicas.** Son plantillas prefabricadas que se adaptan a su pie, dando soporte a los arcos y aportando amortiguación.

Ambos tipos de plantilla pueden comprarse sin receta. Las plantillas ortopédicas hechas a medida generalmente son prescritas por un podólogo (vea página 29).

Consejos del caminante

CORDONES QUE NO SE DESATAN

Elija cuidadosamente
Los cordones planos son menos escurridizos que los redondos (aunque los cordones redondos son más fáciles de desatar cuando se mojan).

Métalos debajo
Haga un doble nudo con el lazo y meta los cuatro extremos bajo la lazada cruzada.

Sujételos con cinta adhesiva
Pase un trozo de cinta adhesiva industrial por el empeine para que los cordones no se muevan de sitio.

Humedézcalos
Eche un poco de agua encima de los cordones una vez atados. Esto aumentará la resistencia y evitará que se desaten.

Cuándo reemplazar los zapatos

Las suelas de la mayoría de zapatos de travesía están hechas de fibra de carbón dura, capaz de aguantar muchos golpes fuertes. La entresuela, compresible y hecha de espuma de poliuretano o de acetato de vinilo-etileno (EVA), es la que se desgasta más y determina así cuándo deben reemplazarse los zapatos. La función de la entresuela es absorber el golpe. Cada vez que los pies golpean el suelo, las entresuelas se comprimen, y con cada compresión las entresuelas pierden un poco de su "muelle". Los podólogos recomiendan sustituir el calzado de travesía cada 560 km aproximadamente. Así, si Vd. camina 3 km al día, cinco días a la semana, necesitará calzado nuevo pasados unos nueve meses. Si tiene Vd. sobrepeso quizá tendrá que sustituir su calzado con mayor frecuencia, pues el peso aumenta la presión sobre las entresuelas. Observe también si hay signos evidentes de desgaste –dibujos que se hayan desgastado y ablandado, costuras descosidas o desgaste de los revestimientos acolchados.

¿Qué tipo de calzado debería elegir?

Lo mejor es que para caminar no utilice sus zapatillas de deporte usuales ni las de correr. Muchas zapatillas de correr no son lo bastante flexibles y se doblan por el arco más que por la parte anterior de la planta del pie. Algunas zapatillas de deporte también tienen un talón bastante alto –el talón no debería ser más de 2,5 cm más alto que el resto de la suela. Evite los diseños de talón anchos, pues no permiten un buen avance del talón hacia los dedos. Su elección de zapatos o botas dependerá del terreno y las condiciones atmosféricas en que probablemente caminará. Los nombres variarán según la marca, pero estas son las características de los principales tipos.

- **Calzado de travesía.** Es excelente para superficies llanas y suaves, como las que puede encontrar por las calles de la ciudad o en parques o centros comerciales. En contraste con zapatos más duros diseñados para senderos, el calzado para caminar es ideal para caminar con cierto ritmo porque los contrafuertes no llegan más arriba del tobillo, permitiendo así una flexión máxima del pie. Las suelas acostumbran a ser ligeramente redondeadas –si las coloca sobre una superficie plana y presiona sobre la puntera, los talones se levantan– para permitir un rodamiento suave del talón a los dedos y ayudar a aumentar la longitud y veloci-

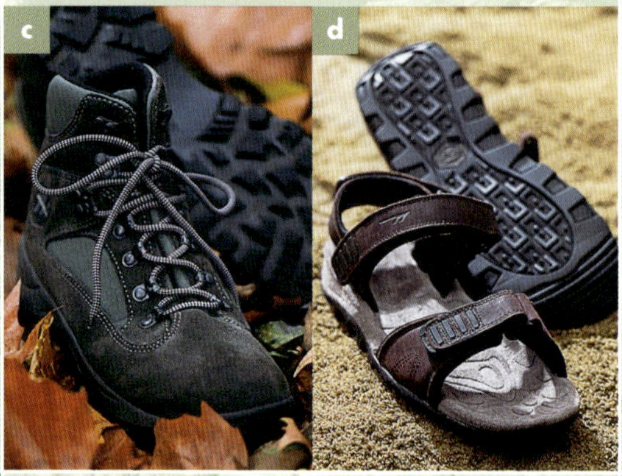

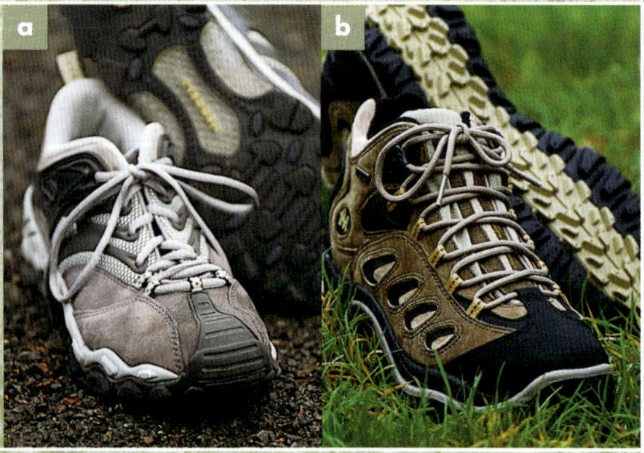

Calzado para cada terreno

a Calzado de travesía. Proporciona flexibilidad y comodidad en superficies llanas y suaves.

b Calzado todo terreno. Resistentes y con un buen agarre para caminar por senderos.

c Botas de excursionismo. Soporte y protección cómodos para todo tipo de terreno agreste.

d Sandalias deportivas. Para una aireación máxima y un buen agarre en todo tipo de terreno.

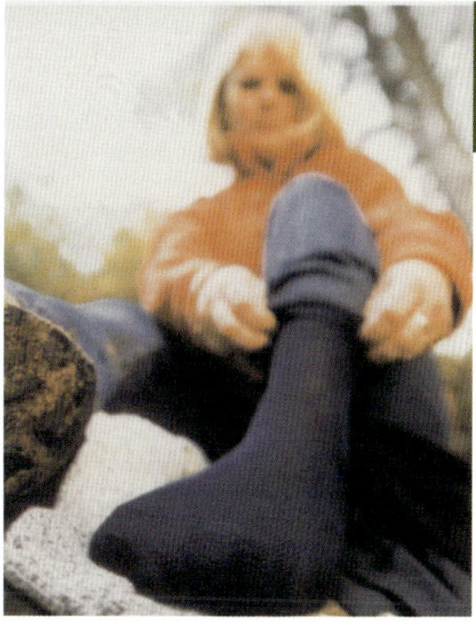

Una capa de abrigo
Los calcetines finos pueden llevarse bajo los calcetines de lana o de forro polar para crear una barrera de retención de calor para calentar más.

dad de la zancada. Las entresuelas estarán ligeramente acolchadas para mayor comodidad en superficies duras, y los contrafuertes pueden estar hechos de tejidos blandos o piel.

- **Calzado todo terreno o *approach shoes* (híbrido entre la zapatilla de carrera y el calzado de travesía suave).** Adecuado para caminar por terreno natural, es más robustos que los zapatos urbanos. Sus suelas, algo menos flexibles, protegen los pies del terreno abrupto y su dibujo más profundo ofrece una mejor tracción. Algunos son altos de tobillo para dar soporte. Busque zapatos con una capa de Gore-Tex o fabricados con piel para mantener los pies secos.
- **Botas de excursionismo.** Son adecuadas para cuestas, terreno agreste y condiciones húmedas. En senderos exigentes, particularmente si lleva mucho peso, necesitará una bota rígida muy bien acolchada. Para proteger los tobillos, elija botas que sean más altas que el tobillo y ofrezcan una buena resistencia a la torsión (que no se puedan doblar fácilmente de lado a lado). En terreno más llano, elija botas que lleguen a medio tobillo y ofrezcan menos resistencia a la torsión, dándole más flexibilidad. Las botas de excursionismo deben tener una buena tracción en la suela y una entresuela resistente. Elija botas con contrafuertes de piel o sintéticos que sean impermeables y permitan la aireación.
- **Sandalias deportivas.** Son estupendas para caminar y hacer excursiones en tiempo caluroso. La nueva generación de sandalias deportivas tiene una buena tracción de suela. Las correas –normalmente tres- deben ser ajustables para un ajuste cómodo. Al probárselas, asegúrese de que como mínimo hay 2,5 cm de espacio entre los dedos y el extremo del zapato para evitar golpearse los dedos.

Calcetines

Como con los zapatos y las botas, puede comprar calcetines diseñados para caminar. Para la buena salud de sus pies, vale la pena gastar un poco más en unos buenos calcetines adecuados a sus necesidades. También debe asegurarse de comprar la talla correcta –demasiado ceñidos y restringirán el movimiento de los dedos, demasiado grandes y los "bultos" le irritarán los pies.

Tenga en cuenta las condiciones

Los calcetines para caminar más cómodos equilibran aireación y fibra. Si bien los calcetines de algodón para deporte están bien para caminatas más cortas por asfalto cuando no se dan los factores de calor y humedad, los calcetines con sistema de tejido de rizo, que mejora tanto la circulación de aire como la amortiguación, son el modo más efectivo de lograr este equilibrio. Los calcetines de lana gruesos son una buena opción en invierno, pues mantienen los pies calientes incluso con humedad. En verano, sin embargo, pueden resultar muy incómodos y calurosos. Existen muchos materiales sintéticos y combinaciones que son perfectas para usar todo el año –calcetines fabricados con materiales sintéticos como el CoolMax abrigan cuando hace frío y le mantienen fresco cuando hace calor. Tampoco olvide la sensibilidad de sus compañeros de caminata: el hilo antimicrobiano, fabricado de fibra de plata, tiene una eficaz propiedad desodorante y alarga la vida útil de los calcetines.

Algunos excursionistas utilizan calcetines sin costura, sintéticos o de seda bajo un par de calcetines de lana o de forro polar. En tiempo frío, estas capas ayudan a mantener los pies calientes atrapando el aire. En condiciones de humedad, puede comprar calcetines impermeables con una membrana de Gore Tex o similar entre las capas de calcetines, aunque no son tan cómodos como los calcetines normales.

Ropa

No hay ninguna necesidad de tener un armario lleno de artículos para la caminata. Si elige artículos que puedan llevarse por capas, es posible pasar con un número limitado de prendas para todo el año. Según el tiempo y las necesidades que Vd. tenga, los factores que debe buscar son: impermeabilidad, resistencia al viento, aireación y libertad de movimiento.

Chaquetas

A parte del calzado, la chaqueta es la prenda más importante que comprará. Para mayor comodidad en todas las estaciones, una combinación de chaqueta exterior impermeable y forro polar interior es ideal. Utilice la chaqueta exterior cuando llueva y la interior cuando haga frío, o ambas cuando llueva y haga frío. Muchas chaquetas buenas están hechas también de materiales que respiran (vea cuadro, página opuesta), lo que es una buena opción para una óptima comodidad. Aunque existen chaquetas con una capa interior de forro polar extraíble disponibles como una unidad, puede comprar ambas prendas por separado.

Si bien una capa exterior le puede aportar cierta protección contra el viento, las chaquetas de forro polar son ideales para los caminantes, pues protegen contra el viento a la vez que abrigan. El forro polar es preferible frente a la lana, pues es ligero, se seca muy rápidamente y retiene el calor cuando está mojado. El forro polar viene en distintas densidades, así que compruebe en la etiqueta del fabricante que la que está comprando es adecuada a sus necesidades: un forro polar más denso le aportará mayor protección contra el viento en condiciones atmosféricas adversas, mientras que un forro polar más delgado es suficiente en climas más suaves y será más ligero de llevar y cargar. Son comunes las chaquetas unisex, pero es posible comprarlas específicas para hombres o para mujeres –las de hombre suelen tener las mangas más largas.

ANATOMÍA DE UNA CHAQUETA

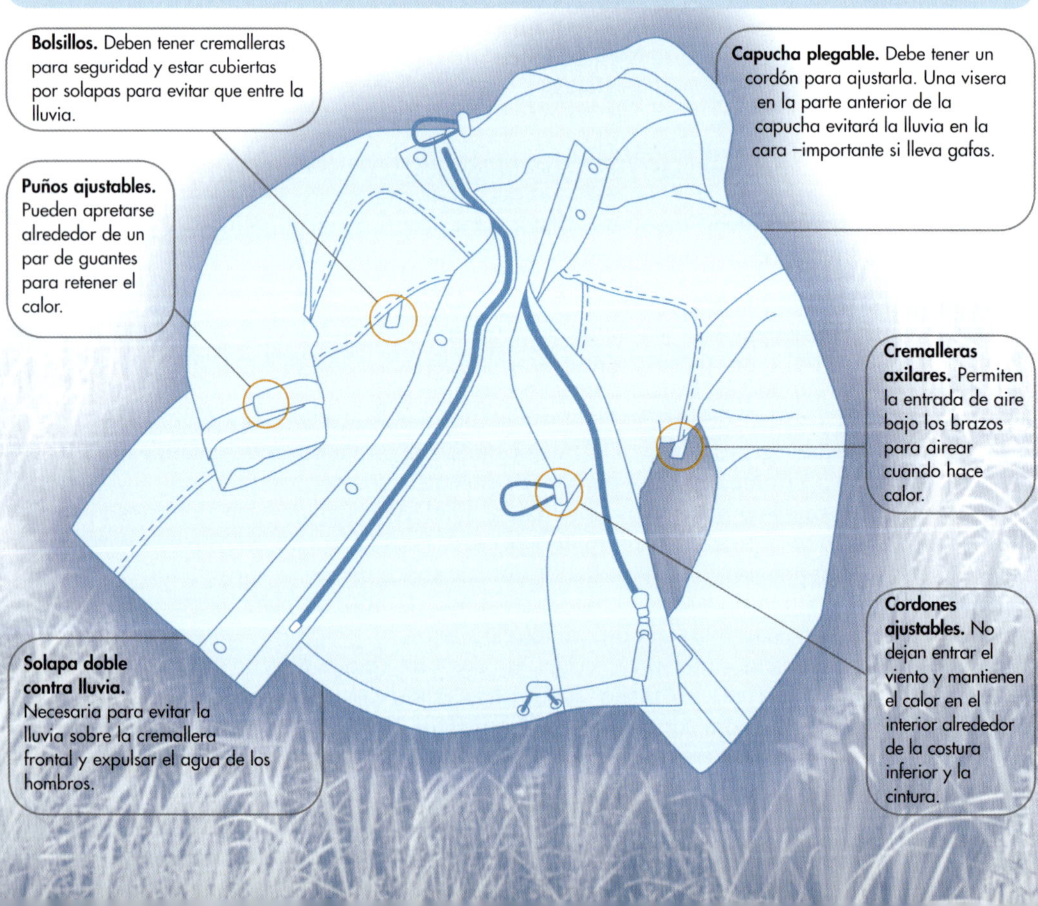

AIREACIÓN E IMPERMEABILIDAD | la explicación

Si bien quitarse capas es un modo de mantenerse fresco cuando se realiza ejercicio, siempre es buena idea buscar una chaqueta que sea impermeable y permita que el cuerpo respire. Los tejidos como el Gore-Tex, Sympatex, Hydroseal, Schoeller fabric o Dryskin están diseñados precisamente para ello. Muchos de ellos funcionan con un revestimiento en el reverso del tejido externo cubierto por millones de minúsculos agujeros que son demasiado pequeños para dejar entrar el agua de lluvia pero suficientemente grandes para dejar salir el vapor corporal. Algunos tienen también una membrana a parte que aleja el sudor del cuerpo hasta que se puede evaporar. Busque chaquetas con cremalleras axilares para una mayor aireación.

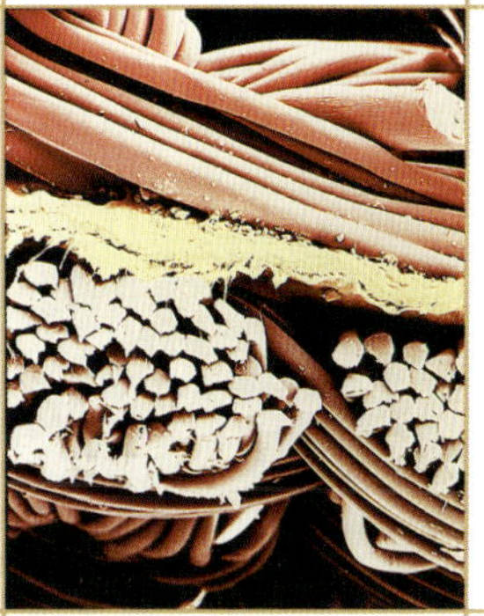

Camisas y camisetas

Para caminar en cualquier época, necesitará una capa base y otra aislante. En climas fríos, la capa de aire entre ambas maximiza el calor y la comodidad. Las camisetas de manga corta o larga fabricadas con poliéster absorbente y otros materiales sintéticos son las mejores para la capa base. Los géneros de punto parecidos a la lana y las sudaderas de forro polar proporcionan un buen aislamiento. Recuerde que siempre puede quitarse las capas si tiene demasiado calor.

En tiempo seco y cálido, las camisas o camisetas de algodón le mantendrán fresco, mientras que las prendas sintéticas absorberán el sudor de la piel. Busque materiales con protección ultravioleta (UV) para protegerse del sol.

Pantalones

Hay cantidad de pantalones divertidos ahí fuera llenos de bolsillos para guardar artilugios. Las perneras con cremallera le proporcionan pantalones largos y cortos en un solo pantalón –estupendos para cambios de tiempo. En lo que a materiales se refiere, las piernas necesitan una protección similar a la del torso. En verano, busque pantalones de algodón o sintéticos que sean ligeros, permitan la aireación y ofrezcan protección UV. En invierno, busque forro polar u otro material también sintético que abrigue, se seque rápidamente y sea impermeable. Los pantalones impermeables y resistentes al viento para ponerse por encima son útiles contra el frío y la humedad y son lo bastante ligeros para llevarlos en la mochila. La aireación no es tan importante en estos pantalones, pues pueden airearse con cremalleras de bolsillo. Sin embargo, una cremallera en el tobillo es esencial para ponérselos y quitárselos por encima del calzado. Los pantalones para ponerse por encima deben ser apretados en la parte inferior para evitar que entre fango o nieve y deben ser lo bastante largos como para cubrir la parte superior de los zapatos o las botas, permitiendo siempre la libertad de movimientos.

Las polainas ofrecen una muy buena protección para la parte baja de la pierna y los tobillos al caminar por sotobosque agreste, nieve o fango. Son impermeables y evitan que el agua o el fango salpiquen las perneras de los pantalones o del pie a la pernera opuesta.

Ropa interior

En toda época del año deseará buscar ropa interior fabricada con tejidos cómodos y que respiren. Se pueden encontrar muchas prendas fabricadas con materiales sintéticos de marca como Colmas, Ryovyl, Capilene o Dryflo, que absorben la humedad de la piel y le mantienen seco. Algunos tejidos están tratados también para resistir la aparición de olores y bacterias. Las camisetas de manga larga o corta y los calzoncillos largos de fibra sintética sedosa parecen una segunda piel y le mantendrán cómodo y abrigado en invierno. También puede encontrar calzoncillos fabricados con una pieza resistente al viento para una mayor protección.

Para las mujeres, un buen sujetador deportivo es esencial. El sujetador de uso diario puede no ofrecerle la sujeción que necesita. Tenga en cuenta:

- **Adecuación.** Asegúrese de que el sujetador deportivo se adecua con suficiente comodidad para controlar el movimiento del pecho, pero no le afecta la respiración.
- **Sujeción.** Los sujetadores deportivos pueden tener las copas moldeadas, que proporcionan una sujeción firme, o copas compresoras, que aplanan los pechos contra el cuerpo. Las mujeres con mucho pecho deben optar por copas moldeadas.
- **Tejido.** Elija una mezcla de 50 por ciento de algodón como mínimo y un material "respirable", como tela de licra. Algunos están forrados con material absorbente bajo los pechos y los brazos.
- **Tirantes.** Elija tirantes anchos no elásticos que no se claven en la piel y le proporcionarán la máxima sujeción. Una pieza en forma de Y en la espalda evitará que los tirantes se deslicen.

Accesorios

- **Guantes.** El forro polar es ideal cuando hace viento y humedad, pues permite que las palmas y los dedos respiren y se seca rápidamente. Mantenga el calor en el interior del guante con una chaqueta cuyos puños sean elásticos o ajustables. Existen materiales sintéticos más impermeables para condiciones de humedad. Los guantes térmicos adicionales ayudan a abrigar. Considere la posibilidad de usar manoplas en condiciones de mucho frío, pues reducen la superficie por la que se puede perder calor.
- **Sombreros.** Los sombreros de ala ancha protegen mucho del sol y la lluvia y muchos de ellos están diseñados para poderlos arrugar y guardarlos más fácilmente. Los sombreros estilo safari tiene una ancha pieza de tela cosida detrás que protege la nuca y puede doblarse fácilmente hacia arriba si no se necesita. Las gorras de béisbol son un viejo recurso, pues dan sombra y protegen los ojos de la lluvia. Si se le quema la nuca, ponga un pañuelo bajo el sombrero dejando que cuelgue encima de la nuca.
- **Bufandas.** Una bufanda de lana es fantástica para abrigar pero no es ideal en condiciones de humedad, pues la lana tarda mucho en secarse y pesa. El forro polar se seca rápidamente y sigue siendo cómodo. Para conseguir el máximo abrigo, doble la bufanda por la mitad de su longitud y pase los extremos por la lazada formada al doblarla.

Cargar con el equipo

La elección de una riñonera o una bolsa para cinturón, una mochila de un día o de varios días vendrá determinada por la longitud de la caminata y la cantidad de equipo que desee llevar.

Riñoneras o bolsas para cinturón

Estas pequeñas bolsas son ideales para caminatas cortas, cuando sólo necesita espacio para la comida, agua y una chaqueta. Procure que el cinturón de la cadera sea cómodo y se adapte cómodamente a su cintura. Quizá también desee que tenga otras características como un bolsillos para las botellas de agua, cintas reflectantes o correas de ajuste. Las riñoneras y las bolsas para cinturón van bien porque evitan que sude la espalda, los brazos pueden moverse libremente y no dispone Vd. de espacio para llevar cosas innecesarias.

Mochilas de un día

Van bien si Vd. va a caminar unas horas y necesita llevar algo de agua, tentempiés y quizás un recambio

Ponga los artículos más pesados arriba

Sitúe el centro de gravedad de su bolsa a nivel de los hombros o por encima de ellos para lograr un mejor equilibrio.

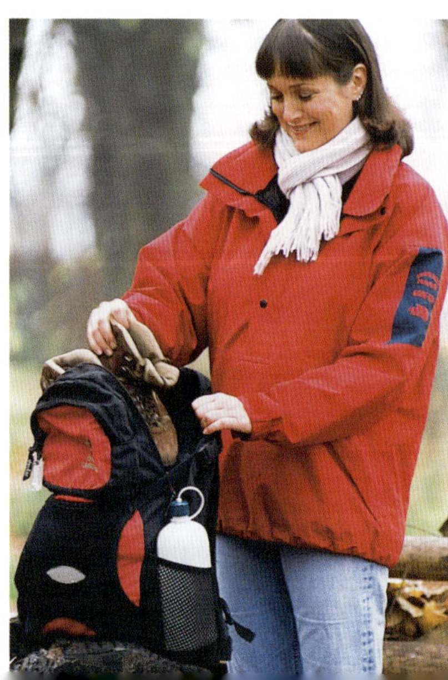

de ropa. Es importante encontrar una mochila con correas que se adapten cómodamente a los hombros. Esto evitará que la mochila haga fricción o se mueva demasiado cuando camina. Algunas mochilas llevan malla en las partes que se apoyan a la espalda para mantenerla fresca. También es útil una mochila con muchos bolsillos, particularmente con bolsillos externos en los que se pueden meter artículos que se necesitan con frecuencia. También puede comprar mochilas con bolsa de agua en su interior (vea página 132). Los precios de las mochilas de un día oscilan según la calidad del cosido y los materiales y la cantidad de detalles.

Mochilas de varios días

Si va a hacer una excursión en la cual también pernoctará, probablemente necesitará una mochila para toda la ropa y el equipo. Las mochilas de varios días tienen un armazón externo o interno. Con un armazón externo, la mochila no está en contacto directo con su espalda, de modo que proporciona una buena ventilación. Si camina en una zona donde el equilibrio es importante, es mejor un armazón interno, pues el centro de gravedad de la mochila estará más cerca del suyo propio. Existen mochilas de varios días más caras con sistemas de arneses en los hombros que puede Vd. ajustar para una mayor adaptación. En todo tipo de mochila de varios días son importantes las correas de hombros acolchadas con espuma y un cinturón de cadera acolchado, pues la mayor parte del peso lo soportarán las caderas y los hombros.

ANATOMÍA DE UNA MOCHILA DE DÍA

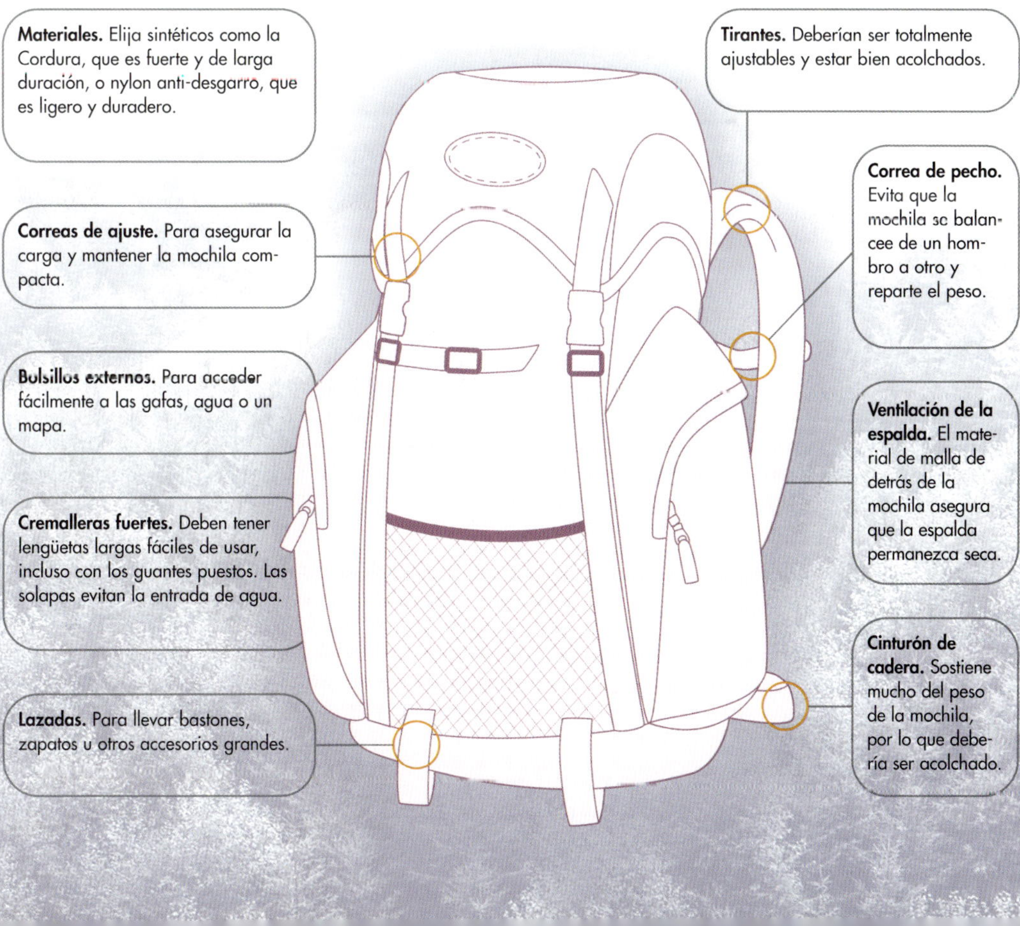

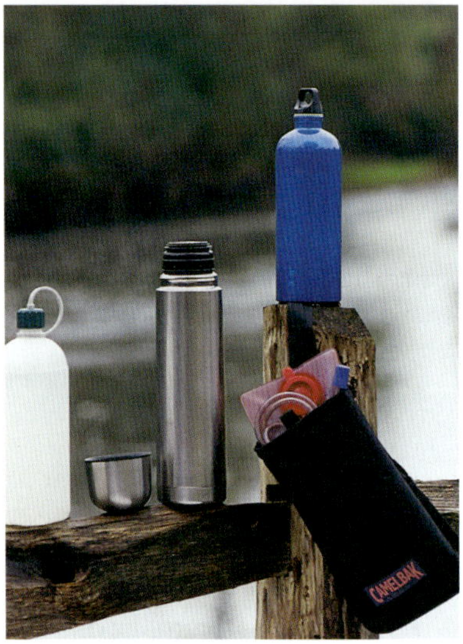

Elegir un recipiente de agua
Considere algunos factores como el peso, el precio, la capacidad y el uso cuando elija entre cantimploras, termos y bolsas de agua.

Preparar la mochila

Aunque la mochila de un día sea grande, hay que prepararla debidamente. Los artículos más pesados, como zapatos de recambio, deben ir encima de todo de la mochila, y los artículos más ligeros, como el forro polar, deben ir debajo de todo. Esto le permitirá ponerse en pie cómodamente y evitar tensiones de espalda. Coloque los artículos siempre con los extremos más duros o afilados alejados de la parte de la mochila que descansa sobre su espalda, o envuélvalos con ropa para no clavárselos.

Cantimploras, bolsas de agua y termos

Si va a caminar más de 45 minutos, no debería salir de casa sin agua. En verano, incluso yendo a un ritmo bastante tranquilo, el cuerpo puede llegar a perder 2,5 litros de agua en pocas horas.

Cantimploras

Existen dos tipos principales de cantimploras: de plástico o de metal. Una cantimplora de plástico o Nalgene es simple, ligera y virtualmente irrompible. Llévela tanto en la mochila como en una funda de cantimplora que se puede sujetar al cinturón. Si la lleva en la mochila, asegúrese de tenerla bien accesible.

No obstante, las cantimploras de plástico pueden dejar un gusto desagradable en la boca. Las cantimploras de metal son una buena alternativa. La mayoría están hechas de aleaciones ligeras y, dado que el metal es un buen conductor, estas cantimploras también mantienen el agua más fresca durante más tiempo que una equivalente en plástico.

Termos

Los mecanismos de aislamiento de estos frascos mantienen fríos los líquidos fríos y calientes los líquidos calientes. Existen algunos termos muy buenos, compactos, de acero inoxidable, pero suelen tener la desventaja de resultar bastante pesados. En un día frío de invierno, sin embargo, una humeante taza de café puede hacer que el peso extra del termo valga la pena.

Bolsas de agua y sistemas de bebida

Una bolsa de agua es como un "bidón" que se ata a la cintura o se lleva a la espalda. Lleva un tubo de plástico que sale de la bolsa, pasa por su hombro y llega a la boca. También existen bolsas de plástico que caben en la mochila y funcionan del mismo modo. Algunas riñoneras tienen bastante capacidad como para meter una bolsa de agua, o vienen con una incorporada.

Estos recipientes son ideales para viajes largos, porque tienen más capacidad que las cantimploras ordinarias, a menudo hasta 1,8 o 2,5 litros. También permiten un consumo de agua más equilibrado –sorbos cortos y frecuentes, más que el gran trago ocasional que puede ocurrir si la cantimplora va dentro de la mochila y tiene Vd. que parar para beber de ella.

Filtros de agua portátiles

Si quiere agua fresca cuando camina, pero no quiere llevarla toda, un filtro de agua portátil le vendrá como caído del cielo. Éstos se adaptan a la mayoría de tipos de cantimplora o tienen un tubo de plástico versátil para el consumo. La mayoría de filtros quitan un amplio espectro de virus, bacterias y protozoos. Ello no obstante, debería Vd. comprobar que el filtro que compra es apropiado para la zona por la que caminará –el agua local puede contener microorganismos o metales pesados que su purificador no puede retirar.

Extras opcionales

El equipo mencionado hasta ahora incluye los artículos principales que se utilizan para caminatas en general. He aquí algunos artilugios que pueden atraerle para un tipo particular de caminata.

Mapas

Si dirige Vd. un grupo o camina por una zona que desconoce, un mapa es extremadamente importante. Incluso en una zona que conozca bien, un mapa puede ser útil para encontrar nuevas rutas y calcular distancias. Podrá encontrar mapas detallados en los centros de información turística y en librerías, los cuales incluirán derechos de paso. Como alternativa, intente encontrar un mapa a la mayor escala posible. Aunque puede encontrar mapas plastificados o impresos en papel muy resistente, plantéese la posibilidad de tener una caja para mapas para utilizarla cuando camine con mal tiempo. Las cajas blandas de plástico son mucho mejores que las duras, porque puede doblarlas para tenerlas a mano y guardarlas más fácilmente.

Curvímetros

También conocidos como medidores de distancia o de kilometraje, estos aparatos se utilizan para calcular la distancia que caminará, lo que es particularmente útil si quiere estudiar rutas para una caminata en grupo. Existen versiones electrónicas y mecánicas. Para utilizarlos, simplemente deslícelos por la ruta que desea realizar sobre un mapa, en cualquier dirección, y luego lea la distancia indicada. Puede leer tanto líneas rectas como curvas y, en las versiones electrónicas, puede calcular el tiempo estimado. La mayoría de modelos llevan unas cuantas escalas incorporadas, de modo que puede ajustarlos para que coincidan con la escala del mapa. No obstante, no se fíe de un curvímetro si quiere una precisión exacta –es difícil hacerlos rodar por una ruta perfectamente, de modo que es mejor utilizarlos como un medidor de distancias general.

Monitores de ritmo cardiaco

Tiempo atrás eran artefactos voluminosos e incómodos, pero las versiones modernas son aparatos ligeros de alta tecnología. Los monitores se dividen en dos campos: los modelos fotoópticos y los modelos electrocardiacos, que suelen ser más precisos (vea página 144). Las características que deben buscarse son: un cronómetro, una memoria y un registro de calorías quemadas. Los de gama alta pueden tener un altavoz que le avisa si necesita recuperar el ritmo. Procúrese uno que tenga dígitos grandes y gruesos que pueda Vd. leer fácilmente mientras se mueve.

SISTEMAS DE POSICIONAMIENTO GLOBAL (GPS) — la explicación

El sistema de posicionamiento global (GPS) de mano, que tiene aproximadamente el tamaño de un teléfono móvil, ha llegado a ser un artilugio muy popular entre los caminadores. El GPS funciona mediante la obtención de señales de satélites que orbitan alrededor de la Tierra, las cuales son transmitidas a un cuadrante. Cuando Vd. lo pone en marcha, obtiene una referencia cartográfica que puede Vd. comparar con su mapa. A modo de alternativa, puede programar su GPS con mapas de su zona. Muchos modelos trazan las rutas por la que Vd. ha viajado y le dan una velocidad media, así como muchas otras informaciones como la altitud y las horas de salida y puesta del sol. Estos sistemas pueden resultar caros. Como puede ocurrir también que sea inexacto si pierde contacto con el satélite, muchos caminantes encuentran que un GPS funciona mejor como un complemento de la brújula, más que como sustituto de ésta.

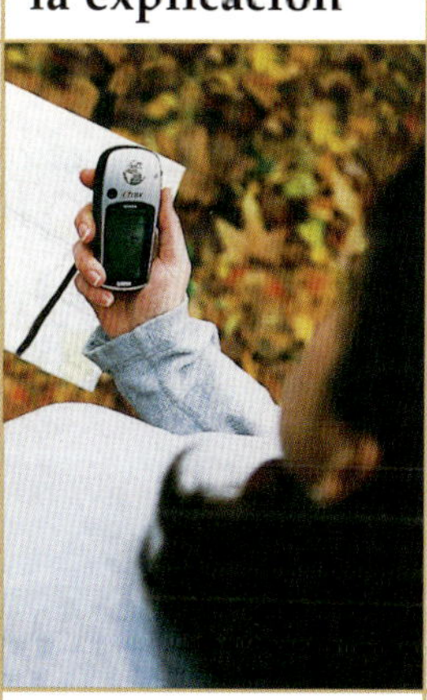

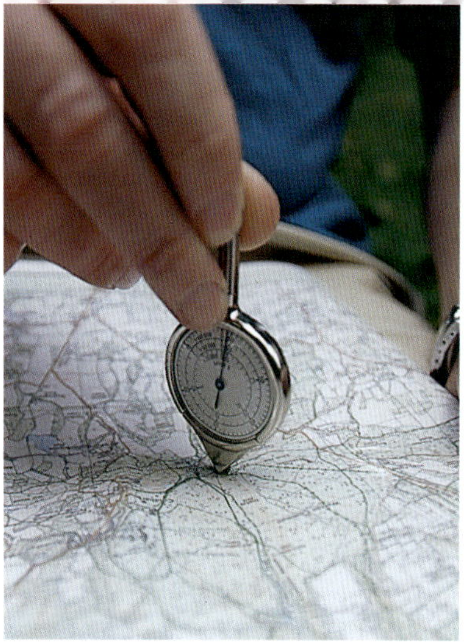

Medición de una ruta
Si dirige Vd. un grupo, los curvímetros pueden ir bien para calcular distancias y el tiempo requerido para una ruta.

Podómetros y velocímetros

Estos pequeños aparatos que funcionan con pilas miden la distancia que camina, los pasos que da, su velocidad media e incluso cuántas calorías quema. Esto se basa en su longitud de zancada personal, que calcula Vd. la primera vez que usa el podómetro (vea cuadro inferior). Los modelos más caros tienen muchos "extras", como radio incorporada –deberá Vd. plantearse si realmente la necesita. No obstante, vale la pena invertir en una unidad sensible, pues a veces las lecturas pueden ser inexactas y depender del terreno por el que camine. Los podómetros funcionan mejor en terrenos llanos, con una zancada uniforme. La longitud de zancada varía al ascender o descender cuestas empinadas, por lo que la lectura no será tan precisa.

Parecidos a los podómetros, los velocímetros pueden medir la distancia, la velocidad y las calorías quemadas. Sin embargo, estas unidades le dicen a qué velocidad está caminando mediante un "podómetro de pie" que se sujeta al zapato.

Bastones de travesía

Específicamente diseñados para caminadores, los bastones ligeros fabricados con aluminio, fibra de vidrio y titanio han llegado a popularizarse mucho en los últimos años. Su principal ventaja es que añaden intensidad a la caminata, dando a los músculos de los hombros, la espalda y el pecho una dura sesión de gimnasia, quemando calorías y tonificando al máximo. Los bastones también quitan presión a las rodillas, especialmente en los descensos, y van de maravilla si tiene Vd. algún otro problema de articulaciones o artritis leve. Aunque un solo bastón puede ser de gran ayuda, dan un resultado mucho más eficiente por pares. Al elegir bastones, tenga en cuenta lo siguiente:

- **Posibilidad de ajuste (telescópicos)** La mayoría de bastones tienen dos o tres tramos, de modo que puede ajustar el bastón a distintas longitudes –normalmente de 0,75 a 1,4 m para adaptarlo a su altura. La longitud de ajuste es particularmente importante si es Vd. alto o bajo. Una persona de 1,91 m tendrá que ajustar el bastón a unos 1,27 m para subir una cuesta caminando, e incluso más para los tramos de bajada, de modo que el peso se transfiera de las piernas y la parte baja de la espalda a la parte superior del cuerpo. Por esta razón, evite los bastones de longitud fija.

PROGRAMAR UN PODÓMETRO

En primer lugar, mida una distancia corta, luego realícela caminando, contando los pasos. Divida la distancia por el número de pasos. Si la distancia es de 8 m, por ejemplo, y dio Vd. 8 pasos, su longitud de zancada será de 1 m. Grabe esto en su unidad, póngasela en el cinturón y ya está listo para partir.

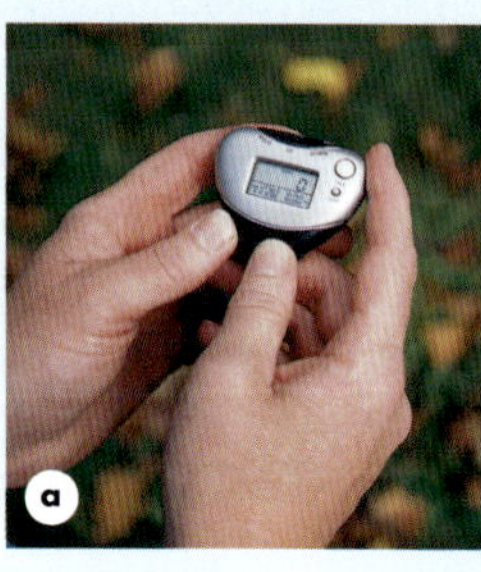

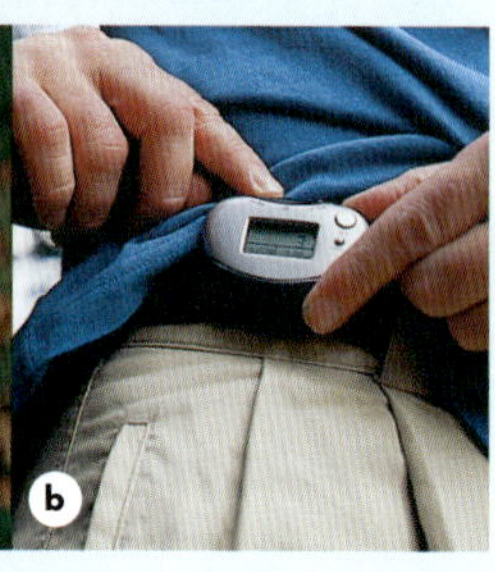

- **Peso.** Un bastón ligero pero resistente es ideal. Las mejores opciones, y también las más populares, son el aluminio, la aleación de aluminio, el titanio y la fibra de carbono.
- **A prueba de golpes.** Muchos bastones tienen absorbentes de choque en el fuste para aliviar la presión en la mano, el codo y las articulaciones del hombro.
- **Empuñaduras y correas de muñeca.** Las empuñaduras ergonómicas en ángulo están diseñadas para adaptarse a la forma de la mano. Las empuñaduras suelen estar hechas de goma o corcho. Éste último es particularmente adecuado si quiere evitar que le suden las palmas de las manos. Las correas de muñeca suelen ir revestidas de un material blando para mayor comodidad y tienen un sistema de apertura fácil de modo que puede ajustar la tensión sin quitarse los guantes.
- **Longitud de almacenamiento.** Asegúrese de que los bastones se pueden plegar hasta una longitud que se adapte cómodamente dentro de la mochila o fuera de ésta –la mayoría puede reducirse a unos 0,6 o 0,75 cm.
- **Puntas y arandelas.** Las puntas metálicas dentadas de carburo de tungsteno son los mejores para terrenos naturales, particularmente superficies rocosas; las puntas de goma se utilizan para asfalto. Algunos modelos combinan ambas puntas, con una contera de goma que se sujeta la parte metálica. Las puntas pueden llevar arandelas de varias medidas que evitan que el bastón penetre demasiado en el suelo. Para terreno blando elija arandelas anchas, de unos 9 cm de diámetro, de modo que su peso quede repartido por una superficie mayor.
- **Precio.** Los modelos de alta gama incluirán un sistema a prueba de golpes, longitud ajustable, punta combinada de metal/goma y correas de muñeca acolchadas. Los modelos más baratos pueden ser de longitud fija y no tener tantas características de confort.

Palos y cañas para caminar

Estos accesorios tan populares son fantásticos para las caminatas locales. Los palos y cañas vienen con dos tipos distintos de empuñaduras: el tipo cayado, que es curvo, y el tipo soporte, que es recto. Sin embargo, es el fuste el que soportará el grueso de su peso, por lo cual deberá asegurarse de utilizar uno lo bastante resistente para sostenerle. Estos accesorios para caminatas le ayudan a darse impulso igual que los bastones, así que le ayudarán a caminar más distancia y más rápidamente. Busque un palo con punta de goma para evitar resbalones, especialmente sobre suelo mojado.

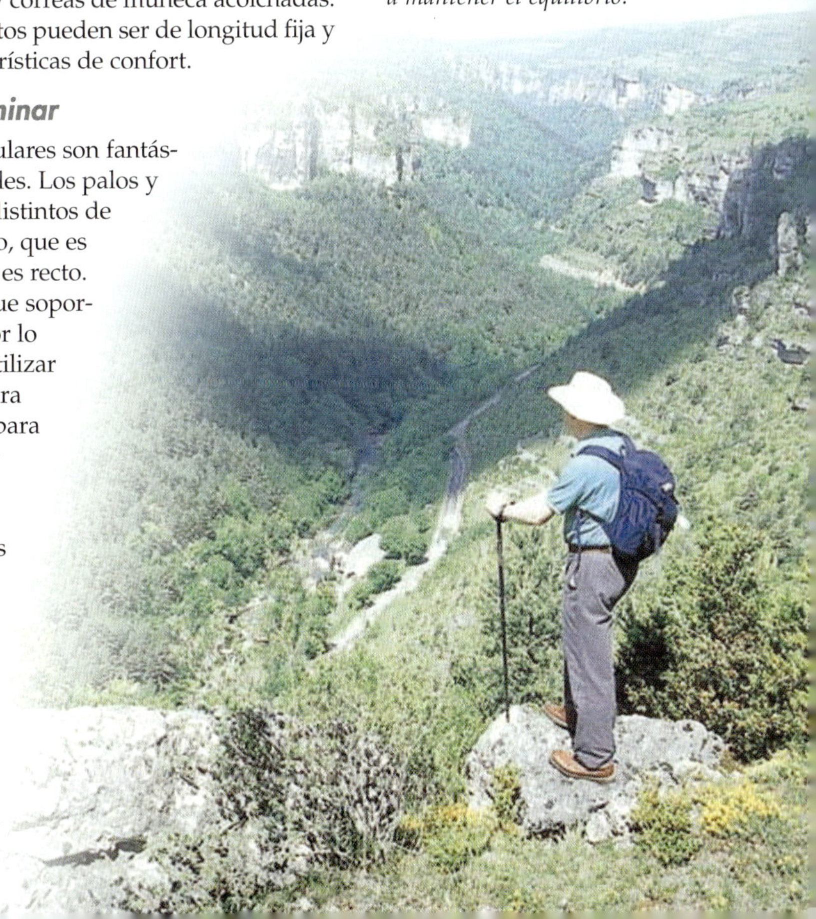

Caminar más seguro
Por terreno agreste o al bajar cuestas es fácil resbalar; los bastones son ideales para ayudarle a mantener el equilibrio.

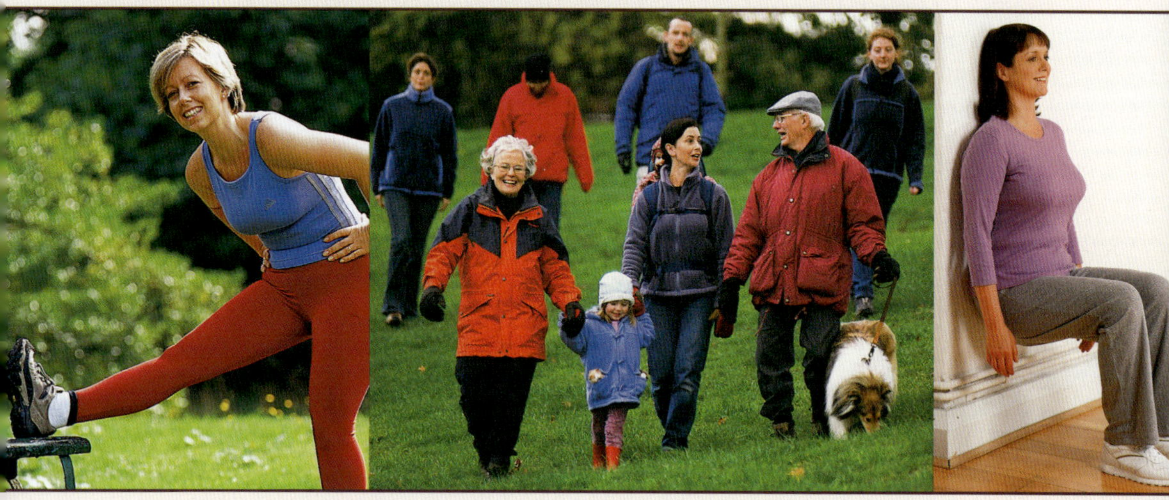

6

PROGRAMAS DE CAMINATAS

Cómo prepararse para un programa omprobando su nivel actual de forma física y una selección de programas a elegir.

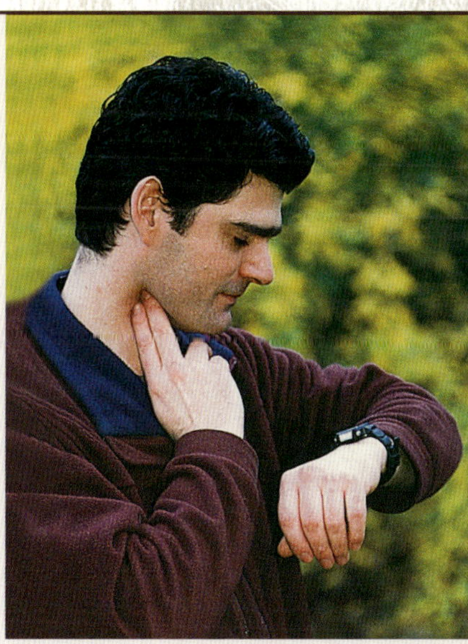

ESTABLECER LOS **OBJETIVOS**

Uno de los mejores modos de motivarse y mantener la motivación es establecer objetivos. Esta sección está dedicada a la elección de objetivos adecuados a Vd. y a cómo hacerlos funcionar a lo largo de su programa.

¿Qué le inspiró cuando cogió este libro? ¿Su médico le había recomendado hacer más ejercicio? ¿O está buscando un modo de perder peso? Puede que alguien le haya dado este libro. Si es así, debe tener en cuenta una cosa: los objetivos deben ser personales. Su compañero, amigo o pariente puede pensar que tiene Vd. que mantener el corazón sano, pero ¿qué piensa Vd.? Incluso si Vd. también cree que es una buena idea, rebajar su presión arterial puede que no sea el objetivo que le haga ponerse en marcha; puede que a Vd. le inspire más la idea de poder ponerse un viejo par de tejanos. Sea cual sea su objetivo, asegúrese de que se identifica con él personalmente o no le aportará la motivación necesaria para empezar y mantener un programa de caminatas.

Objetivos realistas

¿Qué quiere obtener de las caminatas? y ¿es factible? Caminar un maratón para su próximo cumpleaños puede ser posible si Vd. ya está en forma y acaba de cumplir años, pero si sólo dispone de un mes para entrenarse y no está en forma, olvídelo. De modo parecido, si es Vd. bajo y de constitución pesada, acepte que nunca parecerá un supermodelo. Caminar, sin embargo, puede darle una figura más esbelta, una complexión radiante y un corazón más sano.

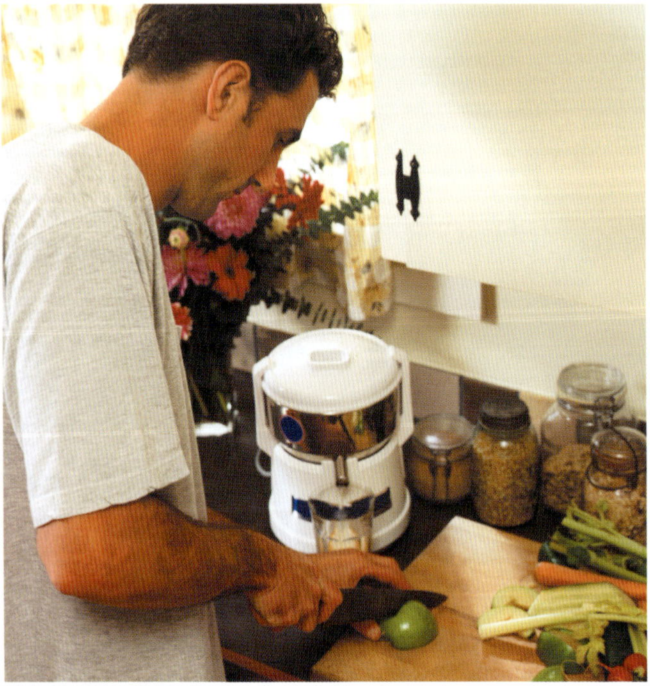

"Viajar esperanzado es mejor que llegar, y el verdadero éxito es trabajar."

ROBERT LOUIS STEVENSON

Hacer cambios en el estilo de vida

Sus objetivos paso a paso no tienen que limitarse a las caminatas. Si camina para perder peso, prevea un cambio de dieta en su programa. Planifique las comidas para incluir alimentos bajos en grasas y márquese objetivos semanales de pérdida de peso.

Sea realista sobre lo que el caminar puede hacer por Vd., establezca sus objetivos dentro de sus capacidades físicas y tendrá más posibilidades de lograrlo.

Objetivos paso a paso

Un objetivo global a largo plazo no es suficiente por sí solo. Establecer objetivos más pequeños y específicos le permitirá saber que va por el buen camino y le mantendrá motivado. Si su objetivo es mejorar su ritmo, e inicialmente tarda 20 minutos en caminar 1,6 km, intente reducir ese tiempo 1 minuto cada dos meses. Además, ajuste su progreso con objetivos más pequeños, como intentar caminar tan rápido como pueda como mínimo 30 minutos a la semana. Si está intentando perder peso, perder 12 kg es bastante desalentador; pero establecer un objetivo de 0,5 kg a la semana significa que tendrá 24 semanas de victorias. Si decide seguir la pista de su progreso, anote esos objetivos en un diario o una tabla (vea páginas 182 y 183) y concédase un premio por cada paso logrado.

Objetivos de refuerzo

Tiene que aceptar que a veces las cosas no salen según el plan previsto. Si ha estado perdiendo peso a un ritmo constante durante unas semanas y un día se sube a la balanza para descubrir que ha aumentado de peso aun habiendo cumplido el régimen, puede resultar extremadamente descorazonador. Pero no es necesariamente un indicativo de que su programa no funcione (vea páginas 158 a 161 para información sobre la pérdida de peso). Si se fija objetivos adicionales, como reducir cintura si pretende perder peso o disminuir el ritmo cardiaco si intenta mejorar la velocidad, puede descubrir que aunque no haya mejorado en un aspecto, en realidad le ha ido muy bien en otro.

De vez en cuando puede que sea necesario replantearse los objetivos. Si, por ejemplo, tropieza y sufre un esguince de tobillo, o su jefe está ausente por enfermedad y acaba Vd. trabajando 60 horas semanales, es el momento de fijar un objetivo de refuerzo que le hará continuar trabajando para conseguir su objetivo global. Pruebe a ajustar los métodos: si, por ejemplo, está intentando perder peso y de pronto se encuentra con que no le es posible caminar, intente reducir el consumo diario de grasas hasta que pueda volver a sus caminatas. Como alternativa, puede evaluar de nuevo el plazo: si el maratón se acerca y no está Vd. preparado, busque en su lugar un medio maratón.

Consejos del caminante

NO PERDER DE VISTA EL OBJETIVO

Escríbalo

El simple acto de poner su objetivo por escrito lo convertirá en una realidad.

Expóngalo en lugar visible

Elija un lugar destacado para exponer el objetivo de modo que pueda verlo a diario. Engánchelo en el espejo del baño, la nevera o el salpicadero de su coche.

Decida su plazo

Fíjese objetivos específicos, como aumentar la velocidad cierto porcentaje cada mes o perder 0,5 kg cada semana.

Anote sus progresos

Tome nota de cómo evoluciona anotando las distancias y tiempos en una libreta o elaborando una tabla que rellenará religiosamente.

Prémiese

Cuando logre un hito, dése un gusto. Puede ser tan simple como ir al cine, darse un baño de una hora o mimarse con un masaje. Si está tratando de perder peso, intente evitar utilizar la comida como un premio.

PREPARARSE PARA EL PROGRAMA

Necesita conocer su punto de partida para ver hasta dónde debe llegar y, más adelante, qué ha logrado. Esta sección describe dos tests básicos de estado físico y le ayuda a comprender la intensidad –cuánto tiene que trabajar.

Las dos principales razones por las que la gente empieza a realizar ejercicio son mejorar el estado del corazón y perder peso. Cuanto mejor conozca su estado físico en estas áreas, más centrados estarán sus objetivos. Haga los *tests* básicos que se describen aquí para determinar su nivel actual. Los resultados serán útiles cuando elija un programa. Los *tests* siguientes le mostrarán su progreso y, cuando termine el programa, le aportarán una cuantificación de su logro. Fotocopie el diario y la tabla de las páginas 182 y 183 para registrar su progreso, o cree uno propio basado en sus objetivos.

Con todo, caminar puede beneficiar más que sólo a su corazón y su peso. Como complemento a estos *tests*, puede optar por evaluar su flexibilidad, su fuerza y su equilibrio (vea páginas 178 a 181), o simplemente puede considerar que comprobar su estado físico no va con Vd. En tal caso, simplemente siga adelante y disfrute caminando, hay cosas mucho más importantes de la salud general que el estado físico.

¿Quiere saber más?

Estos *tests* caseros le aportan unos indicadores básicos de estado físico, pero si quiere saber más, busque consejo profesional y realice un *test* de estado físico con un instructor preparado. Su gimnasio local puede ayudarle. Dispondrá de equipos especiales para comprobar el estado físico que arrojarán unas lecturas más precisas que los *tests* caseros.

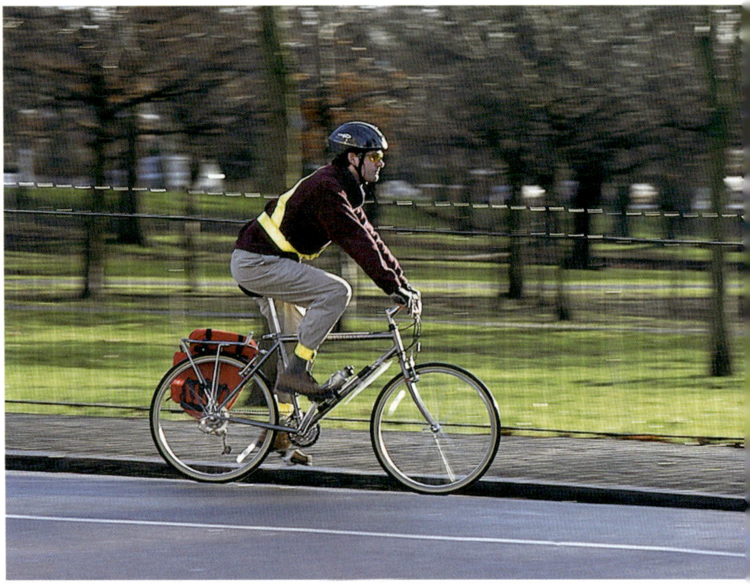

Medir un circuito
Para realizar el test *de distancia fija necesitará encontrar un circuito. Ponga el cuentakilómetros a cero y luego realice la ruta en bicicleta para obtener una lectura exacta.*

Comprobar el ritmo cardiaco

El buen estado cardiovascular es clave para prolongar la duración y calidad de su vida. Igualmente, es sencillo y se puede realizar en casa. En reposo, el corazón medio de un adulto bombea 5 litros de sangre hacia todo el cuerpo cada minuto, y el adulto típico tiene un ritmo cardiaco en reposo de 72 pulsaciones por minuto (ppm). Cuanto más sano y fuerte está su corazón, más sangre puede bombear. La diferencia entre el ritmo cardiaco en reposo de una persona que no está en forma y otra que sí lo está lo ilustra: el corazón de una persona que no está en forma late cerca de 80 a 90 ppm, mientras que un corazón más sano sólo necesita latir de 50 a 60 ppm para satisfacer los requisitos del cuerpo. Algunos medicamentos también afectan al ritmo cardiaco (vea página 145).

SEGURIDAD ANTE TODO

El objetivo de hacer ejercicio es hacerse un bien, no empeorar un problema existente. Si padece Vd. una enfermedad cardiaca o dolor de espalda o respondió "sí" a alguna de las preguntas de la página 97, confirme con un médico si es seguro para Vd. realizar ejercicio. Si padece dolor o molestias en el pecho, el cuello o debajo del brazo izquierdo, falta de aliento, mareos o náuseas mientras camina o después, pare y visite al médico.

Para tener una guía aproximada sobre su nivel de forma física, intente tomarse el pulso en reposo utilizando la técnica que se describe en el recuadro inferior. Asegúrese de haber estado sentado como mínimo 10 minutos antes de hacer la lectura, esto permite al corazón alcanzar su ritmo en reposo. Anote el resultado y luego vuelva a hacer el *test* tras haber caminado tres meses, debería notar una mejora.

Test de distancia fija

Con el ejercicio, los músculos necesitan más oxígeno como combustible, y el corazón latirá más rápidamente para satisfacer la demanda. Para medir la eficacia del corazón en ejercicio, utilice el *test* de la página siguiente. Antes de empezar, practique lo de encontrar y tomarse el pulso (vea cuadro inferior).

Para este *test* necesitará:

- Ser capaz de tomarse el pulso;
- Un cronómetro o un reloj con segundero;
- Un recorrido de 1 milla.

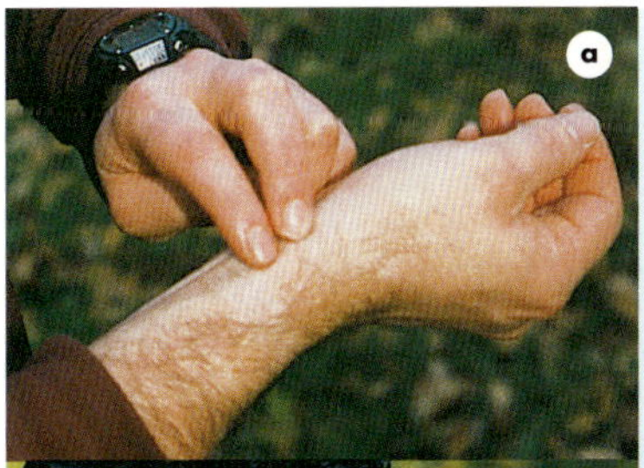

a

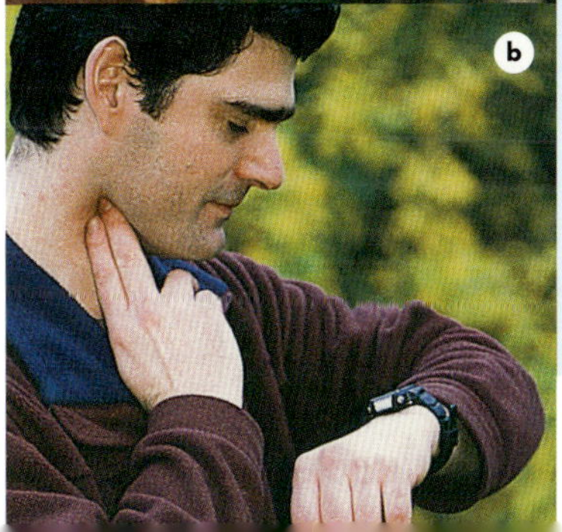

b

TOMARSE EL PULSO

Utilice un reloj con segundero o contador de segundos. Coloque sus dedos índice y medio en la parte interior de la muñeca, junto a la base del dedo pulgar **a.** Presione ligeramente; debería notar su pulso. No utilice el pulgar, pues también es un punto donde encontrar el pulso. Con el reloj, cuente el número de pulsaciones durante 15 segundos. Multiplique este número por cuatro y obtendrá el ritmo cardiaco en ppm.

Como alternativa, puede medirse el pulso en el cuello. Es de más fácil localización y más fuerte, particularmente tras haber hecho ejercicio. Presione ligeramente con los dedos índice y medio bajo el maxilar, ligeramente por delante de la oreja **b.** No presione demasiado fuerte porque podría alterar el ritmo cardiaco. Igualmente, cuente las pulsaciones durante 15 segundos y multiplíquelas por cuatro para obtener el ritmo cardiaco.

En primer lugar, encuentre el circuito. Lo ideal es que sea llano, de superficie pavimentada o de hierba. Mida una milla (1,6 km) con la mayor exactitud posible. Puede hacerlo conduciendo por el circuito, utilizando el cuentakilómetros de una bicicleta o mediante un mapa de gran escala. Como alternativa, utilice el carril interior de una pista de atletismo, que tiene la distancia estándar de 400 m, cuatro vueltas a la pista le proporcionarán el recorrido que Vd. necesita.

Haga un calentamiento de 5 a 10 minutos (vea páginas 36 y 37). Si lleva mucho tiempo sin hacer ejercicio, quizá necesite calentar más rato. Cuando esté preparado, ponga en marcha el cronómetro o anote la hora. Luego complete el recorrido lo más rápidamente posible sin excederse.

Al terminar el recorrido compruebe el tiempo. Inmediatamente después, cuente su pulso durante 15 segundos y calcule su ritmo cardiaco en ppm. Si no ha terminado el recorrido, no se preocupe, al mejorar su forma física podrá acabar completando el recorrido. Ahora remítase a la tabla inferior. Mire la sección correspondiente, hombre o mujer, y busque su grupo de edad y el ritmo cardiaco más parecido al suyo. Vaya a la coordenada correspondiente y compare su tiempo con los tiempos de las columnas A y B.

- Si su tiempo es el mismo o mayor que el tiempo de la columna A, su nivel de forma física es bajo.
- Si su tiempo se encuentra entre los tiempos de las columnas A y B, su nivel de forma física es moderado.
- Si su tiempo es el mismo o menor que el tiempo de la columna B, su nivel de forma física es alto.

Cómo funciona

El *test* de distancia fija constituye una buena guía para su forma física aeróbica. Funciona comparando su ritmo cardiaco con el tiempo que tardó en completar el recorrido. Esto es más exacto que simplemente cronometrarse en determinada distancia. Si, por ejemplo, dos hombres de 47 años completan el mismo recorrido de 1 milla (1,6 km) en 17 minutos, pero al terminar la caminata el ritmo cardiaco del primer hombre es de 160 ppm y el del segundo es de 130 ppm, el segundo está más en forma.

Anote su resultado y el tiempo. Repita el *test* cada tres meses para ver cómo el caminar mejora su forma física –si lo hace más a menudo puede que no vea cambios significativos. Si completa el recorrido en el mismo tiempo, debe observar que su ritmo cardiaco ha descendido. A modo de alternativa, puede completar el recorrido con el mismo ritmo cardiaco, pero en menor tiempo. Ambas cosas significan que su cuerpo está más en forma.

¿ESTÁ EN FORMA SU CORAZÓN?

HOMBRES	Edad	De 20 a 29		De 30 a 39		De 40 a 49		De 50 a 59		60+	
Ritmo cardiaco (ppm)		A	B	A	B	A	B	A	B	A	B
	110	20:57	19:08	19:46	17:52	19:15	17:20	18:40	17:04	18:00	16:36
	120	20:27	18:38	19:18	17:24	18:45	16:50	18:12	16:36	17:30	16:06
	130	20:00	18:12	18:48	16:54	18:18	16:24	17:42	16:06	17:01	15:37
	140	19:30	17:42	18:18	16:24	17:48	15:54	17:18	15:36	16:31	15:09
	150	19:00	17:12	17:48	15:54	17:18	15:24	16:48	15:06	16:02	14:39
	160	18:30	16:42	17:18	15:24	16:48	14:54	16:18	14:36	15:32	14:12
	170	18:00	16:12	16:54	14:55	16:18	14:25	15:48	14:06	15:04	13:42

Comprender la intensidad

Si camina distancias mayores, con mayor frecuencia o durante períodos de tiempo más largos, se beneficiará más de sus caminatas. Pero si realmente quiere elevar su nivel de forma física tendrá que caminar con más intensidad –caminando más rápidamente, utilizando los brazos o caminando por distintos terrenos (vea de la página 44 a la 53). La intensidad puede medirse, y la capacidad de comparar una caminata con la siguiente es particularmente útil si sigue un programa de caminatas.

En términos técnicos, "intensidad de ejercicio" se refiere a cuánto oxígeno utilizan sus músculos en activo durante su sesión de ejercicios: cuanto más duro trabaja, más combustible necesitan sus músculos; cuanto más combustible necesitan, más oxígeno necesitan para quemar grasas. Dado que existe una relación directa entre la cantidad de oxígeno utilizada por el cuerpo y la velocidad a la que late el corazón, la intensidad de ejercicio suele medirse observando el ritmo cardiaco. Sin embargo, medir la intensidad no tiene por qué ser tan técnico. Aunque puede Vd. utilizar un monitor de ritmo cardiaco (vea página 144), también puede tomarse el pulso manualmente o utilizar su juicio para evaluar su nivel de esfuerzo. Estas comprobaciones son importantes cuando se camina, porque si sus niveles de intensidad son bajos, verá pocos beneficios de su ejercicio, y si son demasiado elevados, se cansará rápidamente y no sacará lo mejor de sus caminatas.

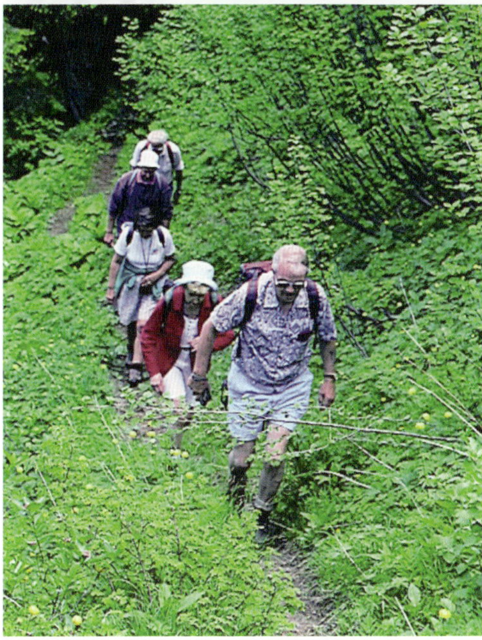

Añadir intensidad
Caminar cuesta arriba aumenta la resistencia contra la que se mueven los músculos de sus piernas. Los paisajes variados también añaden interés a sus caminatas.

MUJERES

Ritmo cardiaco (ppm) / Edad	De 20 a 29 A	De 20 a 29 B	De 30 a 39 A	De 30 a 39 B	De 40 a 49 A	De 40 a 49 B	De 50 a 59 A	De 50 a 59 B	60+ A	60+ B
110	19:36	17:06	18:21	15:54	18:05	15:38	17:49	15:22	17:55	15:33
120	19:10	16:36	17:52	15:24	17:36	15:09	17:20	14:53	17:24	15:04
130	18:35	16:06	17:22	14:54	17:07	14:41	16:51	14:24	16:57	14:36
140	18:06	15:36	16:54	14:30	16:38	14:12	16:22	13:51	16:28	14:07
150	17:36	15:10	16:26	14:00	16:09	13:42	15:53	13:26	15:59	13:39
160	17:09	14:42	15:58	13:30	15:42	13:15	15:26	12:59	15:30	13:10
170	16:39	14:12	15:28	13:01	15:12	12:45	14:56	12:30	15:04	12:42

la explicación

MONITORES DE RITMO CARDIACO

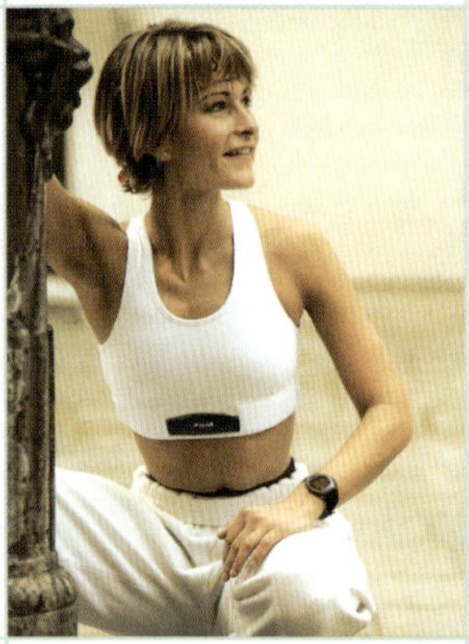

Una alternativa a tomarse el pulso es el monitor de ritmo cardiaco, el cual mide el ritmo cardiaco electrónicamente. Existen dos tipos principales. Los monitores foto-ópticos se sujetan al lóbulo de la oreja o a la yema del dedo y emite una luz infrarroja a través de la piel para medir la cantidad de sangre que se bombea a través de los vasos sanguíneos. Esta información se transfiere a una pantalla digital. Desafortunadamente, los cambios de luz diurna y el movimiento del sensor pueden dar una lectura inexacta. Los monitores electrocardiacos tienen una correa pectoral con un transmisor y un receptor tipo reloj, y miden la actividad eléctrica del corazón con una señal de radio. Suelen ser más precisos que los monitores foto-ópticos. Dado que muchas mujeres encuentran difícil mantener una correa pectoral en su sitio, algunos transmisores pueden colocarse en sujetadores especiales de deportes.

Los efectos de trabajar más duro

Algunas veces la gente simplemente rechaza hacer ejercicio porque no le gusta la idea de "andar sudado y sin aliento". Si su estilo de vida no es especialmente activo, seguramente no estará acostumbrado a sentir su corazón latiendo más rápidamente y la respiración acelerada, y puede que considere los cambios físicos bastante incómodos. Pero es precisamente este latido más rápido y fuerte y la respiración más acelerada y profunda lo que le llevarán a una mejor forma física. Siempre que no se exceda, es eso a lo que debería aspirar.

Controlar el ritmo cardiaco

La velocidad a la que late su corazón depende de su nivel de forma física y su edad –por lo general, cuanto mayores nos hacemos, más lento es el ritmo cardiaco máximo. Los profesionales de la forma física utilizan este dato para establecer guías sobre cuánto debe trabajar el corazón durante el ejercicio. Éstas se basan en porcentajes del ritmo cardiaco máximo medio para su edad.

Para calcular su ritmo cardiaco máximo en pulsaciones por minuto (ppm), reste su edad de 220. Por ejemplo, el ritmo cardiaco máximo medio para una persona de 40 años es 180 ppm. Como sólo se trata de una media, su ritmo cardiaco máximo real puede situarse 10 ppm por encima o por debajo de esta cifra. A continuación, calcule la intensidad a la que debería trabajar –a veces conocida como su "zona de entrenamiento"– que debería estar entre el 60 y el 80 por ciento de su ritmo cardiaco máximo. Para calcular estos porcentajes, simplemente multiplique su ritmo cardiaco máximo por 0,6 y luego por 0,8. Para una persona de 40 años, esto arroja un resultado de entre 108 ppm y 144 ppm. Al caminar, tómese el pulso regularmente o utilice un monitor de ritmo cardiaco (vea cuadro superior) para comprobar que está trabajando dentro de su "zona de entrenamiento". Los individuos muy entrenados a veces trabajan a más del 80 por ciento de sus ritmos cardiacos máximos, pero del 60 al 80 por ciento es suficiente para la mayoría de gente para mejorar y mantener la buena forma física. Si no está Vd. en forma, empiece realizando ejercicio al mínimo de su zona. Si padece una enferme-

RITMO CARDIACO DURANTE EL EJERCICIO

Edad	Ritmo cardiaco mas.	Zona de entrenamiento cardiaco
25	195	117 to 156
30	190	114 to 152
35	185	111 to 148
40	180	108 to 144
45	175	105 to 140
50	170	102 to 136
55	165	99 to 132
60	160	96 to 128
65	155	93 to 124
70	150	90 to 120

dad cardiaca o si no puede trabajar al 60 por ciento de su ritmo cardiaco máximo durante mucho tiempo, no se preocupe; intente trabajar a aproximadamente el 50 por ciento y vaya aumentando gradualmente. Se sorprenderá de lo rápido que mejora.

Algunos medicamentos pueden afectar al ritmo cardiaco, especialmente los relacionados con el corazón o la presión arterial. Si está tomando algo que le pueda afectar el ritmo cardiaco, como bloqueadores beta para controlar una angina o la presión arterial, es mejor utilizar el *test* del habla o el índice del método del esfuerzo percibido (vea más abajo) para controlar si está trabajando duro.

LA ESCALA BORG

Clasificación numérica	Clasificación en palabras	Descripción
6, 7, 8	Extremadamente suave	Apenas se mueve Vd., quizá se pone en pie para lavar los platos
9, 10	Muy suave	Dar la vuelta a la casa o pasear
11, 12	Suave	Caminar a un ritmo lento
13, 14	Moderado	Caminar a un ritmo moderado
15, 16	Fuerte	Caminar a paso ligero
17, 18	Muy fuerte	Caminar a ritmo rápido
19	Extremadamente fuerte	Subir una cuesta a ritmo rápido

Tests del habla

Un modo simple de juzgar aproximadamente cuánto está trabajando al caminar es el *test* del habla. Todo lo que tiene que hacer es hablar mientras camina y considerar si le resulta muy difícil. No necesita a nadie más, puede hablar consigo mismo siempre que sea en voz alta.

- Si su respiración es floja y estable y fácilmente podría gritar fuerte, no está trabajando lo suficientemente duro y debería acelerar.
- Si puede mantener una conversación sin tener que jadear para respirar, está caminando a baja intensidad.
- Si puede decir unas cuantas frases, a pesar de que le falta un poco el aliento, está caminando a una intensidad de moderada a alta.
- Si le resulta bastante difícil hablar y siente que le falta bastante el aliento, está trabajando a alta intensidad. Quizá desee limitar el tiempo que pasa caminando a este nivel.
- Si le es muy difícil hablar y encuentra que le falta mucho sin aliento, puede que esté trabajando demasiado duro. Vaya más lento o deténgase y camine sin moverse de lugar hasta que sea capaz de hablar con más facilidad. Luego termine la caminata.

Su índice de esfuerzo percibido

Otro modo muy simple de medir la intensidad, que quizá encontrará más fácil que medir el ritmo cardiaco, es utilizar una escala del índice de esfuerzo percibido (IEP). Esta escala determina la intensidad de ejercicio animándole a escuchar a su cuerpo cuando camina. Más que utilizar el pulso o un monitor para calcular las mediciones de ritmo cardiaco, Vd. calcula su nivel de esfuerzo según lo duro que piensa que está trabajando.

Una de estas escalas IEP es la Escala Borg –que recibe el nombre del científico que la inventó–, la cual usa un sistema de números y palabras para describir la intensidad. En estudios, se demostró que las personas que realizaban ejercicio al 70 por ciento de su ritmo cardiaco máximo sistemáticamente describían esta intensidad como "moderada" o entre 13 y 14 en la Escala Borg. Así, si el objetivo es la salud, trabajar entre 12 y 15 en la Escala Borg le situará directamente donde debe estar –caminar rápidamente sin extenuarse. Para la mayoría de personas, esto corresponde a un ritmo de moderado a ligero. Pero recuerde que se trata de una escala personal, por lo que Vd. puede opinar que necesita caminar a un ritmo más lento o más rápido que otra persona para sentir que está trabajando a la intensidad adecuada. Use la tabla superior para determinar sus niveles de intensidad. Anote los ritmos de marcha que corresponden a los índices de su escala y consulte esta tabla al ir intensificando sus niveles de esfuerzo. Los niveles de esfuerzo de la Escala Borg se usarán más adelante en algunos programas de este capítulo.

Comprobar el peso y la forma corporal

Una de las principales razones por la que la gente decide ponerse a caminar es perder peso, ya sea en beneficio de su salud o simplemente para tener más tono muscular o sentirse mejor consigo misma. Pero "perder peso" tiene que ver con algo más que la aguja de la báscula. Aunque es improbable que al término de un programa de caminatas parezca Vd. un culturista, desarrollará y fortalecerá músculos de piernas, torso y brazos. El músculo es más pesado que la grasa y a veces esto oculta la pérdida de peso sobre la báscula. Por lo tanto, es importante tener más de un objetivo y utilizar más de uno de estos *tests*. Un modo fácil de evaluar su forma y talla corporal es tener dos pares de pantalones "de referencia" –un par que antes le iba bien y los que lleva actualmente- pruébese ambos pares cada mes para ver cómo avanza.

Pesarse

Un descenso constante sobre la báscula puede ser muy alentador para sus caminatas. Sin embargo, es importante recordar que su peso puede variar hasta 2,25 kg cada día, y que variará en distintos momentos del día. Para hacer las comparativas lo más exactas posible, pésese desnudo, a la misma hora cada día. Puede pesarse cada día o cada semana, pero mantenga este patrón. Si tiene una comida china una noche y se pesa por la mañana, le sorprenderá ver cuánto peso ha ganado. Esto ocurre porque la comida china es muy alta en sal, lo que provoca que su cuerpo retenga agua. Algunas escuelas de pensamiento sugieren que pesarse a diario le ayudará a comprender estas fluctuaciones y a no desanimarse demasiado si tiene un día "pesado". Otras personas piensan que pesarse una vez a la semana es suficiente y más alentador porque la diferencia de peso se hace más notoria.

Elaborar su ratio cintura-cadera

La diferencia de talla entre la cintura y la cadera puede utilizarse para determinar la forma corporal, la cual, a su vez, puede utilizarse como guía de cuánta grasa tiene Vd. Este *test* es fácil de realizar; todo lo que necesita es una cinta métrica y una calculadora. Mídase la cintura por el punto más delgado. Luego mida las caderas en el punto más ancho. Por último, divida la medida de la cintura por la medida de la cadera.

Por ejemplo, una persona con una medida de cintura de 76 cm y una medida de cadera de 88 cm hará lo siguiente: 76 ∏ 88 = 0,86.

Los estudios han mostrado que los hombres que tienen un ratio cintura-cadera mayor de 1 y las mujeres que tienen un ratio cintura-cadera mayor de 0,85 tienen un riesgo mayor de desarrollar una enfermedad cardiaca. Intente mantener su ratio cintura-cadera por debajo de estas cifras.

Su índice de masa corporal

Si alguna vez ha visitado a su médico por cuestiones relativas al peso, éste habrá calculado su índice de masa corporal (IMC). Se trata de un cálculo matemático que relaciona su peso corporal con su altura. Tiene

CALCULAR EL ÍNDICE DE MASA CORPORAL

Altura (cm)	Peso (kg)								
	42	**44**	**46**	**48**	**50**	**52**	**54**	**56**	**58**
150	19	20	20	21	22	23	24	25	26
152.5	18	19	20	21	21	22	23	24	25
155	17	18	19	20	21	21	22	23	24
157.5	17	18	19	19	20	20	22	23	23
160	16	17	18	19	20	20	21	22	23
162.5	16	17	17	18	19	20	20	21	22
165	15	16	17	18	18	19	20	21	21
167.5	15	16	16	17	18	19	19	20	21
170	15	15	16	17	17	18	19	19	20
172.5	14	15	15	16	17	17	18	19	19
175	14	14	15	16	16	17	18	18	19
177.5	13	14	15	15	16	17	17	18	18
180	13	14	14	15	15	16	17	17	18
182.5	13	13	14	14	15	16	16	17	17
185	12	13	13	14	15	15	16	16	17
187.5	12	13	13	14	14	15	15	16	16
190	12	12	13	13	14	14	15	16	16

sus limitaciones, no obstante, porque su IMC no dice nada de su composición corporal –cuánto de su peso consiste en músculo y grasa. Por esta razón, los atletas de elite podrían ser catalogados de personas con "sobrepeso", porque el músculo pesa más que la grasa, y ellos tienen más músculo que la media de sus alturas. Pero por lo general el IMC puede ser una indicación útil de si necesita ganar o perder peso.

Pésese por la mañana sin ropa. Si no conoce su altura descalzo, mídala. Busque su peso y talla en la tabla inferior y busque el punto donde ambos se encuentran. Por ejemplo, si mide Vd. 1,70 m y pesa 56 kg, su IMC está entre 19 y 20 –un peso saludable para su altura.

- Si su IMC es de 18,5 o menos, tiene bajo peso.
- Si su IMC está entre 18,5 y 25, tiene un peso saludable para su altura.
- Si su IMC está entre 25 y 30, tiene sobrepeso y debería reducirlo por debajo de 25.
- Si su IMC es mayor de 30, está Vd. clínicamente obeso y requiere la ayuda de su médico o un nutricionista para perder peso.

Calcular el índice de grasa

Comprobar su composición corporal –cuánto de su cuerpo está formado por grasa– es una buena guía para el buen estado físico. Sin embargo, tiene que acudir a un gimnasio o adquirir un aparato especial para medir su grasa corporal. Algunos aparatos parecen básculas de baño digitales y funcionan enviando una pequeña corriente eléctrica por su cuerpo. La cantidad de resistencia eléctrica muestra su porcentaje de grasa, porque la electricidad no fluye tan bien a través de la grasa como a través de cualquier otro tejido. Existen también calibradores de grasa corporal que se usan pellizcando pliegues de piel en varios puntos del cuerpo para obtener una estimación general.

Los porcentajes de grasa "óptimos", según los profesionales de la salud, están entre el 12 y el 20 por ciento en hombres y entre el 16 y el 26 por ciento en mujeres. Tener un poco de grasa extra no es un problema si por otro lado está sano y en forma, pero reducir el porcentaje de grasa corporal ni que sea unos pocos puntos puede hacerle sentir mucho mejor y tener mejor aspecto.

60	**62**	**64**	**66**	**68**	**70**	**72**	**74**	**76**	**78**	**80**	**82**	**84**	**86**	**88**	**90**	**92**	**94**	**96**	**98**	**100**	**102**	**104**	**106**	**Altura (cm)**
27	28	28	29	30	31	32	33	34	35	36	36	37	38	39	40	41	42	43	44	44	45	46	47	**150**
26	27	28	28	29	30	31	32	33	34	34	35	36	37	38	39	40	40	41	42	43	44	45	46	**152.5**
25	26	27	27	28	29	30	31	32	32	33	34	35	36	37	37	38	39	40	41	42	42	43	44	**155**
24	25	26	27	27	28	29	30	31	31	32	33	34	35	35	36	37	38	39	40	40	41	42	43	**157.5**
23	24	25	26	27	27	28	29	30	30	31	32	33	34	34	35	36	37	38	38	39	40	41	41	**160**
23	23	24	25	26	27	27	28	29	30	30	31	32	33	33	34	35	36	36	37	38	39	39	40	**162.5**
22	23	24	24	25	26	26	27	28	29	29	30	31	32	32	33	34	35	35	36	37	37	38	39	**165**
21	22	23	24	24	25	26	26	27	28	29	29	30	31	31	32	33	34	34	35	36	36	37	38	**167.5**
21	21	22	23	24	24	25	26	26	27	28	28	29	30	30	31	32	33	33	34	35	35	36	36	**170**
20	21	22	22	23	24	24	25	25	26	27	28	28	29	30	30	31	32	32	33	34	34	35	36	**172.5**
20	20	21	22	22	23	24	24	24	25	26	27	27	28	29	29	30	31	31	32	33	33	34	35	**175**
19	20	20	21	22	22	23	23	23	25	25	26	27	27	28	29	29	30	30	31	32	32	33	34	**177.5**
19	19	20	20	21	22	22	23	23	24	25	25	26	27	27	28	28	29	30	30	31	31	32	33	**180**
18	19	19	20	20	21	22	22	23	23	24	25	25	26	26	27	28	28	29	29	30	31	31	32	**182.5**
18	18	19	19	20	20	21	22	22	23	23	24	25	25	26	26	27	27	28	29	29	30	30	31	**185**
17	18	18	19	19	20	20	21	22	22	23	23	24	24	25	26	26	27	27	28	28	29	30	30	**187.5**
17	17	18	18	19	19	20	20	21	22	22	23	23	24	24	25	25	26	27	27	28	29	29	29	**190**

ELEGIR UN PROGRAMA

Caminar no tiene límites: puede hacerlo donde y cuando quiera. Para mejorar su forma física debe aumentar las caminatas con el tiempo. Esta sección presenta un amplio abanico de programas de caminatas.

Los programas de caminatas de este libro están diseñados como guía para que Vd. estructure sus caminatas en un período de tiempo de modo que incremente la frecuencia, duración, distancia e intensidad de sus caminatas. El mejor modo de sacar el máximo de sus caminatas es caminar cada día. Por esta razón todos los programas incluyen una Dosis Diaria de caminata, aunque sólo sea de 10 minutos (vea recuadro de la página opuesta). Además de esto, caminar debería convertirse en un hábito y parte de su estilo de vida.

Para sacar tiempo para una sesión de gimnasia o una clase de aeróbic, ciertas personas acaban yendo al gimnasio en coche antes que andando. Por esta razón, el mensaje principal de estos programas y, de hecho, de este libro es caminar siempre y en cualquier sitio posible. Si está Vd. siguiendo un programa, este "caminar como estilo de vida" suma en sus objetivos diarios y semanales.

Elegir un programa

Al decidir con qué programa va a trabajar, debe tener en cuenta dos cosas: sus objetivos y su nivel de forma física. Puede que resulte obvio cuál de los programas se corresponde más a sus objetivos, y éste es un buen punto de partida. Pero si Vd. desea mejorar su estado físico general, quizás prefiera empezar con uno de los programas generales: para principiantes, intermedio o avanzado. En tal caso, debería realizar uno o más de los *tests* de forma física de las páginas 140 a 147. Compruebe la lista al inicio de cada programa para ver cuál de ellos se adapta mejor a Vd. Incluso si su forma física es buena pero es Vd. nuevo en esto de caminar, puede que necesite empezar a un nivel bajo hasta que su cuerpo se adapte a él. Muy pocas de las demás formas de ejercicio incluyen los mismos movimientos que requiere el caminar a buen ritmo, y quizá necesitará tiempo para mejorar su técnica. Cuando complete Vd. un programa, pruebe con el siguiente.

Cree su propio programa

Si realmente quiere seguir un programa pero encuentra que ninguno de éstos es adecuado, cree el suyo propio utilizando éstos como guía. Siéntese con papel y bolígrafo y haga un horario. Planifique sus caminatas de acuerdo con su nivel de forma física, incrementándolo lentamente semana a semana y anotando sus progresos. Calcule exactamente cuándo puede introducir un período de caminatas para cada día de la semana –le resultará más fácil ceñirse a su programa si camina a la misma hora cada día y pasa a formar parte de su rutina. Si realmente no puede salir a caminar un día, intente establecer otro día en que pueda hacer el doble de tiempo de caminata.

LA ÚLTIMA EVIDENCIA

Un estudio llevado a cabo por K.R. Westerterp, publicado en *Nature*, demostró que las personas que introducían el ejercicio en sus actividades diarias –ir al trabajo andando y no en coche, o utilizar las escaleras antes que el ascensor- gastaban en general más energía que las personas que realizaban ejercicio sólo en momentos específicos.

Dosis Diaria
Para cada programa se recomienda una Dosis Diaria que aparece en un recuadro como éste. Si tiene dificultad para completar la distancia y la duración de las caminatas del programa completo, intente caminar como mínimo esta cantidad le aportará beneficios.

Si está intentando mejorar su salud cardiaca, por ejemplo, compruebe primero su salud cardiovascular (vea páginas 141 y 142) y luego, utilizando su nivel actual como punto de partida, introduzca como objetivo niveles de intensidad (vea páginas 144 y 145) en su programa. Recuerde, con todo, que le llevará tiempo conseguir una buena forma física. Si pasa apuros para lograr sus objetivos, o si nota que podría hacer más, replantéeselo. Puede que necesite revisar su programa. Como mínimo serán necesarios tres meses para que note cambios importantes.

Cómo utilizar los programas

Una vez haya seleccionado un programa adecuado, seguir es fácil. Cada uno de ellos está diseñado para ser seguido durante un período de 10 a 12 semanas e incluye sugerencias sobre la cantidad e intensidad de las caminatas para cada semana. El modo en que se mide la intensidad –en porcentajes de su ritmo cardiaco máximo o índice de esfuerzo percibido (IEP)- está descrito en las páginas 143 a 145. Si pierde días o semanas de su programa, reanúdelo donde lo dejó. Recuerde, asimismo, que los objetivos de refuerzo pueden resultar útiles cuando presiones externas le obligan a detener su programa.

Elegir una ruta fija

Muchos de los programas requieren que encuentre Vd. una ruta fija. La ruta que elija variará según los objetivos de salud que Vd. tenga. Sin embargo, todas las rutas deberían ser de fácil acceso desde su casa y encontrarse en zonas donde a Vd. le guste caminar. Un mapa local de gran escala puede serle de ayuda para elegir rutas y calcular distancias.

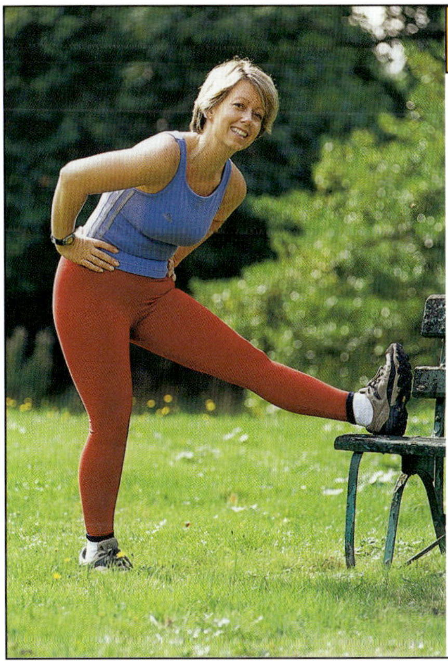

¿ESTOY PREPARADO PARA EMPEZAR UN PROGRAMA?

- ❑ **Técnica de caminar.** Compruebe su técnica antes de empezar (vea de la página 24 a la 33). Le ayudará a caminar más distancia y más rápido y evitar lesiones.
- ❑ **Cuestionario de salud.** Si contestó "sí" a alguna de las preguntas de la página 97, consulte a su médico antes de ponerse a caminar.
- ❑ ***Tests* de estado físico.** Éstos hacen algo más que simplemente ayudarle a decidir dónde empezar; utilícelos para registrar su progreso y sus logros.
- ❑ **Calentar y enfriar.** En caminatas de 20 minutos o más necesitará incluir un calentamiento y un enfriamiento. Compruebe que sabe cómo hacerlo en las páginas 34 a 43.
- ❑ **Objetivos.** Fíjese objetivos, tanto a largo como a corto plazo. Si quiere consejos, consulte las páginas 138 y 139.

PROGRAMA PARA **PRINCIPIANTES**

Utilice este programa si:

- En los tres últimos meses no ha realizado ningún tipo de ejercicio
- No está acostumbrado a caminar, habiendo realizado menos de 30 minutos semanales los últimos tres meses
- Tiene sobrepeso, tiene un IMC de más de 25 o un ratio cintura-cadera de 1 o más si es hombre, o de 0,85 o más si es mujer
- No es Vd. capaz de caminar una milla (1,6 km) o no puede caminar esta distancia en menos de 18 minutos
- Padece Vd. una enfermedad médica de las citadas en la página 97, pero su doctor le ha indicado que puede Vd. empezar a caminar

El objetivo de este programa es que empiece Vd. a caminar regularmente y que alcance Vd. un nivel en el cual pueda caminar 30 minutos a un ritmo de moderado a ligero como mínimo cinco veces a la semana. Al coger este libro, ya ha dado Vd. el primer paso hacia este objetivo. En sólo tres meses debería notar mejoras significativas y estará preparado para pasar al programa intermedio.

Las cosas importantes que debe recordar durante las siguientes semanas son: incremente las caminatas gradualmente y manténgase en un ritmo y una distancia que le resulten cómodos. No se preocupe si no está tan en forma como esperaba: pronto notará mejoras. Debería ser capaz de mantener fácilmente una conversación mientras camina y no debería notar dolor,

Semana 1

Día 1 Camine por las calles de su zona durante unos 20 minutos. Puede descansar transcurridos 10 minutos o dividir su caminata en dos sesiones de 10 minutos, si lo prefiere. Intente caminar a un nivel "de suave a moderado" (IEP de 11 a 13), o aproximadamente del 55 al 65 por ciento de su ritmo cardiaco máximo.

Día 2 Repita la caminata del día 1. Piense en la postura y la técnica. No se preocupe demasiado por la velocidad.

Día 3 Si está cansado, haga sólo la **Dosis Diaria.** Si encontró los días 1 y 2 posibles de llevar a cabo, explore su vecindario durante 30 minutos.

Día 4 Día de planificación. Piense en las zonas que ha explorado hasta ahora y, utilizando un mapa, idee una ruta fija que pueda realizar en cualquier momento. Lo ideal es que tenga de 1,5 a 3 km de longitud, con superficies buenas y uniformes por las que se pueda caminar bajo cualquier condición climática. Si es posible, cree una ruta que empiece en la puerta de su casa o en su lugar de trabajo. Intente incluir alguna zona verde y calles tranquilas.

Día 5 Intente su ruta fija cronometrándose mientras la realiza. Camine a un IEP de 12 a 13, o aproximadamente del 55 al 65 por ciento de su ritmo cardiaco máximo. Anote el tiempo que ha hecho.

Día 6 Haga sólo su **Dosis Diaria.**

Día 7 Haga su ruta fija a un nivel "de suave a moderado" y cronométrese. Si dispone de monitor del ritmo cardiaco, intente ir entre el 55 y el 65 por ciento de su ritmo cardiaco máximo.

Semana 2

Intente realizar su **Dosis Diaria** cada día esta semana.

Además, haga su ruta fija como mínimo dos veces a un nivel "de suave a moderado" (IEP de 12 a 15), o aproximadamente del 60 al 75 por ciento de su ritmo cardiaco máximo. Anote el tiempo que ha realizado e intente reducirlo, aunque sólo sean unos segundos.

Introduzca otra caminata que dure de 40 minutos a 1 hora durante esta semana a un nivel "de suave a moderado". Intente hacerla diferente de su ruta fija.

Dosis Diaria

Camine 10 minutos cada día a un ritmo moderado. Camine por donde Vd. elija –al aire libre, por su jardín o en un centro comercial.

aunque puede sentirse ligeramente incómodo si es nuevo en esto de caminar. Si la incomodidad persiste después de terminar de caminar o si siente dolor, se está exigiendo demasiado y tiene que frenar y llevar un ritmo más cómodo. Pruebe a medir la intensidad de sus caminatas utilizando una de las técnicas de las páginas 143 a 145. Igualmente, consulte las páginas 24 a 33 si necesita recordar la técnica y la postura correctas.

PENSAR POSITIVAMENTE

- Estos primeros meses suponen una oportunidad para que su cuerpo se acostumbre a caminar. Manténgase en su propio ritmo –sólo Vd. sabe cuándo está preparado para avanzar.
- Ésta es su introducción a la caminata, así que disfrútela. Sonría a la gente que pasa, escuche los pájaros o admire las flores de una jardinera.
- Recuérdese regularmente sus objetivos. Cada caminata le acerca más a lo que quiere lograr.
- Utilice estas primeras caminatas para explorar la zona en la que vive. Puede que haya una calle que haya pasado por alto antes o un parque al que no haya acudido nunca.
- Compruebe su forma física transcurridos los tres primeros meses. Si se ha ceñido a su programa, sin duda verá resultados.

Semana 3 a 5

Como mínimo, realice su **Dosis Diaria** cada día.

Realice su ruta fija como mínimo una vez a la semana. Intente mejorar su tiempo un minuto hacia la 5ª semana. Cuando esté haciendo su ruta fija, pase de 5 a 10 minutos caminando a un nivel "de moderado a fuerte" (IEP de 14 a 15), o aproximadamente del 70 al 75 por ciento de su ritmo cardiaco máximo. Esto debe hacer que le falte ligeramente el aliento.

Haga dos caminatas más largas durante estas tres semanas de entre 45 minutos y 1 hora. Intente caminar a un ritmo que le tenga ligeramente sin aliento como mínimo durante 20 minutos de la caminata.

Semana 6 a 11

Continúe realizando su **Dosis Diaria** cada día.

Igualmente, realice su ruta fija dos veces por semana, cronometrándose cada vez y mantenga el ritmo conseguido. Empiece a mirar maneras de ampliar la ruta fija para semanas venideras

Cada semana complete como mínimo una caminata adicional más larga que dure cerca de una hora. Durante esta sesión y su caminata fija, intente ir ligeramente falto de aliento como mínimo 20 minutos del tiempo total, trabajando a un nivel "de moderado a fuerte".

Semanas 12+

Caminar debería ser ahora una parte integral de su estilo de vida. Debería ser capaz de caminar 1 milla (1,6 km) sin llegar a estar exhausto y en menos de 18 minutos. Si lo encuentra difícil, continúe con el programa de las semanas 6 a 12 hasta que se encuentre más cómodo.

Ahora puede empezar a buscar maneras de incrementar la intensidad de su caminata –utilizando más los brazos o incorporando cuestas (para más sugerencias, consulte las páginas 70 a 85). Empiece a alargar gradualmente el tiempo de caminata y la distancia cubierta, intentando caminar a un nivel "de moderado a fuerte" durante períodos de 15 a 25 minutos en cualquiera de las caminatas.

PROGRAMA **INTERMEDIO**

Utilice este programa si:

- Ha estado realizando ejercicio regularmente como mínimo tres meses pero busca un cambio
- Está acostumbrado a caminar y es capaz de hacerlo durante 30 minutos diarios como mínimo cinco veces a la semana
- Puede caminar una milla (1,6 km) en 16 minutos
- Tiene un peso medio, tiene un IMC de 18 a 25 o un ratio cintura-cadera menor de 1 si es hombre o menor de 0,85 si es mujer
- Ha contestado "no" a todas las preguntas del cuestionario de la página 97 o su médico ha aprobado este nivel de ejercicio

Este programa le proporcionará un esquema para toda la vida, una salud continua y buena forma física. Si Vd. ya disfruta caminando pero siente que no saca el suficiente partido de su nivel actual de actividad, este programa le puede ayudar a caminar con mayor eficacia.

Este nivel intermedio de caminar es tal que puede adoptarlo en cualquier momento de su vida y que aporta todos los beneficios para la salud que Vd. necesita para mantenerse en forma y feliz. La cantidad e intensidad de caminatas que implica cumplen los niveles semanales mínimos de actividad física que recomiendan muchos profesionales de la salud y organizaciones sanitarias. El programa le exigirá lo suficiente para hacer que se sienta fantásticamente y hacer de la caminata una parte de su rutina

Semana 1

Día 1 Encuentre una ruta fija a la que pueda acceder regularmente y con facilidad. Debería ser llana en su mayor parte, pero puede incluir algunas cuestas, y debe tardar entre 30 y 45 minutos en completarla a un ritmo de moderado a ligero. Compruebe con un mapa que su ruta tiene como mínimo de 3 a 5 km. Si la ruta incluye cuestas, puede ser algo más corta.

Día 2 Realice su ruta fija rápidamente pero sin agotarse. Cronométrese y anótelo.

Día 3 Realice su **Dosis Diaria** a un ritmo de moderado a ligero.

Día 4 Haga una caminata más larga de 45 minutos a una hora. Intente encontrar una nueva ruta y, siempre que sea posible, busque espacios verdes. Camine a un nivel "moderado" (IEP de 13 a 14), o aproximadamente entre el 65 y el 70 por ciento de su ritmo cardiaco máximo, como mínimo de 20 a 30 minutos del tiempo total.

Día 5 Hoy tómese un descanso y emplee este tiempo para pensar maneras de incorporar las caminatas en su rutina diaria.

Día 6 Haga de nuevo su ruta fija, pero no se preocupe demasiado por el ritmo ni el tiempo. Céntrese en la postura y la técnica. Si siente cualquier incomodidad, consulte las páginas 24 a 33.

Día 7 Si está cansado, haga su **Dosis Diaria** en dos períodos de 10 minutos. Mire el reflejo de su imagen en los escaparates de las tiendas para comprobar que está caminando erguido. Si se siente con ganas, haga una caminata más larga.

Semana 2

Haga su **Dosis Diaria** e intente caminar a un ritmo ligero durante una parte de ésta.

Sustituya una o dos de sus caminatas de **Dosis Diaria** por caminatas más largas de unos 45 minutos a 1 hora. Éstas deberían incluir períodos de 5 a 10 minutos de nivel "fuerte" (IEP de 15 a 16), o de un 75 a un 80 por ciento de su ritmo cardiaco máximo.

Aproveche cualquier oportunidad para estar activo, como caminar hasta las tiendas o el trabajo e ir andando hasta la escuela con los niños.

Dosis Diaria

Camine como mínimo 30 minutos cinco días a la semana. Puede dividirlo en dos períodos de 15 minutos, pero asegúrese de estar caminando a un nivel que encuentre de moderado a fuerte.

diaria. Aunque puede sentir cierta incomodidad hasta acostumbrarse a la técnica de caminar correcta, no durará mucho; si persiste la incomodidad o empieza Vd. a notar dolor durante la caminata, tómeselo con calma: quizá se esté exigiendo demasiado. Mantenga un ritmo y una distancia que le resulten cómodos, y si no puede seguir todas las recomendaciones, en último término haga su **Dosis Diaria.**

NIVELES DE ACTIVIDAD RECOMENDADOS

Según la British Heart Foundation, cerca del 70 por ciento de adultos del Reino Unido no realizan los niveles recomendados de ejercicio físico semanal. El ochenta por ciento de adultos, sin embargo, piensa que está físicamente en forma. Las últimas directrices publicadas por muchas organizaciones sanitarias afirman que los niveles de ejercicio físico no deben ser extenuantes, sino que debe realizarse una actividad moderada la mayoría de días de la semana o todos ellos para alcanzar beneficios significativos para la salud. Esta actividad incluye caminar 3 km en 30 minutos o subir escaleras durante 15 minutos.

Semana 3 a 5

Haga su **Dosis Diaria** la mayoría de días en que no haga una caminata más larga y trabaje a un ritmo "moderado".

Realice su ruta fija una vez a la semana a un ritmo de moderado a ligero.

Cronométrese e intente haber reducido en 1 minuto su tiempo inicial para la 5ª semana.

Igualmente, haga una ruta larga de 45 minutos a una hora una vez a la semana, trabajando a nivel "fuerte". Como alternativa, camine 30 minutos en una zona con una cuesta. Intente mantener un ritmo de moderado a ligero cuando suba la cuesta, observando su postura y su técnica.

Semana 6 a 11

Continúe con su **Dosis Diaria** e intente caminar a un nivel "fuerte" como mínimo 10 minutos.

Igualmente, realice su ruta fija como mínimo una vez a la semana, cronometrándose. Observe como ha mejorado.

Intente realizar dos caminatas largas cada semana, que duren entre 45 minutos y una hora. Camine a un ritmo ligero durante la mayor parte del tiempo, trabajando a un nivel "fuerte" (IEP de 15 a 16).

Como alternativa a las dos caminatas largas, incluya cuestas como mínimo en dos de sus caminatas semanales más cortas y lleve un ritmo ligero.

Semanas 12+

Su **Dosis Diaria** ya debería formar parte de su estilo de vida diario. Puede que algunos dias no le resulte posible caminar, pero en algún momento podrá recuperarlo caminando una distancia mayor o yendo más lejos al día siguiente. Pero es mejor caminar siempre que pueda. Si es posible, deje el coche en casa para desplazamientos de menos de 2 km. En caminatas más largas debería trabajar a un ritmo ligero, a nivel "fuerte", como mínimo 20 minutos del tiempo total.

Puede permanecer en este nivel tanto tiempo como desee, pues le aportará la actividad que necesita para mantener su buena salud. Si quiere ponerse un reto mayor, está preparado para el programa avanzado de caminatas (vea página 154).

PROGRAMA **AVANZADO**

Utilice este programa si:

- Ha estado caminando regularmente durante tres meses o más y no ha sufrido ninguna lesión
- Es Vd. capaz de caminar 1 milla (1,6 km) en menos de 15 minutos o subir una cuesta poco pronunciada sin perder el aliento
- Tiene un peso corporal medio, un IMC de 18 a 25 o un ratio cintura-cadera menor de 1 si es hombre, o menor de 0,85 si es mujer
- No padece Vd. ninguna de las enfermedades citadas en la página 97 o su médico le permite seguir el ritmo
- Es Vd. activo y desea complementar su ejercicio con una alternativa a la carrera que sea de bajo impacto

¿Está deseando un reto? Éste es un programa para aquéllos que caminan regularmente pero quieren mejorar la velocidad y su nivel de forma física. Aunque caminar diariamente es todo un logro, realizar caminatas más exigentes cada semana mejorará su estado físico y le mantendrá en forma.

Las investigaciones han demostrado que caminar aporta más o menos los mismos beneficios que antes se asociaban sólo a la carrera y otros deportes aeróbicos. Un programa avanzado añadirá intensidad a sus caminatas al incorporar más velocidad, distancia y desniveles a sus caminatas. También mejorará la forma física y fortaleza de la parte superior del cuerpo utilizando más los brazos al caminar. Esto lo puede lograr centrándose en el control de los brazos (vea página 27) y utilizando bastones al caminar (vea página 50). Quizá quiera plantearse

Semana 1

Día 1 Encuentre una ruta fija de 6 a 8 km (de 3,7 a 5 millas) que sea fácilmente accesible. Debe incluir ligeras cuestas, estar pavimentada y no pasar por calles principales. Debería ser capaz de realizarla en un tiempo de 40 minutos a 1 hora.

Día 2 Cronométrese mientras realiza la ruta tan rápidamente como le resulte cómodo. Debería poder hablar, pero trabajar a un nivel "de moderado a fuerte" (IEP de 14 a 16), o entre el 70 y el 80 por ciento de su ritmo cardiaco máximo la mayor parte de la caminata. Intente mantener el ritmo cuando camine por cuestas.

Día 3 Haga su **Dosis Diaria** a un ritmo ligero. Vigile la postura y la técnica.

Día 4 Camine de 45 a 60 minutos a un ritmo de moderado a ligero. Asegúrese de encontrar algunos espacios verdes para caminar –estar cerca de la naturaleza le relajará la mente, así como el cuerpo.

Día 5 Realice su ruta fija. Una vez haya calentado, incluya algunos periodos de 5 minutos de caminata más rápida a un nivel de "fuerte a muy fuerte" (IEP de 15 a 17). Puede que sienta malestar en las espinillas, pero los períodos cortos ayudarán a su cuerpo a acostumbrarse a las nuevas demandas que se le hacen.

Día 6 Haga su **Dosis Diaria**, aunque sólo sea a un ritmo moderado.

Día 7 Hoy haga una caminata de una hora en un paraje bonito y concéntrese en su forma. ¿Está caminando erguido? ¿Tiene los hombros relajados? ¿Sus músculos abdominales están apretados?

Semana 2

Por lo menos siga con su **Dosis Diaria**. Si no le es posible caminar lo más mínimo un día concreto, sustitúyalo por cualquier otro ejercicio o actividad.

Además, realice su ruta fija dos veces esta semana, cronometrándose e intentando reducir algunos segundos su tiempo original.

Incluya una caminata larga de hasta una hora. Camine a un nivel "de moderado a fuerte" durante toda la caminata. En esta caminata larga incluya como mínimo dos períodos de 5 a 10 minutos de caminata rápida, aumentando la velocidad con pasos más cortos y rápidos y moviendo los brazos de modo que incluso en terreno llano trabaje duro.

Dosis Diaria

Por lo menos camine un mínimo de 30 minutos cada día. Puede dividirlo en dos periodos de 15 minutos, pero debe intentar caminar a un nivel "fuerte" siempre que sea posible.

adquirir un monitor de ritmo cardiaco que le ayudará a medir sus progresos más fácilmente. Considere también la posibilidad de que un profesional compruebe su estado físico.

Antes de empezar este programa, es vital que su técnica sea lo más perfecta posible para asegurarse de que no corre el riesgo de sufrir una lesión. Si considera que su técnica es buena, está preparado para dar una nueva marcha a las cosas.

ROMPIENDO LA BARRERA DE LA VELOCIDAD

Pese a repetidos esfuerzos, puede que llegue a alcanzar un punto en que no parece capaz de reducir el tiempo de su ruta fija. No se lo tome como una señal de que no mejora su forma física. Cuando realiza ejercicio, el cerebro y los nervios lanzan impulsos a los músculos activos haciendo que se contraigan. La velocidad a la que son lanzados estos impulsos determina a qué velocidad se mueven las piernas. Su sistema nervioso necesita entrenamiento igual que su cuerpo. Empiece con períodos cortos de caminatas rápidas y amplíe gradualmente el tiempo que pasa a alta velocidad. Su cerebro y sus nervios se adaptarán gradualmente y serán capaces de mandar mensajes a sus músculos activos más rápidamente.

Semana 3 a 5

Camine su **Dosis Diaria** cada día; esto asegurará que su caminata se vuelva un hábito. Quizá ahora ya encuentre que camina mucho más en su vida diaria y que coge las llaves del coche mucho menos.

Intente hacer tres caminatas duras más a la semana. Éstas pueden consistir en hacer la ruta fija a un ritmo ligero o salir a hacer caminatas largas de una hora o más que incluyan períodos de 10 minutos de caminata rápida. Continúe moviendo los brazos; esto ayudará a que las piernas vayan más rápidas. Puede incrementar más la fortaleza de la parte superior del cuerpo añadiendo algunas flexiones de brazos contra una pared en la parte de enfriamiento de su caminata (vea página 180). A estas alturas ya tiene que sentirse mucho más en forma.

Semana 6 a 11

Como mínimo, siga con su **Dosis Diaria**.

Además de esto, haga como mínimo tres caminatas duras a la semana que duren 20 minutos o más. Recuerde que puede caminar distancias más cortas a un ritmo más rápido o distancias más largas a un ritmo más lento y obtener resultados similares. Haga de una de estas caminatas su ruta fija y cronométrese. Debería notar que ha mejorado la velocidad y que ha acortado un minuto o más de su tiempo de inicio.

Camine siempre que pueda y doquiera que pueda. Continúe con las flexiones de brazos contra la pared y considere la posibilidad de otro entrenamiento para el peso hable con un instructor de gimnasia.

Semanas 12+

Continúe con la **Dosis Diaria;** ahora ya debería formar parte de su rutina diaria, tan importante para Vd. como cepillarse los dientes.

Siga con la caminata dura durante una hora o más tres días a la semana. Como mínimo 20 minutos de estas caminatas debería forzarse hasta terminar casi sin aliento. Camine a un nivel de "fuerte a muy fuerte" (IEP de 15 a 17), o entre el 75 y el 80 por ciento de su ritmo cardiaco máximo.

Empiece a explorar nuevas rutas con cuestas más exigentes e incorpore nuevas técnicas a sus caminatas, como la técnica del caminar y correr, o utilizando bastones o resistencia (vea de la página 44 a la 53).

CAMINAR POR UN **CORAZÓN SANO**

Utilice este programa si:

- Generalmente no está Vd. activo pero está preocupado por mantener un corazón sano
- No es Vd. capaz de caminar una milla (1,6 km) en menos de 20 minutos o no puede caminar una milla (1,6 km).
- Tiene sobrepeso, tiene un IMC de más de 25 o un ratio cintura-cadera de 1 o más si es hombre, o de 0,85 o más si es mujer
- Padece Vd. una enfermedad cardiaca –infarto previo, angina o presión arterial alta- y su médico le ha recomendado que aumente el nivel de actividad física

Siendo las enfermedades cardiacas una de las principales causas de muerte actualmente, y siendo la falta de ejercicio un importante factor de riesgo de padecer una enfermedad cardiaca, caminar puede ser una forma excelente de protegerse. Este programa le enseñará a introducir las caminatas en su vida diaria de modo que pueda desarrollar un corazón sano y fuerte.

Su corazón es un músculo, y esto significa que tiene que ejercitarse regularmente para mantenerse fuerte y sano. Incluso un paseo pausado de 30 minutos al día aporta beneficios, y el objetivo último de este programa es conseguir que llegue o se acerque a este nivel de caminata. Esto mejorará el estado de su corazón y mantendrá los vasos sanguíneos limpios y abiertos. Además de esto, caminar puede ayudar a

Semana 1

Si ha tenido problemas cardiacos recientes pregunte a su médico para saber si puede empezar a hacer ejercicio.

Si no puede realizar su **Dosis Diaria,** intente caminar 10 minutos como mínimo tres días esta semana. Elija una ruta diferente para cada caminata para encontrar la que mejor se adapta a Vd.

Elija algunas rutas llanas cerca de su casa. Vaya tan lejos como le resulte cómodo, hágalo lentamente y haga tantas paradas como necesite. Trabaje a un nivel "de extremadamente suave a muy suave" (IEP de 8 a 10), o a aproximadamente del 40 al 50 por ciento de su ritmo cardiaco máximo. No realice un esfuerzo excesivo esta semana; lo más importante es que haya empezado.

Semana 2

Empiece a mejorar la función de su corazón caminando como mínimo 5 días a la semana. Ésta será su **Dosis Diaria** de 10 minutos al día. Encuentre una velocidad constante y cómoda. Trabaje a un nivel "de muy suave a suave" (IEP de 9 a 11), o a aproximadamente del 45 al 55 por ciento de su ritmo cardiaco máximo.

Estas caminatas no sólo aumentarán su esperanza de vida, sino que también le darán más energía, pues su corazón empieza a liberar más oxígeno. Pruebe nuevas rutas y disfrute de estar al aire libre. No deje que el mal tiempo le haga quedarse en casa. El viento y la lluvia pueden resultar estimulantes.

Semana 3

Siga con su **Dosis Diaria** como mínimo 5 días esta semana.

Concéntrese en la distancia de sus caminatas. Sustituya una de sus caminatas de **Dosis Diaria** por una caminata más larga de 30 minutos o sustituya dos caminatas de **Dosis Diaria** por caminatas de 15 minutos. El ritmo puede ser tan lento como quiera. Estas caminatas le ayudarán a mantener bajos los niveles de concentración de azúcar en la sangre y reducir el nivel de colesterol. Éstos, a su vez, ayudan a mantener las arterias abiertas y permiten que la sangre circule libremente.

reducir otros factores que contribuyen a una enfermedad coronaria, como la presión arterial alta, el exceso de peso y el estrés. Si ha sufrido Vd. un ataque al corazón o actualmente padece angina o presión arterial alta, consulte el apartado Caminar con cardiopatías (páginas 98 y 99) para más información y consulte a su médico antes de empezar un programa de ejercicios. Durante las primeras semanas del programa, céntrese en aumentar el tiempo que pasa caminando, más que en la intensidad. Intente no caminar a más del 65 por ciento de su ritmo cardiaco máximo, recordando siempre la frase "caminar rápido sin realizar un esfuerzo excesivo". Debería trabajar a un nivel "de muy suave a moderado" (IEP de 9 a 14) según la Escala Borg de la página 145.

Dosis Diaria

Si no logra hacer ninguna de las caminatas largas cada semana, haga caminatas de 10 minutos cinco días a la semana. Esto basta para que el músculo del corazón trabaje. Cinco caminatas cortas son mejor que dos caminatas más largas.

Semana 4

Continúe con su **Dosis Diaria**.

Intente también hacer una caminata más larga que dure 30 minutos o tres caminatas de 15 minutos. Empiece a incrementar el ritmo ligeramente para que el músculo cardiaco bombee y para mejorar la buena forma aerobia. Durante las 3 últimas semanas su corazón ha estado calentando gradualmente. Ahora debe darle una suave sesión de ejercicio. Debería trabajar a un nivel "suave" (IEP de 11 a 12), o aproximadamente del 55 al 60 por ciento de su ritmo cardiaco máximo. Esto fortalecerá el corazón y lo hará capaz de trabajar con menos esfuerzo, dejándole a Vd. con más energía.

Semana 5 a 10

Ahora intente incorporar su **Dosis Diaria** a su rutina de cada día, tanto si sustituye un pequeño desplazamiento que hace Vd. en coche como si se convierte en un paseo matutino.

Semana 5 Planee una ruta fija. Estudie un mapa local y, utilizando su conocimiento de la zona, trace una ruta de 1,5 a 3 km de longitud. Asegúrese de que es fácilmente accesible y preferiblemente alejada del tráfico intenso. Cronometre cuánto tarda en completar la ruta. Recuerde no forzarse demasiado; debería estar en un nivel de "muy suave a moderado" (IEP de 9 a 13), o entre el 45 y el 65 por ciento de su ritmo cardiaco máximo. Repita esta ruta fija como mínimo una vez a la semana y siga haciendo su **Dosis Diaria.**

Semanas 6 a 7 Aumente las caminatas de modo que haga un total de 30 minutos al día como mínimo tres días a la semana, y siga haciendo la **Dosis Diaria.** Si es necesario, divida los 30 minutos en dos caminatas de 15 minutos.

Semanas 8 a 9 Incremente las caminatas de nuevo de modo que haga 30 minutos al día como mínimo 5 días a la semana.

Semana 10 Haga su ruta fija y vuelva a cronometrarse. Debería notar un aumento de la velocidad sin ningún esfuerzo extra. Ésta es la prueba de que su corazón se está fortaleciendo y es más eficaz.

CAMINAR PARA **PERDER PESO**

Si lleva años luchando contra su peso, una buena dieta y ejercicio pueden hacer maravillas. A diferencia de muchos deportes, caminar puede llegar a formar parte de su rutina hasta tal punto que ni siquiera se dé cuenta de que está haciendo ejercicio.

La razón principal por la que las personas ganan peso es porque ingieren más energía –medida en calorías- en forma de comida de la que gastan en forma de energía. El modo de perder peso es tan simple como esto: comer menos y ejercicio.

La gente suele abandonar el ejercicio vigoroso, como el *footing* o realizar ejercicio en el gimnasio, porque en realidad no les gusta o porque la actividad es físicamente demasiado exigente. Caminar, sin embargo, es algo que cualquier persona puede hacer con seguridad y felizmente y, puesto que es tan fácil mantenerlo, es un ejercicio que ayuda en la pérdida de peso a largo plazo que puede resultar tan difícil para tantas personas.

Cómo ayuda el ejercicio

En teoría, una caloría comida es igual a una caloría usada (véase recuadro en página opuesta), de modo que reducir la comida debería conllevar aproximadamente los mismos resultados de pérdida de peso como el aumento de ejercicio. En realidad, sin embargo, esta ecuación no puede ser menos clara. Una y otra vez se ha demostrado que la dieta sola es menos efectiva para perder peso que una buena dieta y ejercicio.

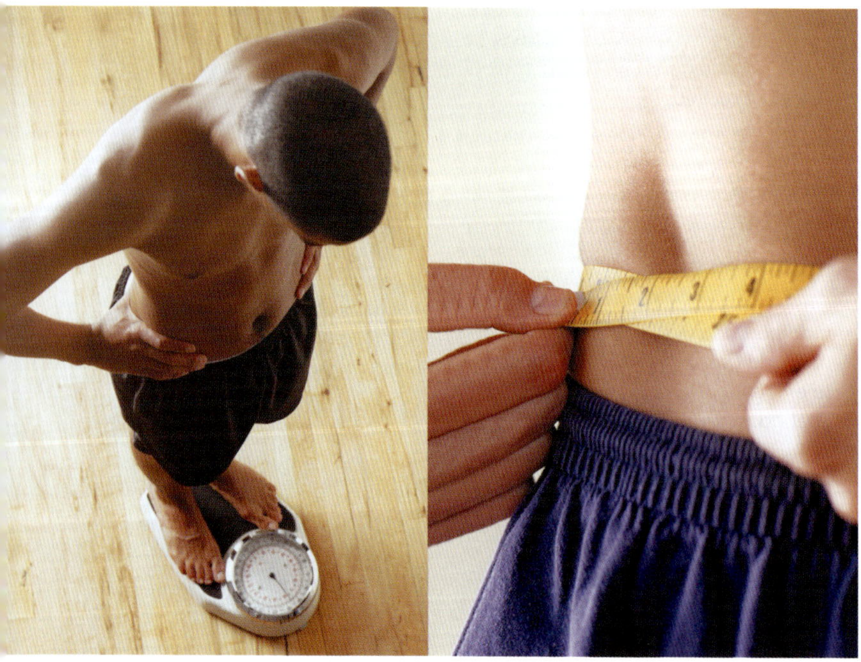

Mediciones diversas
Si bien pesarse puede ser un modo alentador de controlar el peso, utilizar una amplia gama de controles, como el índice de masa corporal o el ratio cintura-cadera, dará resultados más precisos (vea páginas 146 y 147).

Estimular el metabolismo

Cada día –incluso si permanece en cama- su cuerpo usa una cierta cantidad de calorías: para hacer circular la sangre, para digerir alimentos, para el crecimiento celular y para otros procesos corporales. La cantidad de calorías que esto requiere se llama tasa metabólica basal (TMB) y es distinta de la energía que necesita para actividades físicas como caminar. La TMB de cada persona es diferente, y depende del sexo, el peso, la estatura y, particularmente, cuánta grasa tiene respecto al músculo, pues el tejido muscular quema calorías incluso cuando estamos en reposo. Cuanto más en forma esté y más músculos tenga, más calorías quemará simplemente para seguir vivo.

Al caminar, no sólo quema grasas, sino que también forma los músculos, de modo que su cuerpo quema calorías mucho después de haber acabado la caminata. Además, una vez perdido el peso, caminar regularmente asegurará que éste no vuelva.

Alcanzar el peso ideal

Si ha medido Vd. su peso y su composición corporal (ver páginas 146 y 147), habrá determinado si se encuentra dentro de los límites "normales" para su índice de masa corporal (IMC) o su ratio cintura-cadera. Aunque estas mediciones son utilizadas por las organizaciones sanitarias para dar pesos y tipos corporales ideales, puede que no reflejen sus aspiraciones para su peso. Puede pensar que son demasiado benévolos, y Vd. sabe que está más contento si pesa algo menos; o puede pensar que son demasiado exigentes y cree que nunca alcanzará esos objetivos. No permita que las tablas y las cifras le desanimen. Si prefiere no tomarse medidas de este modo, tome como objetivo simplemente estar más en forma y más sano. El peso disminuirá lentamente, pero sin duda lo hará.

Aunque su peso esté bien dentro de las directrices, no debe perderlo de vista. Al hacernos mayores, nuestros cuerpos se vuelven más lentos y gastan menos energía. Una persona mayor de 40 años que haga menos de 30 minutos de ejercicio moderado a la semana puede ganar de media 1 kg al año. Simplemente consumiendo 75 calorías más al día –una galleta de chocolate– más de la energía que gasta conlleva un aumento de peso anual de casi 3,5 kg al año. Sin embargo, una caminata de 30 minutos diarios puede quemar 120 calorías o más.

EL EQUILIBRIO ENERGÉTICO | la explicación

La ecuación que explica por qué ganamos o perdemos peso es muy simple: si consume Vd. la misma cantidad de energía que la que usa cada día, en circunstancias normales su peso debería mantenerse constante. Cuando hay desequilibrios en esta balanza, se empiezan a ver cambios de peso: si su ingesta de calorías es mayor que el gasto de energía, ganará peso; y si la ingesta de calorías es menor que el gasto de energía, perderá peso.

Puede hacer que la balanza se decante a su favor comiendo menos calorías, aumentando el nivel de ejercicio o con una combinación de ambos. Una dieta sana junto con un aumento de ejercicio es, con diferencia, la mejor opción; atacar el problema desde ambos puntos no sólo le requerirá menos sacrificio en comida, sino que también le aportará resultados más sanos y duraderos.

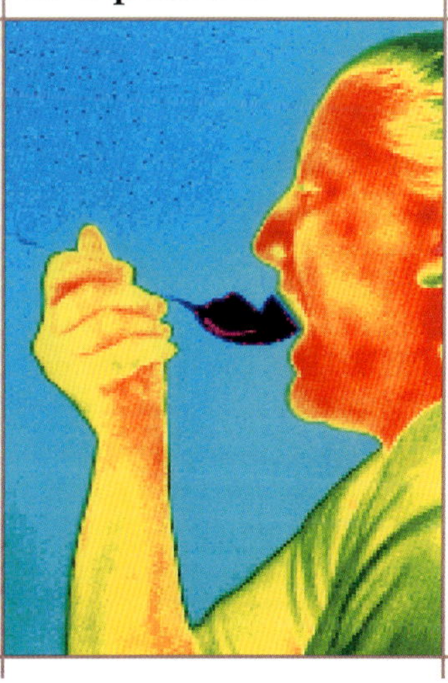

PROGRAMA PARA **PERDER PESO**

Utilice este programa si:

- Tiene sobrepeso, tiene un IMC de más de 25 o un ratio cintura-cadera de más de 1 si es hombre, o de más de 0,85 si es mujer
- No es Vd. capaz de caminar una milla (1,6 km) en menos de 18 minutos
- Quiere perder peso a corto plazo y mantenerse así a largo plazo
- Ha probado otras formas de ejercicio pero no le gustan o no encuentra tiempo para ellas
- Quiere reducir el riesgo de cardiopatía e infarto perdiendo el exceso de grasa y fortaleciendo su corazón

Caminar es ideal para perder peso; es lo suficientemente suave para que lo practique cualquier persona, pero es lo suficientemente beneficioso quemando grasas para marcar la diferencia. Igualmente, caminar le permite ir a su propio ritmo de modo que puede mejorar la forma física gradualmente. Este programa ofrece una solución realista, segura y efectiva para la batalla por perder peso.

El programa aportará beneficios por sí mismo, pero si realmente quiere sacar el mayor partido de las caminatas para perder peso, al mismo tiempo tiene que prestar atención a la dieta. Intente reducir la ingesta de grasas y azúcares refinados y féculas, como pan blanco, galletas, pastelería, helados, dulces y refrescos. En lugar de ello, coma mucha fruta y verdura, carne y pescado blancos e hidratos de carbono sin refinar, como cereales y pan, pasta y arroz

Semana 1

Día 1 Si bien caminar a cualquier ritmo quema calorías, quemará Vd. más calorías cuanto más rápidamente camine. Empiece caminando a un ritmo "moderado".

Día 2 Hoy camine como mínimo 10 minutos, pensado en la postura. Concéntrese en meter la barriga para adentro y caminar erguido: instantáneamente parecerá más delgado.

Día 3 Camine 20 minutos a un ritmo de moderado a ligero. Camine 10 minutos más en otro momento del día –si visita a un amigo o sale a la hora de almorzar.

Día 4 Antes de salir, piense una ruta que será capaz de seguir cualquier día del año. Sería ideal que empezara en la puerta de su casa. Debería tener de 1,5 km a 3 km de longitud. Pruébela: no debería tardar más de 40 minutos en completarla. Ésta es su ruta fija. Siempre puede retroceder si no quiere aventurarse más allá.

Día 5 Haga su ruta fija y cronométrese. Camine tan rápido como pueda sin extenuarse.

Día 6 Camine dos períodos de 15 minutos a un ritmo moderado.

Día 7 Hoy haga una caminata más larga de hasta 1 hora, e intente caminar a un ritmo de moderado a ligero como mínimo 20 minutos del tiempo total. Trabaje a un nivel de "suave a moderado" (IEP de 12 a 13), o aproximadamente entre el 60 y el 65 por ciento de su ritmo cardiaco máximo.

Semana 2

Continúe con su **Dosis Diaria** pero siempre que sea posible intente incrementar el tiempo de caminata hasta 45 minutos.

Además, haga una caminata más larga de hasta una hora, incluyendo 20 minutos a un nivel "de moderado a ligero". Durante este tiempo trabaje del 60 al 70 por ciento de su ritmo cardiaco máximo, con un IEP de 12 a 14.

Si un día realmente no puede caminar, intente reducir la ingesta de calorías para compensar la falta de actividad.

integrales. Estos alimentos le dan la energía que necesita para el ejercicio pero no le harán aumentar tanto de peso (vea páginas 90 y 91). Dado que aumentan la ingesta de fibra, le llenan durante más tiempo y reducen la necesidad de picar algo.

Cuanto más camine, más rápidamente perderá peso. Pero no tenga prisa; el secreto para perder peso y mantenerse así es perderlo gradualmente, a un ritmo de aproximadamente 0,5 kg a 1 kg a la semana.

Dosis Diaria

Camine 30 minutos al día a un ritmo moderado. Esto le hace perder de 110 a 170 calorías más, así que intente hacerlo cada día de la semana.

EL VALOR DE CAMINAR

Una persona de 70 kg que camine por terreno llano gastará la cantidad de energía que se muestra a continuación. La cantidad de calorías quemadas puede ser incluso más elevada si camina cuesta arriba, con bastones o por una playa de arena.

Velocidad de caminata	Media de calorías que se queman en 1 hora
Lenta, cerca de 3 km/h	240
Moderada, cerca de 5 km/h	280
Ligera, cerca de 6,5 km/h	420
Rápida, cerca de 7 km/h	500

Semana 3 a 5

Haga su **Dosis Diaria** cada día de esta semana, pero hágala durar 45 minutos como mínimo cuatro de estos días, dividida en períodos de 15 minutos si es necesario. Trabaje a un nivel "moderado" durante toda la caminata (IEP de 13 a 14) o aproximadamente del 65 al 70 por ciento de su ritmo cardiaco máximo.

Sustituya una de sus caminatas de **Dosis Diaria** por su ruta fija como mínimo una vez a la semana. Intente batir su marca, ni que sea unos segundos.

Quizá empiece a notar los efectos de todo este ejercicio en su forma corporal y su talla durante estas semanas. Esto le animará a continuar. Compruebe si aún alcanza sus objetivos.

Semana 6 a 11

Continúe con su **Dosis Diaria**, caminando 45 minutos como mínimo cuatro días a la semana. Si sigue una dieta, en este momento la pérdida de peso puede empezar a entrar en una rutina. Incorpore cuestas en sus caminatas y utilice los brazos para quemar más calorías aún. A 5,5 km/h cuesta arriba, el gasto de energía es de 400 a 500 calorías por hora (vea página 48).

De nuevo, sustituya una de sus caminatas de **Dosis Diaria** por la ruta fija como mínimo una vez a la semana, intentando mejorar el tiempo en cada caminata.

Haga una caminata más larga cada semana y explore la zona de sus alrededores en busca de nuevas rutas para aumentar la variedad y mantenerse motivado.

Semanas 12+

Su **Dosis Diaria** debería ser ahora una parte integral de su vida. Manténgala así y no volverá a aumentar de peso.

Busque, además, caminatas más largas e inspiración. Encuentre nuevos lugares para explorar y amigos con los que caminar –considere la posibilidad de unirse a un grupo de caminatas.

Si ha mantenido una alimentación sana y sus caminatas regulares, ahora los resultados serán obvios. Parecerá más delgado y tonificado. Si se pesó o calculó su IMC o el ratio cintura-cadera antes de empezar, compruébelos de nuevo. Si no ha logrado tanto como esperaba, puede que necesite más tiempo, de modo que no se aparte del programa.

CAMINAR CONTRA EL **DOLOR DE ESPALDA**

Utilice este programa si:

- Su trabajo le obliga a pasar períodos prolongados frente a una pantalla de ordenador o al volante de su coche
- Lo primero que siente por la mañana es rigidez en la espalda
- A menudo siente tensión o dolor en la espalda, el cuello o los hombros
- Se está recuperando de una lesión de espalda leve

La mayoría de nosotros padeceremos dolor de espalda en algún momento de nuestras vidas. A menudo sólo de trata de una irritación leve, pero a veces puede ser un problema considerable que afecta a nuestro rendimiento en el trabajo y a nuestra vida familiar. Este programa se ha diseñado para ayudar a aliviar la rigidez y el dolor de espalda y aumentar gradualmente la movilidad y fuerza de la espalda.

Una razón por la que el dolor de espalda es tan común es por el cambio del estilo de vida. Nuestros ancestros evolucionaron para correr a través de los bosques en busca de comida, y ahora nosotros sólo buscamos comida en las estanterías del supermercado. Esto, en combinación con nuestra tendencia a pasar largos períodos conduciendo o sentados frente a una pantalla de ordenador, puede acarrear problemas de espalda recurrentes.

Semana 1

Día 1 Póngase en marcha. Camine una distancia que pueda realizar sin demasiado esfuerzo, como desde la puerta de su casa hasta la casa de un vecino o las tiendas. Hoy repita esta corta caminata como mínimo una vez.

Día 2 Realice la misma ruta otra vez. Intente caminar por la mañana temprano cuando la rigidez y el dolor suelen ser peores. Si el dolor aumenta al caminar, intente seguir lentamente hasta que mejore. Es importante estirar los músculos después de cada caminata (vea de la página 40 a la 43). Para obtener el máximo beneficio intente aguantar cada estiramiento como mínimo 30 segundos. Si aun así alguno de los estiramientos le causa dolor, abandónelos y pida consejo médico.

Día 3 Hoy descanse. Mire cualquier mapa local que tenga y planifique otras rutas por donde quiera caminar.

Día 4 Salga dos veces y camine como mínimo 10 minutos cada vez. Concéntrese en la postura y la colocación de los pies (vea páginas 26 y 27).

Día 5 Hoy haga su **Dosis Diaria.** Esta semana sirve para evaluar las limitaciones y posibilidades de su cuerpo. Si nota molestias y pasan a ser graves, consulte con su médico.

Día 6 Hoy salga tres veces, aunque sólo sea 10 minutos cada vez. Aumente la distancia de una de las caminatas.

Día 7 Haga su **Dosis Diaria.** Camine erguido y no olvide la buena postura. Compruébela a menudo observando su reflejo en los escaparates si es posible.

Semana 2 a 3

Por lo menos haga su **Dosis Diaria.** La clave es caminar poco y a menudo, reforzando los músculos de la espalda y manteniendo ésta caliente y móvil. Recuerde los estiramientos, particularmente para los músculos bíceps femorales.

Intente duplicar la **Dosis Diaria** estas semanas, aumentando hasta dos caminatas al día que duren de 10 a 15 minutos cada una.

Dosis Diaria

Aproveche cualquier oportunidad para caminar durante el día, aunque simplemente sea un paseo por la habitación. Intente caminar como mínimo de 10 a 15 minutos cada día.

Los fisioterapeutas, doctores, ortopedistas, quiroprácticos y osteópatas recomiendan caminar para aliviar el dolor de espalda, pues es una forma de ejercicio efectiva pero de bajo riesgo. Si su dolor de espalda está relacionado con un aumento de peso, caminar también puede ayudar a aliviar el dolor al ayudarle a perder el exceso de peso. El dolor de espalda a menudo es resultado de una mala postura, por lo que debe poner especial atención a la técnica al caminar (vea páginas 26 a 29). Un calzado de talla adecuada (vea página 29) también es esencial para asegurar la correcta alineación de la columna.

SEGURIDAD ANTE TODO

Debería asegurarse siempre de visitar al médico en cuanto aparezca cualquier problema de espalda particular. Es muy poco probable que le diga que caminar no es una buena idea o que probablemente aumentará el dolor, pero realmente necesita identificar la raíz del problema. No se preocupe si caminar le causa cierta molestia inicial, pues debería desaparecer rápidamente. Sin embargo, si la molestia empeora o es prolongada, vuelva a acudir al médico.

Semana 4 a 6

Aumente su **Dosis Diaria** de modo que camine de 20 a 30 minutos al día, cinco días a la semana, o haga dos caminatas de 15 minutos cada día. Aumente gradualmente la distancia y el ritmo de las caminatas.

Además de la caminata diaria, camine por la habitación o subiendo y bajando escaleras durante unos minutos como mínimo una vez cada par de horas.

Evite estar sentado durante períodos de tiempo largos y piense en su postura. Caminar con los hombros caídos o con la parte superior del cuerpo inclinada hacia delante sólo le provocará dolor.
Complementar la caminata al aire libre con una sesión en la cinta para andar le ayudará a centrarse en la forma.

Semana 7 a 9

A medida que el dolor de espalda vaya mejorando, camine más distancia y más rápidamente. Intente caminar 30 minutos cada día estas semanas. No se preocupe si el progreso parece lento al principio –todo el mundo es diferente y también lo son las espaldas.

Cambie la ruta y añada interés. Siempre que sea posible, intente dar a su caminata un objetivo práctico caminando hasta las tiendas, el banco o la casa de un amigo antes que conducir, y aproveche cualquier oportunidad para caminar.

Semanas 10+

Continúe con el programa para las semanas 7 a 9. Al tiempo que caminar se convierte en parte de su rutina diaria, también debe hacerlo el estiramiento. Estire la espalda, hombros, cuello y pecho para aliviar tensión. Relájese con un baño caliente si le duelen los músculos tras una caminata.

A estas alturas debería notar alivio del dolor de espalda y también debe notar los beneficios del peso que habrá perdido como resultado de su programa de caminatas.

CAMINAR CON **OSTEOPOROSIS**

Utilice este programa si:

- Le han diagnosticado osteoporosis y el médico le ha sugerido que aumente el nivel de ejercicio
- Tiene antecedentes de osteoporosis en la familia
- Ha pasado la menopausia
- Su IMC es menor de 18,5 o ha hecho mucha dieta a lo largo de su vida
- No tiene una dieta equilibrada ni toma alimentos ricos en calcio y vitamina D
- Toma o ha tomado en el pasado medicación que debilita los huesos, como corticoesteroides para tratar la artritis reumatoide, la enfermedad de Crohn o el asma severo

Al entrar en la treintena, sus huesos empiezan a perder densidad ósea. La osteoporosis es una enfermedad que se diagnostica cuando los huesos se han vuelto tan delgados que es probable sufrir fracturas. Las mujeres tienen mayor riesgo que los hombres.

Existen varios factores que contribuyen a prevenir y controlar la osteoporosis, pero caminar regularmente puede ayudar porque es un ejercicio de carga (vea página 104). Para mantener los huesos fuertes, debería realizar ejercicios de carga cada día. Sin embargo, si quiere aumentar su densidad ósea, debería incrementar la cantidad de carga que ejerce sobre su cuerpo con las semanas. Esto no significa que tenga que caminar más rápido; puede lograr mejores resultados incorporando cuestas o cualquier otra forma de resistencia, como caminar por la arena. Complemente las caminatas con otros ejercicios

Semana 1

Haga tres caminatas cortas esta semana, de unos 10 a 15 minutos cada una. Éstas constituirán su **Dosis Diaria**. Concéntrese en acostumbrarse a la idea de una caminata diaria.

Día 1 Haga una caminata de 10 minutos. Elija una superficie llana y uniforme y realícela a la velocidad que le resulte cómoda.

Día 2 Hoy camine 10 minutos, utilizando la misma ruta del día 1. Esta vez concéntrese en la técnica y asegúrese de adoptar una buena postura (vea página 27) –céntrese en mantener el abdomen hacia dentro para reforzar la espalda.

Día 3 Haga una caminata de 15 minutos y elija una ruta diferente esta vez. Mantenga un ritmo moderado y piense en la postura (vea páginas 26 y 27).

Si su doctor le ha dicho que tiene los huesos delgados, utilice esta semana para acostumbrarse a la idea de que caminar es algo que le ayudará con su enfermedad. Piense positivamente en cómo el impacto del ejercicio está reforzando los huesos que soportan carga. Es importante recordar que es más sano caminar regularmente que estar sentado en casa y dejar que los huesos y músculos se debiliten. Si siente un dolor que persiste cuando deja de hacer ejercicio, póngase en contacto con su médico.

Semana 2

Haga su **Dosis Diaria** a un ritmo de "lento a moderado" cada día esta semana, pero intente incrementar tres de estas caminatas hasta 20 minutos.

Mientras camina, concéntrese en el movimiento de los brazos y recuerde caminar erguido para fortalecer los músculos alrededor de la columna vertebral. Cuanto más soporte tenga la columna, más protegida está contra el encorvamiento y las fracturas.

Si en cualquier momento encuentra difícil salir a caminar, sustituya la **Dosis Diaria** por 10 minutos de subir escaleras o un minuto de saltos.

Dosis Diaria

Intente caminar como mínimo 10 minutos al día, aumentando hasta llegar a los 20 minutos diarios en semanas posteriores. Incluya cuestas en las caminatas siempre que sea posible.

suaves de carga, como *jogging* suave, danza, ejercicios aerobios de *steps* o saltar. Los únicos deportes que debe evitar son deportes de contacto o los que conllevan un alto riesgo de caídas, como esquiar.

Caminar también es un ejercicio fantástico para mejorar el equilibrio, lo que es importante si tiene los huesos delgados, pues cada caída supone una posibilidad de fractura. Complemente su programa con el ejercicio de equilibrio de la página 179 una vez a la semana. Si tiene mal equilibrio, realice el ejercicio con un amigo.

THS: BUENA PARA LOS HUESOS

Las mujeres que realizan ejercicio regularmente y siguen una THS (Terapia Hormonal Sustitutiva) mejoran la densidad mineral de sus huesos más que las mujeres que sólo siguen una THS o sólo realizan ejercicio. Comparándolas con las que no realizan ejercicio, las mujeres activas reducen el riesgo de fracturas a la mitad.

Semana 3 a 4

Continúe con su **Dosis Diaria** pero aumente cuatro de las caminatas hasta 20 minutos. Haga alguna de estas caminatas por la misma ruta, esto le permitirá concentrarse plenamente en la postura y la técnica más que distraerse por el nuevo entorno.

Siga por superficies llanas y uniformes de modo que fortalezca los músculos y los huesos sin ejercer presiones indebidas sobre ellos.

Semana 5 a 7

Aumente su **Dosis Diaria** a cinco caminatas de 20 minutos a la semana. Introduzca cuestas suaves como mínimo en dos de estas caminatas. Una subida aumenta la fuerza de gravedad contra la que lucha y con ello la carga a la que somete a su esqueleto. Caminar cuesta arriba le ayuda también a fortalecer los músculos alrededor de las caderas, lo que es importante porque las caderas son zonas vulnerables a las fracturas. El ritmo no debe ser necesariamente rápido porque este nivel de caminata mejorará su estado musculoesquelético (la fortaleza de sus músculos y huesos) según la distancia que recorra, no según la intensidad del ejercicio.

Semanas 8 a 10+

En este momento su **Dosis Diaria** ya debería ser de 20 minutos cada día. Esto puede dividirse en dos períodos de 10 minutos cada día.

Introduzca algunas cuestas más en el programa de caminatas o ataque algunas cuestas más pronunciadas. Si no hay cuestas por su zona, suba por las escaleras más a menudo. Intente complementar también la caminata con otros ejercicios de carga, como danzar o saltar.

CAMINAR CONTRA EL **ESTRÉS**

Utilice este programa si:

- Tiene dificultad para dormirse o se despierta por la noche con la mente ocupada
- Regularmente padece dolores de cabeza, migrañas, dolor de cuello o espalda u otras afecciones inducidas por el estrés, como el síndrome de colon irritable
- Tiene la presión arterial alta
- Se siente abrumado o incapaz de hacer frente a pequeños retos y teme al cambio
- Encuentra que recurre al alcohol o el tabaco para relajarse, particularmente si ha tenido un día duro

¿Se siente cansado a menudo pero sigue con las prisas sorteando los detalles de la vida diaria? ¿Se siente abrumado por la cantidad de facturas, mensajes electrónicos, papeleo y tareas domésticas a los que tiene que atender? ¿Sacrifica sus objetivos para atender a las demandas de los demás? Éstas son clásicas causas de estrés. Este programa ha sido diseñado para mostrar cómo caminar regularmente puede reducir el estrés en su vida.

La ansiedad se ha convertido en una realidad vital para muchos de nosotros y constituye una barrera para lograr tranquilidad y satisfacción. A veces los problemas abarrotan nuestra mente como cachivaches dentro de un garaje desordenado. Como ocurre con esos cachivaches, si no se les da un buen uso o se tiran, estos problemas pueden crecer. Una solución rápida es cerrar la puerta y echar a

Semana 1

Además de su **Dosis Diaria,** intente encontrar tiempo durante la semana como mínimo para dos caminatas de 20 minutos. Al salir a caminar con sus propias condiciones, para su propio beneficio, ya ha superado el primer obstáculo –cree Vd. en sí mismo, está pensando en atender a sus propias necesidades y está tomando el control. Es una declaración tanto para Vd. como para los demás. Así que esta semana, simplemente salga.

Semana 2

Como mínimo haga su **Dosis Diaria**, aumentándola hasta 20 minutos, si es posible, en dos ocasiones.

Además, encuentre tiempo para salir a hacer una caminata ligeramente más larga de 30 minutos como mínimo. Al caminar, deje que sus pensamientos vaguen durante un rato sin una dirección específica. Entonces, intente concentrarse en la gente, los edificios o los árboles a su paso. ¿Su mente le lleva de nuevo a los mismos pensamientos y problemas, sea lo que sea aquello que enfocan sus ojos? Si es así, puede estar seguro de que esos son los aspectos importantes en su vida. Anótelos y clasifíquelos en categorías, según si están relacionados con el trabajo, preocupaciones económicas o cuestiones familiares. Empiece a pensar soluciones prácticas a esos problemas mientras está fuera caminando.

Semana 3 a 4

Durante estas dos semanas, siga con su **Dosis Diaria** mínima.

Intente añadir dos caminatas de 45 minutos cada semana. Caliente y luego aumente el ritmo y camine tan rápidamente como pueda tanto rato como pueda. Esto le ayudará a librarse de toda agresividad y emoción contenida y le hará centrarse en el acto físico de caminar más que en las preocupaciones emocionales.

Tras el arranque rápido, afloje el paso y vuelva a pensar en sus problemas. Si su proceso mental empieza por: "En realidad debería...", va por mal camino. "Debería" refleja una acción basada en deber o culpa. Utilice el caminar para deshacerse de estas asociaciones.

Dosis Diaria

Haga una caminata de 10 minutos cada día para darse tiempo para pensar. Use este tiempo para vaciar su mente de todo lo que le preocupa. Intente evitar el tráfico y las calles muy transitadas.

correr, pero esto sólo empeora las cosas. La respuesta es reservar un tiempo cada día para estar solo, meditar las cosas, ordenar los pensamientos y empezar a resolver problemas. Con el tiempo, esto le ayudará a sentirse más capaz de enfrentarse a la vida. Si padece síntomas físicos de estrés, como hombros tensos, dolores de cabeza y dormir mal, caminar puede ayudar potenciando la relajación y liberando endorfinas, que aportan una sensación inmediata de bienestar.

PASOS PARA ALIVIAR EL ESTRÉS

Muchas ansiedades pueden reducirse simplemente llevando su vida con más eficacia. Piense en lo siguiente mientras camina.

- **Paso 1** Crea en sí mismo y convénzase de que puede tomar el control de su vida.
- **Paso 2** Piense en todos los factores que pueden estar provocando su estrés, tanto si tienen que ver con el trabajo, como si son preocupaciones económicas, cuestiones de salud, presiones familiares o conflictos personales. Clasifíquelos en categorías.
- **Paso 3** Coja cada categoría y piense en cambios prácticos que puede hacer. Empiece a tratar específicamente con problemas sencillos.
- **Paso 4** Plantéese si una ayuda externa, como una canguro, un asesor financiero o simplemente las orejas de un buen amigo, podría beneficiarle.

Semana 5 a 6

Debería estar intentando caminar siempre que tuviera ocasión, especialmente si todavía hay momentos en que las cosas le superan. Aumente la duración de su **Dosis Diaria** hasta los 15 a 20 minutos como mínimo tres o cuatro veces por semana.

Si siente que su carga de trabajo u otros problemas relacionados con el trabajo son las principales causas de su estrés, asegúrese de utilizar la hora del almuerzo para ir a caminar, no para ponerse al día de todas las cosas que no ha hecho en la oficina. Incluso una caminata de 15 minutos le aclarará las ideas y le ayudará a atender su trabajo más eficientemente cuando vuelva a la oficina.

Haga también una o dos caminatas más largas de aproximadamente 1 hora cada semana. Utilice este tiempo para pensar cómo tratar los problemas que ha identificado. Empiece con el problema más fácil, incluso trivial. Vuelva de la caminata y haga esa difícil llamada telefónica o escriba esa carta emotiva. No lo aplace más. Luego pase a alguno de los problemas más arraigados. Las caminatas largas ayudarán a que su mente esté cada vez menos recargada y se calme más. Esto le dará confianza para enfrentarse a problemas mayores. Elija rutas que le lleven por espacios verdes o cerca del agua, pues ambos le ayudarán a relajar la mente.

Semanas 7 a 10+

Las caminatas pueden volverse más cortas, pero más frecuentes –cuatro caminatas de 30 minutos al día son ideales. Al dar espacio a su mente, no sólo encontrará más fácil pensar en cómo gobernar y organizar su vida, sino que también verá las cosas con más objetividad.

Al caminar, concéntrese en la gente con la que se cruza –los habrá con problemas mayores que los suyos, y otros con problemas menores. Si también camina por un entorno natural, podrá sentir que forma parte de un todo más grande y eso puede ayudarle a ver sus problemas con cierta objetividad. Si siente que su nivel de estrés aumenta de nuevo, encuentre el entorno perfecto y vuelva a las caminatas largas de las semanas 5 a 6.

CAMINAR DE NUEVO HACIA LA **FELICIDAD**

Utilice este programa si:

- Sufre una depresión y recibe terapia psicológica o está sometido a medicación pero busca formas naturales de complementar su tratamiento
- Se está recuperando de una depresión y se siente preparado para "salir de ella"
- Quiere conocer a gente nueva, ampliar su círculo social y gozar de nuevas actividades como parte de su programa de recuperación de la depresión

Todos queremos ser felices, pero encontrar la felicidad puede resultar muy difícil. Se ha probado clínicamente que el ejercicio levanta el ánimo y alivia cuando nos sentimos muy afligidos y nuestras vidas parecen fuera de control.

Muchos de nosotros padeceremos estrés y ansiedad en algún momento de nuestras vidas; algunos de nosotros también podrán tener un sentimiento de desesperación, desesperanza y desinterés por la vida. Este sentimiento es la depresión, una enfermedad que se cree provocada por una reducción de ciertas sustancias químicas (neurotransmisores) en el cerebro. Puede ser una afección debilitante, pero se puede tratar eficazmente con medicación o terapia psicológica. Los síntomas de la depresión se pueden reducir también con actividad física, pues el ejercicio libera los antidepresivos naturales propios del cuerpo, las endorfinas, habién-

Semana 1

Salga a hacer su **Dosis Diaria** tan a menudo como le sea posible. No se preocupe si no consigue salir cada día; esta semana es para que se acostumbre a salir de nuevo a dar una vuelta.

Encuentre dos ocasiones en que pueda salir a caminar tranquilamente por un parque o un paraje rural. Escuche atentamente los sonidos (el canto de un pájaro, un río, niños jugando...) y observe lo que le rodea (nubes, colores, árboles...). Simplemente intente disfrutar de la experiencia de estar al aire libre.

Semana 2

Salga a hacer su **Dosis Diaria** tantos días como le sea posible. No se preocupe si un día no puede –haga el programa a su propio ritmo.

Haga tras caminatas más largas, de 20 a 30 minutos cada una, variando la ruta cada vez. Al final de la semana, decida cuál de éstas le gustaría que fuera su ruta fija, una ruta que pueda hacer siempre que necesite espacio para pensar.

Como mínimo en una de estas caminatas pase un tiempo recordando un período de su vida en que fue feliz. Intente identificar por qué era feliz entonces. Mientras camina, recuerde vaciar la mente de pensamientos como "podría haber sido" o "lo que posiblemente será" y céntrese en lo que tiene ahora.

Semana 3 a 4

Realice su ruta fija como mínimo una vez cada semana. Mantener la misma ruta puede ayudarle a controlar cambios sobre cómo se siente al asociar hitos concretos con pensamientos que tuvo en ese punto en caminatas pasadas.

Si puede, haga una caminata más larga de unos 30 a 45 minutos durante cada una de estas semanas. Utilice una de estas caminatas como una oportunidad de vida social y camine con un amigo, aunque éste sólo le acompañe parte de la caminata. Utilice la otra caminata para pensar en lo que determina su calidad de vida. Intente comprender que siempre habrá cambios en su vida, unos buenos y otros malos.

Dosis Diaria

Una caminata de 10 minutos puede bastar para liberar endorfinas y elevar el ánimo. Concéntrese en disfrutar el presente.

dose demostrado que desempeñan un papel clave en la respuesta del cuerpo al estrés. Este programa, además de presentarle los beneficios psicológicos del ejercicio, le proporcionará un modo estructurado de pensar en aspectos profundamente arraigados de su vida. La interacción social puede aportar seguridad, al tiempo que es un modo de ver los problemas con cierta objetividad, de modo que intente coordinar algunas de estas caminatas con las actividades de amigos y familia: anime a un amigo a caminar con Vd., o utilice una caminata como una ocasión para visitar a un pariente o un vecino.

ELEVAR EL ÁNIMO NATURALMENTE

Un estudio llevado a cabo por la Nottingham Trent University, publicado en el *British Journal of Sports Medicine* en 2001, afirmaba que la actividad física probablemente eleva el ánimo de las personas gracias a una anfetamina que se produce de forma natural –un estimulante que mejora el ánimo y disminuye la fatiga– liberada en el flujo sanguíneo. Los niveles del compuesto feniletilamina son casi el 80 por ciento más elevado en las personas tras 30 minutos en la cinta para andar. Se encontró que personas con depresión tenían niveles bajos de estas anfetaminas naturales, lo que llevaba a la conclusión de que la actividad regular ayudará a mantener la depresión a raya y quizá le provoque una euforia natural.

Semana 5 a 6

Continúe con su **Dosis Diaria.** Intente salir cada día, aunque sólo sea de 5 a 10 minutos. Utilice este tiempo para descansar de las preocupaciones y situarse en el presente.

Haga tras caminatas más largas durante cada una de estas semanas, con salidas de 30 a 40 minutos como mínimo. Una vez haya calentado para estas caminatas, introduzca un elemento de caminata muy rápida de 5 a 10 minutos. Luego vaya reduciendo el paso gradualmente y piense en sus sentimientos. Si ha aflorado alguna emoción negativa durante la caminata, lo mejor que puede hacer es dejarlo correr.

Como mínimo haga de una de las caminatas una ocasión de vida social. Si un día está particularmente bajo de ánimos, no piense que no es el día adecuado para caminar con un amigo o visitar a la familia. Encontrarse con alguien y charlar puede ser justo lo que necesita para levantar el ánimo.

Utilice otra de las caminatas como una oportunidad para observar y apreciar la naturaleza. Elija un entorno natural agradable, preferiblemente cerca de agua o un bosque y piense en la flora y fauna que le rodea mientras camina. Escuche sus pensamientos más profundos e intente separarlos del estrés superficial de su vida.

Semanas 7 a 10+

Siga como mínimo con tres caminatas largas de 45 minutos a 1 hora a la semana en entornos naturales. Piense en la energía positiva y negativa. La energía positiva viene de los buenos momentos pasados con familia y amigos y del contacto con la naturaleza. La energía negativa viene de sentimientos como la culpa y la codicia. Los parajes naturales pueden ayudarle a recargar las pilas. Asegúrese de no trabajar largas horas sin tener nunca tiempo para encontrarse con los amigos o la familia. Quizá desee ampliar su círculo de caminatas uniéndose a un grupo (vea página 62).

PROGRAMA PARA **ESCASOS DE TIEMPO**

Utilice este programa si:

- Tiene una vida extremadamente ocupada y no ve cómo puede introducir la caminata regular en su apretada agenda
- Es madre trabajadora y tiene que hacer malabarismos para compatibilizar un trabajo a jornada completa con el cuidado de los hijos
- Está preocupado porque pasa demasiado tiempo en el despacho y necesita algo para forzarse a salir de la oficina para respirar aire fresco
- Está buscando una forma de ejercicio que pueda hacer sin tener que ir al gimnasio o al pabellón deportivo
- Quiere algo que pueda hacer sin comprar equipos ni ropa especial

Falta de tiempo es la razón que más se suele esgrimir para no realizar ejercicio. Este programa le muestra que caminar es la única actividad que puede Vd. introducir fácilmente en su apretado día. Una **Dosis Diaria** de 30 minutos puede dividirse en fáciles pedazos y seguirá disfrutando de los beneficios que le reportará.

El tiempo es precioso. Lo que decida hacer con él es cosa suya. No cabe duda de que algunos de nosotros tenemos tendencia a trabajar en exceso, pasando cada minuto disponible en nuestros despachos y llevándonos el trabajo a casa. En las últimas décadas, hemos visto desarrollarse una cultura del trabajo que ve el descanso para el almuerzo o salir del trabajo a la hora estipulada como señales de debilidad.

Afortunadamente, ahora las cosas están cambiando y los empresarios empiezan a darse cuenta de que los empleados más productivos no siempre son los que se quedan hasta tarde en la

Semana 1

Día 1 Eche una ojeada a sus actividades diarias y mire cuál podría eliminar. ¿Qué programa de televisión no le importaría perderse? ¿Qué responsabilidad podría delegar? Introduzca un tiempo para caminar en su jornada, aunque sea aparcar el coche más lejos de la oficina. Haga una caminata en la hora del almuerzo y llévese el bocadillo al parque.

Día 2 Libre 30 minutos para una caminata a paso ligero. Camine hasta una actividad o un lugar al que normalmente acudiría en coche, como ir a comprar o al trabajo, o levántese 30 minutos más temprano por la mañana.

Día 3 Busque modos de aumentar la intensidad incluyendo cuestas y manteniendo el mismo ritmo cuesta arriba como hace por una ruta llana. Hoy camine como mínimo 30 minutos.

Día 4 Reserve provisionalmente 1 hora durante los próximos tres días para una caminata más larga. Haga su **Dosis Diaria.**

Día 5 Si tenía programada una caminata más larga para hoy, complete la hora que había reservado. Si la caminata se hace imposible, como mínimo haga su **Dosis Diaria.**

Día 6 A menos que hubiera programado su caminata de 1 hora para hoy, camine a paso ligero de 20 a 30 minutos a nivel "fuerte" (IES de 15 a 16) o aproximadamente entre el 75 y el 80 por ciento de su ritmo cardiaco máximo.

Día 7 Si hoy camina más tiempo, concéntrese en mezclar períodos de caminata rápida con un ritmo de moderado a ligero.

Semana 2

Esta semana camine cada día, aunque algunos días sólo pueda sacar 15 minutos a un paso ligero. Llévese la ropa de caminar al trabajo y motívese para caminar a la hora del almuerzo.

Intente incluir una caminata más larga que dure una hora e incluya una cuesta. Camine a nivel "de moderado a fuerte" (IEP de 13 a 16), o aproximadamente entre el 65 y el 80 por ciento de su ritmo cardiaco máximo.

Dosis Diaria

Camine a paso ligero de 20 a 30 minutos todos los días o la mayoría de días de la semana, divididos en dos períodos si es necesario.

oficina y trabajan durante la hora del almuerzo. De hecho, los que utilizan más su tiempo libre y se preocupan por su salud son los que rendirán con mayor eficacia en general. Realizar ejercicio durante la hora del almuerzo le hará estar más atento y despierto por la tarde. El tiempo que pasa mejorando su salud nunca es perdido. Se verá diez veces recompensado al mejorar su salud día a día y seguirá estando en forma y activo en los años venideros.

Asegúrese de incluir períodos de calentamiento y enfriamiento durante la caminata; si no lo hace puede sufrir lesiones.

AÑADIR INTENSIDAD

Su programa de caminatas puede adaptarse a cualquier momento que pueda encontrar. Recuerde que, por lo general, la intensidad y la duración son intercambiables: aumentar la intensidad significa trabajar más duro durante menos tiempo y con los mismos beneficios.

- Utilice más los brazos: obtendrá más músculo y su corazón trabajará más fuerte.
- Camine cuesta arriba siempre que pueda, manteniendo un buen ritmo –incluso una cuesta suave del 4 por ciento puede quemar de 3 a 5 veces más calorías por minuto que caminar por superficie llana.
- Perfeccione su técnica de caminata rápida de modo que pueda cubrir más distancia en menos tiempo.

Semana 3 a 5

Continúe con su **Dosis Diaria** mínima. Siga practicando su técnica para caminar más rápidamente (vea página 45), utilizando los brazos tanto como sea posible. Incluya cuestas en la caminata cuando pueda para añadir intensidad, o añada resistencia caminando por terreno más exigente como arena o suelo fangoso. Vigile la postura al caminar cuesta arriba (vea página 48).

Haga dos caminatas más largas de 45 a 60 minutos que como mínimo incluyan 20 minutos a nivel "fuerte".

Semana 6 a 11

A estas alturas debe haber visto que el tiempo que pasa caminando nunca es un tiempo perdido, sino un tiempo bien empleado. Puede utilizarlo para pensar de forma creativa sobre los diferentes aspectos de su vida. Si se une a un grupo de caminatas, puede utilizar el tiempo para socializarse. Empiece anotando sus caminatas en un diario. Los expertos coinciden en que los máximos beneficios se obtienen al caminar a un ritmo "de moderado a fuerte" durante unos 45 a 60 minutos, tres o cuatro veces a la

semana. Haga de éste su objetivo.

Semanas 12+

Ahora su tiempo total de caminata semanal debería ser:

30 minutos tres o cuatro veces a la semana, divididos en dos períodos si es necesario.

Dos caminatas más largas a la semana de unos 45 a 60 minutos, 20 de los cuales deberían ser a un nivel "de moderado a fuerte".

Intente que su momento para caminar no se vea relegado por otras cosas. Caminar ayuda a relajarse y le ayuda a pensar más claramente; ambas cosas le ayudarán a utilizar el resto del tiempo de manera más eficaz.

CAMINAR CON **NIÑOS**

Utilice este programa si:

- Está preocupado porque sus hijos pasan la mayor parte del tiempo libre jugando con juegos de ordenador o navegando por la red y hacen poco ejercicio físico
- Sus hijos demuestran poco interés por el aire libre
- Le preocupa que sus hijos puedan estar cogiendo sobrepeso
- Busca una actividad que una a la familia y beneficie la salud de todos
- Vd. quiere ir a caminar pero no puede hacerlo sin sus hijos

Dado que las actividades de ocio cada vez giran más alrededor de la televisión o la pantalla del ordenador y la mayoría de niños van a la escuela o a las actividades extraescolares en coche, el riesgo de obesidad está aumentando entre los niños. Aunque los niños participen en muchos deportes, es poco probable que hagan tanta actividad física como las generaciones anteriores, y esto puede tener consecuencias serias sobre su salud. Si caminar se convierte en una parte natural de sus vidas, esta tendencia puede invertirse, ayudándoles a mantenerse en un peso sano, fortalecer sus huesos en crecimiento y desarrollar la coordinación. Aumentar la actividad al aire libre también puede ayudar a los niños y adolescentes a alejarse del estrés y las tensiones de sus vidas emocionales y ayudarles a ser más felices y tener una actitud más equilibrada.

Transmitir a los hijos su entusiasmo por cami-

Semana 1 a 2

Semana 1 Esta semana intente hacer una caminata realmente lenta que dure aproximadamente 1 hora. Empiece por una caminata siguiendo un río o rodeando un lago y pare para dar comida a los patos. Este simple comienzo suele tener éxito siempre que haya algo que hacer y ver.

Semana 2 La siguiente caminata puede ser en un parque o un bosque. Haga que sus hijos tengan las mentes despiertas mientras avanzan –anímelos a escarbar el suelo con palos, organice la búsqueda de un tesoro, premie con puntos a quien descubra ardillas o encuentre setas, jueguen al escondite, súbanse a los árboles- cualquier cosa para que haya movimiento. Un niño pequeño puede llegar a caminar aproximadamente 1,5 km (1 milla). Los niños un poco mayores podrán caminar de 3 a 5 km (de 2 a 3 millas).

Semana 3

Llévese *frisbees*, pelotas o cometas y busque un gran espacio abierto. Aparque como mínimo a 1,5 km (1 milla) del destino final y haga de los deportes y juegos el centro de la caminata. La excitación del juego o hacer volar la cometa distraerán a sus hijos y no se darán cuenta de que están caminando. Para evitar pensamientos de cansancio y aburrimiento de vuelta a casa, téngalos ocupados comentando cómo se han divertido.

Semana 4

Una caminata sobre la historia natural es entretenida y educativa. Llévense un libro para la identificación, una vieja sábana blanca y dos recipientes de plástico. Elija un árbol pequeño, extienda la sábana debajo y sacuda las ramas. Toda clase de extraños insectos caerá sobre la sábana y se arrastrará hacia los extremos. Deje que los niños los cojan y los metan en los recipientes para identificarlos. Los niños mayores pueden ayudar a buscar y etiquetar las mariposas, animales y flores. Si puede relacionarlo con cualquier tema que puedan estar estudiando en la escuela, tanto mejor.

Dosis Diaria

Salga a caminar con sus hijos como mínimo 20 minutos cuatro o cinco veces a la semana. Puede tratarse del camino de ida y vuelta de la escuela si normalmente les acompaña en coche o cogen un autobús.

nar no siempre es fácil. Use su imaginación e intente basar la caminata en un tema, como identificar plantas o detalles de un paisaje. Si hay oposición, sea firme pero permita que los hijos hagan alguna aportación dándoles opciones que también incluyan una caminata.

Las caminatas aquí son de "una vez a la semana" porque necesitan planificación. Lo mejor sería llevar a los niños pequeños (1-2,5 años) a caminar durante el día y hacer con los más mayores un tipo de caminata distinto después de la escuela o durante el fin de semana.

PREPARAR LA MOCHILA PARA NIÑOS

La mayoría de niños necesitará mucho ánimo para salir a caminar. Que Vd. lleve un poco más de carga valdrá la pena, así que asegúrese de llevar lo siguiente:

- Bebidas Agua, zumo o bebidas energéticas
- Tentempiés Opte por cosas sanas como fruta, barritas de cereales o palomitas para cuando digan "Tengo hambre"
- Una mochila grande de un día Para llevar chaquetas y jerséis cuando tienen demasiado calor
- Gorros y guantes En los meses más fríos
- Ropa de recambio Va bien para cuando el día se vuelve fresco o si van cerca de agua
- Filtro solar Incluso en días frescos y claros
- Una bolsa de plástico y algunas toallitas Siempre vienen muy bien

Semana 5

Existe una creciente evidencia de que el entorno estéril en que muchos niños crecen hoy en día está contribuyendo al aumento del asma y eccemas. No hay ningún mal en que los niños se cubran un poco de barro de vez en cuando y, para ellos, la caminata por el barro es la que seguro que no se pueden perder. Elija una ruta próxima o vayan en coche hasta un sitio apropiado, si hace falta. Caminen como mínimo 2 horas. Aunque chapotear en los charcos de agua (genial para crear pilas de ropa sucia) puede que no sea su idea de diversión, los sonrientes rostros salpicados de barro de sus hijos lo compensarán con creces.

Semana 6 a 7

Semana 6 Un modo de negociar una caminata "seria" con los niños es con el "serio" picnic que habrá al final. Para caminatas más largas, asegúrese de que tiene un cochecito o una mochila portabebés para los niños más pequeños, si es necesario. Con ello, la caminata no se verá retrasada si el niño pequeño se cansa. Intente caminar unas 3 horas, incluyendo el rato de picnic. Los niños mayores pueden utilizar el lugar del picnic como base para hacer más exploraciones o juegos.

Semana 7 Si tiene acceso a una playa, entonces no hay límites al tipo y longitud de la caminata que puede realizar. Recojan conchas o maderas que arrastra el mar hasta la playa o hagan una larga caminata cuando hay marea baja. Pruebe otros sitios para caminar, como un sendero alrededor de un lago por su zona o por los montes.

Semanas 8 a 10+

Intente combinar tantos tipos distintos de caminata como pueda durante la semana: una caminata "temática" que dure varias horas, una caminata corta por el parque con los más pequeños (intente introducir como mínimo tres de éstas a la semana); caminar hasta la escuela y de vuelta (cada día a ser posible) y quizás una caminata de 30 minutos con un niño mayor, donde tendrá la oportunidad de hablar de cualquier dificultad que tenga en la escuela o cualquier otra cosa que preocupe a su hijo.

PROGRAMAS PARA **GRUPOS**

Crear un programa de caminatas para un grupo es una tarea difícil pero gratificante. El secreto consiste en diseñar un programa que satisfaga distintas capacidades, a la vez que asegure que todos trabajen a su propio nivel.

Una vez haya decidido dirigir un grupo y haya realizado todo el trabajo previo de investigación (vea páginas 60 y 61), es el momento de sentarse y planificar las caminatas. Los programas son útiles porque aportan una estructura, permitiéndole aumentar la velocidad, la duración y la intensidad de las caminatas a lo largo de las semanas, manteniendo así el interés de la gente y mejorando su forma física. Sin embargo, planificar un programa para un grupo es complicado por el hecho de que tiene que adecuarse a personas de distintas capacidades. Es aquí donde entran en juego las técnicas del tipo clasificar las rutas o utilizar jefes y tácticas de motivación según el destinatario.

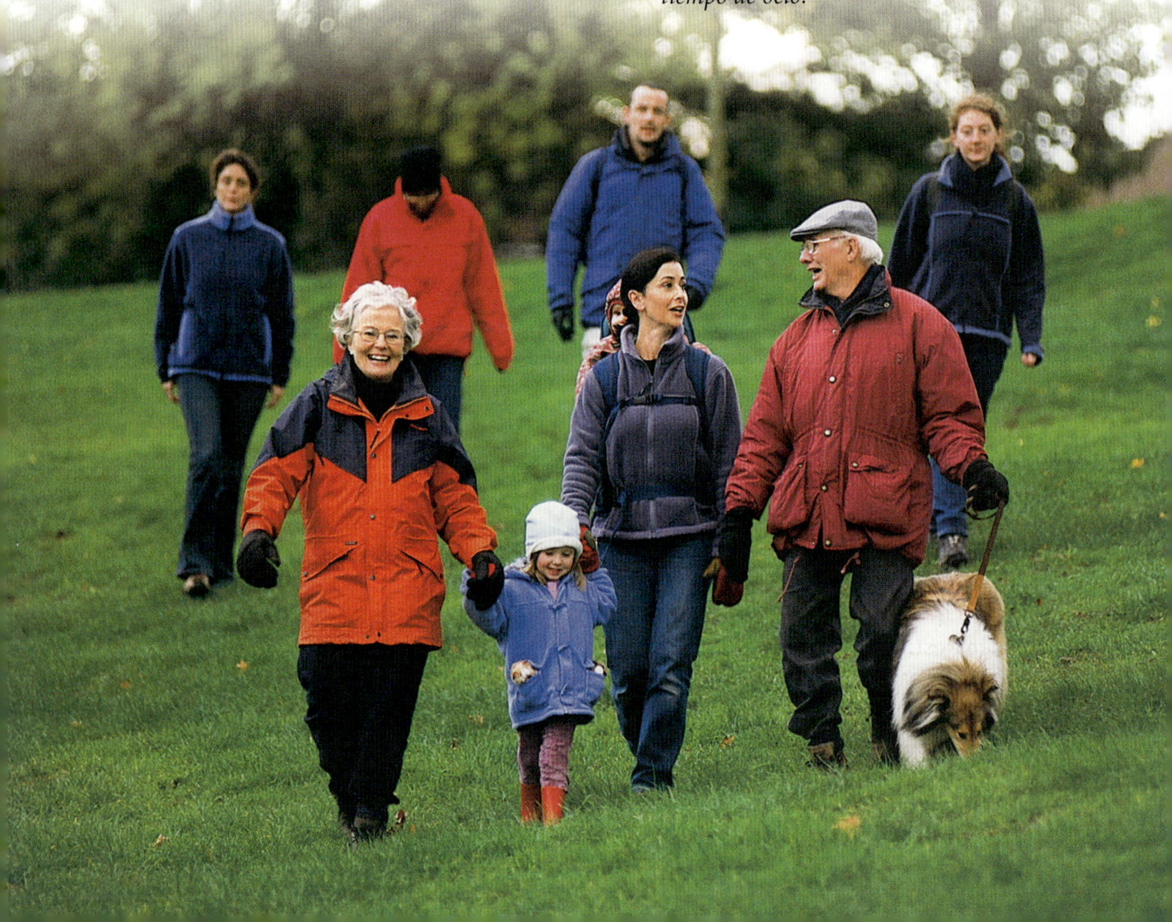

Espíritu de grupo
Un grupo de caminatas reúne a personas de todas las edades y orígenes para compartir su tiempo de ocio.

Clasificar las rutas

Si coordina Vd. un grupo de caminatas, una buena idea es clasificar las caminatas según su dificultad. Las categorías deben englobar velocidad y distancia así como cuestas y terreno. (Recuerde que caminar cuesta abajo puede ser tan difícil como caminar por terreno llano). Podría clasificar las caminatas en "C", "B" o "A", según el nivel de dificultad. Las caminatas "C" serían exclusivamente por terreno llano, sin vallas y a un ritmo no superior a 4 o 5 km/h (de 2,5 a 3 mph), las caminatas "B" serían básicamente por terreno llano pero incluyendo pendientes moderadas, y las caminatas "A" incluirían varias cuestas y pasarían por senderos y campos agrestes. Como alternativa, utilice sistemas de clasificación como "Principiantes", "Intermedio" y "Avanzado" o "Azul", "Rojo" y "Negro". Asegúrese de haber probado las rutas antes de adoptarlas para su grupo, tanto para evaluar su dificultad como para poder dar información como las condiciones atmosféricas en particular o las condiciones del terreno.

Seguir al jefe

Si divide a un grupo para seguir diferentes rutas necesitará más de dos jefes. El jefe más importante es siempre el que va al final del grupo y su trabajo consiste en caminar al ritmo de los más lentos, animándoles y motivándoles. Los *walkie-talkies* son estupendos para que los jefes puedan estar en contacto a lo largo de la caminata y son esenciales si quieren hacer algún cambio sobre la ruta prevista –por ejemplo, si el grupo está yendo más rápidamente o más lentamente de lo previsto.

Motivar a los demás

Si está Vd. disfrutando de sus caminatas y está impaciente por animar a familia y amigos, póngase en el lugar de alguien que lleva un estilo de vida sedentario para poder comprender qué les podría motivar. No tiene ningún sentido repartir calendarios de caminatas si la gente a la que van dirigidos ni siquiera se ha planteado ponerse a caminar. Un folleto sobre los beneficios de caminar sería mejor para este grupo y reservar los calendarios para personas que ya hayan decidido unirse a Vd.

Una buena estrategia de motivación es animar a los caminantes a emparejarse con alguien con capacidades similares. Familiarice a los caminantes con las normas de seguridad vial de la página 69 y asegúrese de avisar a su grupo, antes de salir, sobre los cruces peligrosos, los senderos desiguales o simas en el camino.

Consejos del caminante

RUTAS PARA GRUPOS DE DISTINTAS CAPACIDADES

En forma de "8"
Los caminantes lentos pueden realizar la mitad del "8", mientras que los rápidos hacen todo el recorrido.

Espacios abiertos
Los parques y campos son ideales para enviar a los caminantes más rápidos por el perímetro mientras que los más lentos cruzan directamente.

Focos y marcas
Incluya varios hitos naturales o algunos que haya añadido Vd. mismo. Cuando los caminantes más rápidos alcancen estos puntos, pueden regresar y volver entre estos puntos o dar la vuelta y caminar hasta el final del grupo.

Paisajes variados
Haga que los caminantes más rápidos sigan una ruta más difícil, como subir y bajar un monte para dar tiempo a los caminantes más lentos para alcanzarles. Si se detienen para hacer una pausa, deje tiempo para que los caminantes más lentos alcancen al resto y descansen un rato antes de reanudar todos la marcha.

PROGRAMAS PARA **GRUPOS**

Sea cual sea el nivel del grupo con el que esté trabajando, es mejor que las primeras semanas de su programa de caminatas les haga trabajar por debajo de sus capacidades más que por encima de ellas. Si hay gente que se queja de que no encuentra las caminatas lo suficientemente difíciles, pida a esas personas que retrocedan y repitan algunos tramos de la caminata, particularmente las cuestas. Si está trabajando con más de un grupo recuerde que pueden hacerse programas para distintos niveles y capacidades simultáneamente cada semana. Intente mantener todas las caminatas hasta una hora o menos de modo que la gente pueda participar varias veces a la semana aunque tengan un estilo de vida muy ocupado.

Programa para principiantes

Cuando se trate de un grupo sin experiencia, concéntrese en rutas llanas. Intente evitar vallas y terreno difícil. Empiece con rutas locales de aproximadamente 1,5 a 3 km (de 1 a 2 millas) de distancia.

Programa intermedio

Elija una ruta de unos 5 a 6,5 km (de 3 a 4 millas) para su grupo intermedio o "B". Los caminantes de este grupo estarán preparados para atacar cuestas moderadas, aunque tendrá que seguir asegurándose de que la mayor parte de la caminata sea por terreno bueno y uniforme, de modo que puedan concentrarse en aumentar la velocidad. Enseñe una buena forma y la postura correcta antes de aumentar el ritmo. Utilice ataques cortos de caminata más rápida para que se acostumbren a trabajar grupos musculares con los que no estén familiarizados.

Programa avanzado

Un grupo de caminatas avanzado o "A" es el más fácil de dirigir, pues la mayoría de miembros estarán automotivados y ya deben caminar regularmente y con entusiasmo. Además de añadir cuestas a sus caminatas, puede cubrir senderos y campos más agrestes. Elija rutas de unos 8 a 10 km (de 5 a 6 millas). Muchas personas tienen la sensación de que "chocan contra el mismo muro" a un ritmo de caminata particular (vea consejos en la página 155 para superar esta barrera).

PROGRAMAS PARA **PRINCIPIANTES**

Semana 1

Empiece con una caminata corta por terreno llano. Procure hacer una caminata que dure aproximadamente 30 minutos, pero intente pensar previamente modos de alargarla o reducirla en caso de que haya subestimado o sobreestimado las capacidades del grupo. Céntrese en enseñar una técnica y una postura correctas. Introduzca al grupo en la caminata rápida en un ataque corto, de 5 minutos, instruyendo a los participantes a caminar "como si llegaran tarde a una cita". Recuerde el calentamiento y el enfriamiento. Los principiantes necesitarán un calentamiento más largo que los caminantes avanzados.

Semanas 2 a 10

Continúe con rutas bastante cortas y uniformes durante estas semanas pero introduzca gradualmente períodos de caminata rápida: aumentando de 10 minutos en la semana 2 hasta 20 minutos en la semana 10. Durante este período el grupo debe trabajar a un nivel "moderado" (IEP de 13 a 14), o aproximadamente del 65 al 70 por ciento del ritmo cardiaco máximo estimado. Utilice tantas rutas distintas como pueda para ofrecer variedad al grupo (para ideas, consulte la página 61), pero manténgase en un terreno básicamente uniforme.

Semanas 10+

Aumente la distancia que cubren e incremente la duración de las caminatas pasando de 30 minutos a 45 minutos. Incluya como mínimo de 20 a 25 minutos a paso ligero. El IEP debe situarse entre 13 y 16, o cerca del 65 al 80 por ciento del ritmo cardiaco máximo estimado.

PROGRAMAS **INTERMEDIO**

Semana 1

Las caminatas del nivel intermedio deben durar entre 45 y 60 minutos. Se sigue aplicando el principio de tiempo/intensidad –caminar más rápidamente durante un período más corto aportará los mismos beneficios que caminar más lentamente durante un período más largo. Las rutas en forma de "8" son particularmente buenas para un grupo intermedio, pues es la categoría que con más probabilidad se dispersará. Busque otros modos de reagruparlos, utilizando técnicas como rutas que permitan ir y volver entre dos puntos. Si lleva al grupo de este modo dará a los últimos del grupo la oportunidad de alcanzar a los demás y continuar.

Semanas 2 a 10

Introduzca un tramo rápido en sus caminatas, trabajando a un nivel "fuerte" (IEP de 15 a 16) o aproximadamente entre el 75 y el 80 por ciento del ritmo cardiaco máximo, y aumente gradualmente la duración de este período de 15 a 20 minutos las primeras semanas hasta 20 a 30 minutos hacia la semana 10. Añada intensidad variando de terreno e incluyendo cuestas. Céntrese en enseñar una buena forma, especialmente al subir cuestas (vea página 48).

Semanas 10+

Sus caminantes estarán preparados ahora para pasar a caminatas más exigentes, tanto con cuestas más pronunciadas como a un ritmo más rápido. Busque maneras divertidas de aumentar la velocidad (manteniendo la buena forma todo el rato) introduciendo carreras en distancias cortas. Podría adoptar la forma de una competición por tiempos en 1 milla (1,6 km) a un ritmo que sea rápido pero no exija un esfuerzo excesivo.

PROGRAMAS **AVANZADO**

Semana 1

Compruebe las posturas de sus caminantes. Aunque pueda tratarse de caminantes regulares, ello no significa que tengan una buena técnica al caminar. Recuérdeles la necesidad de calentar y enfriar. Asegúrese de que todo el grupo camina a un nivel "moderado" los primeros 5 a 8 minutos de la caminata. Incluso los buenos caminantes emplean una cantidad de tiempo distinta par calentarse. Es al principio de la caminata donde se manifiestan las mayores diferencias de capacidad. Si algunos caminantes empiezan a un ritmo muy rápido, pídales que retrocedan al cabo de 5 minutos para que el resto del grupo tenga tiempo de alcanzarles.

Semanas 2 a 10

Un grupo "A" tendrá, a menudo, participantes competitivos. Debe descubrir a los que no lo son y asegurarse de que no sienten que no está a la altura, al tiempo que explota el entusiasmo de los demás. Incorpore tramos de 10 a 20 minutos de caminata muy rápida, pero recuerde a todos los participantes que las únicas personas con las que compiten son ellas mismas. Las caras enrojecidas suelen ser un signo de ejercicio sano más que de esfuerzo excesivo. Tenga cuidado de las personas que se ponen pálidas o cuya respiración es dificultosa.

Semanas 10+

Siga controlando el nivel del grupo como un todo. Asegúrese de que la mayoría de las caminatas sean tales que la gente esté contenta con ellas, pero introduzca como mínimo una caminata larga, que incluya una caminata rápida de 10 minutos cuesta arriba, para forzarles.

TESTS DE FORMA FÍSICA **ADICIONALES**

Los tests de estado cardiovascular y peso son preparaciones útiles para su programa (vea páginas 140 a 147), pero también puede medir las mejoras de flexibilidad, equilibrio y fortaleza utilizando estos tests.

Igual que con los *tests* de distancia fija y peso descritos anteriormente en este capítulo, sacará mayor partido de estos *tests* si los realiza antes de empezar el programa y luego vuelve a pasarlos a intervalos regulares. Utilice las parrillas de las páginas 182 y 183 para registrar su progreso. La otra ventaja de incorporar estos *tests* a su programa semanal o mensual es que son ejercicios en sí mismos que le ayudarán a mejorar la forma física en esas áreas.

¿Es Vd. flexible?

El alcance que tiene el movimiento de sus tendones y músculos determina la facilidad con la que Vd. puede realizar las tareas diarias, incluso caminar. Nuestra flexibilidad se reduce al pasar los años, pero lo positivo es que esta tendencia se puede invertir con estiramientos regulares. Tener más flexibilidad en las piernas también conlleva una mejor técnica para caminar, permitiéndole aumentar la longitud y frecuencia de zancada y, por consiguiente, sacar mayor partido de sus caminatas (vea página 33). El estiramiento se dará de forma natural cuando

Test de flexibilidad

Es una medición aproximada de la flexibilidad de la parte inferior de la espalda y los músculos bíceps femorales detrás de los muslos –músculos y tendones que ayudan a determinar su longitud de zancada y postura. Si ha estado mal de la espalda o ha tenido dolor en estas zonas, no realice este test. *Si siente dolor durante el estiramiento, pare inmediatamente.*

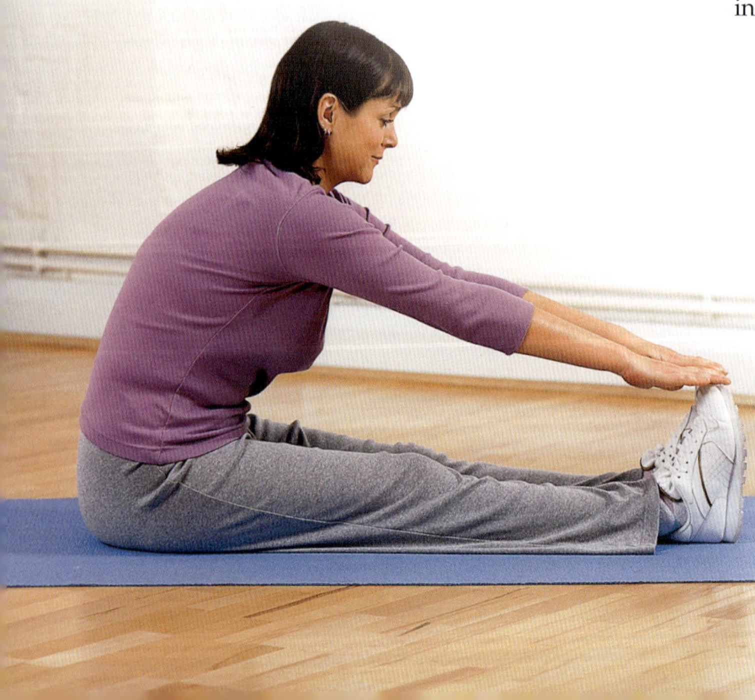

Siéntese en el suelo y estire las piernas delante de Vd. Con las puntas de los pies hacia arriba y las piernas estiradas y juntas, estire los brazos hacia delante para tocarse los dedos de los pies. Puede resultar incómodo pero no debería doler.

- Si no llega a las puntas de los pies, su flexibilidad en la parte baja de la espalda y el muslo está por debajo de la media.
- Si puede alcanzar las puntas de los pies pero le resulta incómodo, su flexibilidad en la parte baja de la espalda y el muslo está dentro de la media.
- Si puede alcanzar las puntas de los pies sin que le resulte incómodo, su flexibilidad en la parte baja de la espalda y el muslo está por encima de la media.

camine, pero también cuando realice su rutina de enfriamiento (vea páginas 40 a 43), así que compruebe su flexibilidad regularmente para ver cuánto se está beneficiando de sus caminatas.

¿Cómo está de equilibrio?

Al hacerse mayor, la gente a menudo encuentra que el sentido del equilibrio se deteriora, lo que conlleva un riesgo mayor de caídas y lesiones. Por consiguiente, el equilibrio es un importante elemento del estado físico total. Está condicionado por muchas cosas, en particular por la fortaleza, la flexibilidad y la función de células especiales de todo el cuerpo llamadas propioceptores. Se trata de células sensibles que se localizan en las terminaciones sensitivas de los nervios dentro de los músculos, tendones y articulaciones, así como en células de los pelos del órgano del equilibrio del oído interno. Éstos detectan cambios en la tensión y el movimiento muscular y continuamente envían esta información a la médula espinal y al cerebro. Entonces el cerebro hace los ajustes necesarios en la contracción muscular para mantener el equilibrio y la postura.

Como ocurre con tantas partes del cuerpo, estas células del equilibrio se vuelven menos sensibles cuanto menos se usan. Por suerte, caminar le obliga a utilizar estas células, de modo que es una buena manera para restaurar y mantener un buen equilibrio y una buena postura. Repetir el *test* de más abajo también aportará mejoras y será un añadido útil a su rutina de caminatas si padece osteoporosis (vea página 105).

Test del equilibrio

Pida a alguien que le ayude con este test. *Si siente que su equilibrio es especialmente pobre, pida a esa persona que se coloque detrás de Vd. con los brazos extendidos para cogerle si parece que va Vd. a caer.*

Póngase de pie, erguido y con los brazos pegados al cuerpo. Mientras la otra persona le cronometra, levante una pierna y apoye la planta del pie en la pierna de apoyo, justo por debajo de la rodilla. Ahora cierre los ojos y pruebe cuánto rato puede aguantar sobre una pierna. Pruébelo tres veces y registre su mejor tiempo. Realice este *test* regularmente para comprobar su equilibrio.

- Si aguanta menos de 2 segundos, su equilibrio está por debajo de la media.
- Si aguanta entre 2 y 5 segundos, su equilibrio está dentro de la media.
- Si aguanta más de 5 segundos, su equilibrio está por encima de la media.

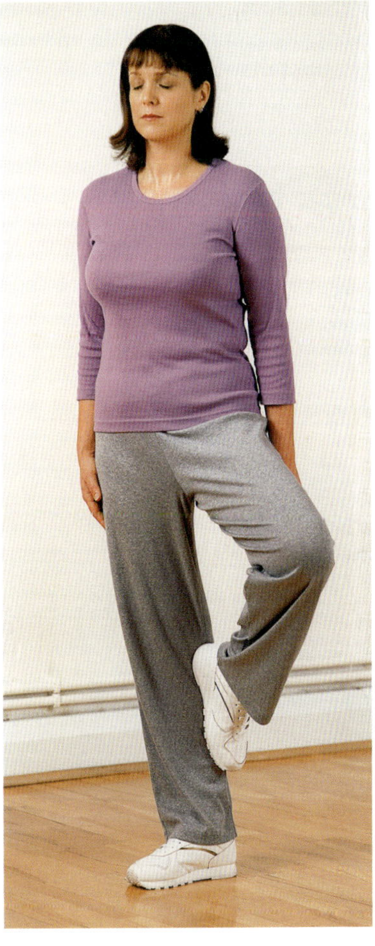

¿Qué tal está de fuerza?

Los profesionales de la forma física consideran dos aspectos cuando hablan de "fuerza": uno es la fuerza muscular y otra es la resistencia muscular. La "fuerza muscular" se refiere a la cantidad de fuerza que sus músculos pueden ejercer en un intento; se comprobaría, por ejemplo, el peso máximo que puede Vd. levantar. La "resistencia muscular", por otro lado, se refiere a la capacidad de sus músculos de estar trabajando un tiempo, de modo que comprueba con qué frecuencia o cuánto tiempo puede repetir una actividad. La resistencia es lo que necesita cuando camina –mantener la postura o mover el peso corporal para subir una cuesta, por ejemplo.

Esta sección le ofrece dos *tests* de fuerza: el *test* de sentarse contra la pared examina los músculos de la parte inferior del cuerpo; el *test* de flexiones es una prueba para los músculos de la parte superior del cuerpo. Al aumentar el nivel de caminatas incrementará la fortaleza y resistencia de la parte inferior del cuerpo. Repita el *test* de sentarse contra la pared después de tres meses de caminatas y verá una mejora. Para aumentar la fuerza y resistencia de la parte superior del cuerpo, concéntrese en mover los brazos, utilice bastones al caminar o añada algunas flexiones en el suelo o contra la pared en el enfriamiento (vea recuadro, página opuesta). Fortalecer los músculos de este modo le hará estar más tonificado y aumentará su tasa de metabolismo basal (vea página 159), la cual, a su vez, le ayudará a perder peso.

Los *tests* de resistencia muscular deben realizarse sólo si no padece ninguna enfermedad ni lesión. Si tiene la presión arterial alta, debe consultar con su médico antes de intentar cualquier trabajo de fuerza. Si siente molestias de cualquier tipo mientras realiza estos *tests*, abandónelos o hágalos con la ayuda de un experto en *fitness*. Puede probar ambos *tests* o descartar uno si lo considera incómodo.

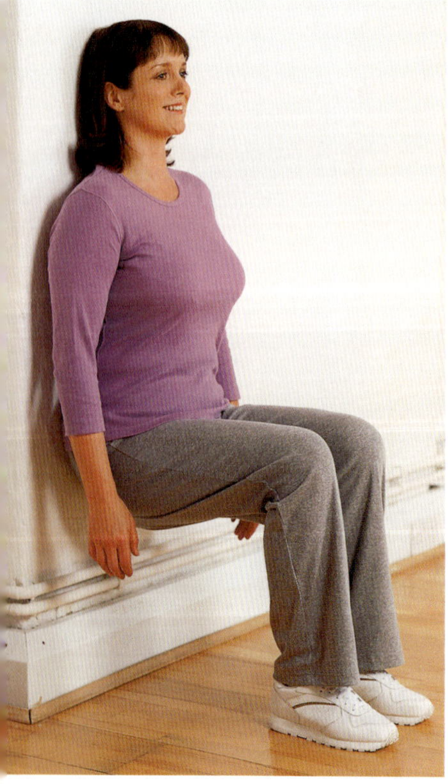

Test de sentarse contra la pared

Es un modo fantástico de comprobar la fuerza de los muslos. Necesitará un cronómetro o un reloj y una pared en la que apoyarse. Sin embargo, si tiene problemas de rodillas o la presión arterial alta, evite este test.

Póngase de pie con los pies a unos 0,5 m (2 pies) de la pared. Apoye la espalda plana contra la pared. Manteniendo la espalda recta, doble gradualmente las rodillas y deslice la espalda hacia abajo por la pared hasta que las rodillas estén dobladas formando unos 90 grados, como si estuviera sentado en una silla. Ahora cronometre cuanto tiempo puede permanecer en esta posición.

- Si no puede mantener la posición más de 30 segundos, su fuerza en la parte inferior del cuerpo está por debajo de la media.
- Si puede mantener la posición de 30 a 60 segundos, su fuerza en la parte inferior del cuerpo está dentro de la media.
- Si puede mantener la posición más de 60 segundos, su fuerza en la parte inferior del cuerpo está por encima de la media.

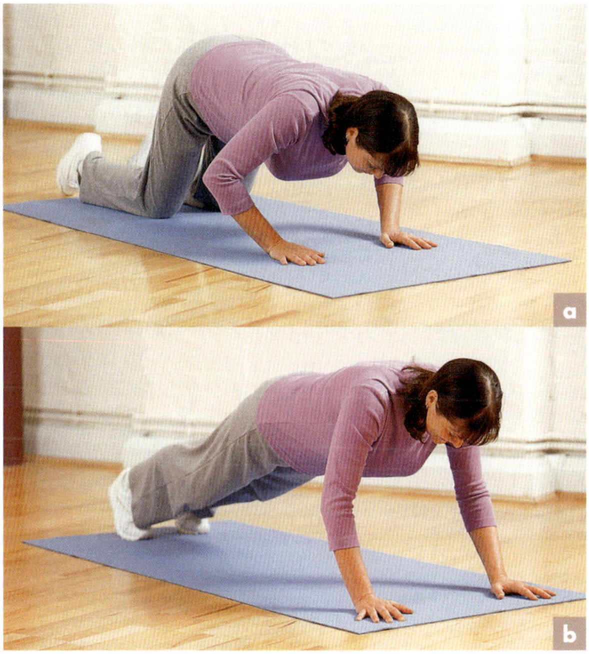

Test de flexiones

Existen dos versiones de este test*: la mayoría de mujeres y hombres que no están acostumbrados al ejercicio empiezan con las flexiones en posición de rodillas; la mayoría de hombres y mujeres que están muy en forma pueden probar la versión completa.*

a *Para las flexiones en posición de rodillas:* colóquese sobre las manos y las rodillas, con las rodillas y los pies separados la distancia de la cadera y las manos por debajo de los hombros. Los dedos deben apuntar hacia delante. Metiendo la barriga hacia dentro y con la espalda recta, utilice los brazos para bajar el cuerpo. Haga una breve pausa y luego impúlsese de nuevo hacia arriba, sin estirar los codos del todo. Mire cuantas flexiones puede hacer.

b *Para las flexiones completas:* póngase en posición de flexiones con las manos por debajo de los hombros y los brazos estirados, pero no del todo a nivel de los codos. Las piernas tienen que estar estiradas. Metiendo la barriga hacia dentro y con la espalda recta, eleve y baje el cuerpo utilizando los brazos. Mire cuantas flexiones puede hacer.

- Si hace menos de 10 flexiones, su fuerza en la parte superior del cuerpo está por debajo de la media.
- Si consigue hacer de 10 a 20 flexiones, su fuerza en la parte superior del cuerpo está dentro de la media.
- Si consigue hacer más de 20 flexiones, su fuerza en la parte superior del cuerpo está por encima de la media.

FLEXIONES DE BRAZOS CONTRA LA PARED

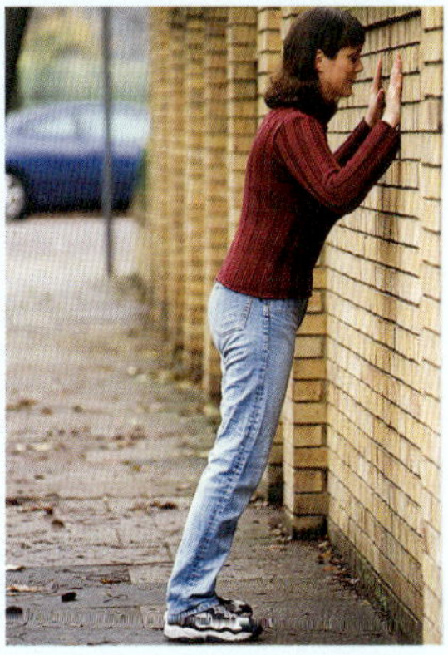

Para tonificar los brazos, haga diez de estas flexiones en cada enfriamiento. Póngase de pie frente a una pared o muro, con los pies separados la distancia de la cadera. Debe estar lo bastante cerca como para colocar las manos en la pared separadas la distancia de los hombros y los codos ligeramente doblados. Con la espalda recta, acerque la cara a la pared. Haga una breve pausa y sepárese. No estire los codos del todo.

EVALÚE SU PROGRESO

Anotar las cosas es un modo excelente de mantenerse motivado. Utilice el diario y la tabla de estas páginas para mantener un registro de sus logros diarios y el progreso a largo plazo.

Ofrecemos estas páginas para sugerirle modos de registrar su progreso. Si le gusta controlar las cosas día a día, fotocopie el Diario de Caminatas tantas veces como semanas tenga su programa. No tiene que rellenar todas las columnas de Tiempo, Distancia o Intensidad: puede medir solamente la que decida variar (sobre los modos de medir la intensidad, vea las páginas 143 a 145). Hay espacio para incluir los objetivos semanales, que serán pasos dentro de su camino hacia el objetivo a largo plazo (vea páginas 138 a 139). El Registro de Salud Personal es más útil para medir el progreso a largo plazo, pero nuevamente, sea cual sea la medida que decida controlar, tiene que ajustarse a su objetivo personal –si este objetivo es ser capaz de caminar cierta distancia, registrar sus cambios de peso es irrelevante.

COMPROBACIÓN DE SALUD PERSONAL

Fecha Punto de partida	Ritmo cardiaco en reposo (ppm)	Test de distancia fija: tiempo	Test de distancia fija: ritmo cardiaco	Peso	Índice de masa corporal clasificación IMC)
Semana 1					
Semana 2					
Semana 3					
Semana 4					
Semana 5					
Semana 6					
Semana 7					
Semana 8					
Semana 9					
Semana 10					
Semana 11					
Semana 12					
Mes 6					
Mes 9					
Mes 12					

DIARIO DE CAMINATAS

Semana número

Objetivo Personal

Día	**Tiempo**	**Distancia**	**Intensidad**	**Comentarios**
Lunes				
Martes				
Miércoles				
Jueves				
Viernes				
Sábado				
Domingo				
Total				

¿Objetivo conseguido?

Premio

Ratio cintura-cadera	Flexibilidad (indice)	Fuerza parte inferior del cuerpo (número de sentadas)	Fuerza parte superior del cuerpo (número de flexiones)	Equilibrio (cantidad de segundos)